中医白话解读本丛书

颜正华中药歌诀500首

白话解读本

审　定　颜正华

主　编　常章富

副主编　高　琰

编　委

毛　敏　庄　洁　李蔓荻　张敬升　周　驰
项　妤　高　琰　常秋红　常章富　谢俊大

中国中医药出版社
·北　京·

图书在版编目（CIP）数据

颜正华中药歌诀 500 首白话解读本 / 常章富主编 . —北京：中国
中医药出版社，2019.3

（中医白话解读本丛书）

ISBN 978 – 7 – 5132 – 5249 – 2

Ⅰ . ①颜⋯　Ⅱ . ①常⋯　Ⅲ . ①方歌—汇编　Ⅳ . ① R289.4

中国版本图书馆 CIP 数据核字（2018）第 232706 号

中国中医药出版社出版

北京市朝阳区北三环东路 28 号易亨大厦 16 层
邮政编码　100013
传真　010-64405750
山东润声印务有限公司印刷

各地新华书店经销

开本 880×1230　1/32　印张 15.75　字数 367 千字
2019 年 3 月第 1 版　2019 年 3 月第 1 次印刷
书号　ISBN 978 – 7 – 5132 – 5249 – 2

定价　68.00 元
网址　www.cptcm.com

社　长　热　线　010-64405720
购　书　热　线　010-89535836
维　权　打　假　010-64405753

微信服务号　zgzyycbs
微商城网址　https://kdt.im/LIdUGr
官方微博　http://e.weibo.com/cptcm
天猫旗舰店网址　https://zgzyycbs.tmall.com

如有印装质量问题请与本社出版部联系（010-64405510）
版权专有　侵权必究

序

　　临床中药学是中药学的一个分支学科，它历史悠久，源远流长，内容丰富，仅常用者就有数百味之多，每给研习者特别是初学者带来困难。自宋以降，为方便初学者诵记，许多先贤以韵体形式撰写成四言或七言药性歌诀。这些歌诀虽朗朗上口，简要精练，易于诵记，但却不能细列药物的性能与临床应用等，给熟悉掌握其临床应用带来了不便。国医大师颜正华教授从事中医药教育工作七十余年，悉心研究与讲授临床中药学，为了弥补这一缺憾，早在 1960 年就对明代名医龚廷贤的《药性歌括》进行了注释，并由人民卫生出版社出版，受到了全国读者的极大欢迎。然而，随着学科的发展，当今人们对常用中药的研究与应用又有了许多新的认识与经验，而龚廷贤的《药性歌括》却不能反映这些成果。为此，颜教授在 1970 年初，特参照前人编纂歌诀的经验，以高等中医药院校《中药学》教材为基础，亲手编撰了新的《中药歌诀》，以适应教学之需求。

新编《中药歌诀》仍仿古贤采用四言韵体，先时供中医药本科生学习参考，后经笔者整理，曾以《常用中药400首歌诀》为题发表于健康报振兴中医刊授学院主办的《中医刊授自学之友》及北京教育考试院主办的《北京自学考试报》等。2009年，颜教授与弟子张济中又对其进行了简要注释，并冠名《颜正华中药歌诀400首》，由人民卫生出版社出版。此歌诀通俗易懂、重点突出、易读易记，它从一个侧面体现了颜教授的学术水平，对普及中医药知识，帮助在校学生与中医药爱好者学习临床中药学大有裨益。

本次注释是在颜教授指导下，参照现行各版全国高等中医药院校《临床中药学》教材，以及有关专著，重新对其进行了补充、修订与解读，并名之曰《颜正华中药歌诀500首白话解读本》。

中医学认为，药物之所以能扶正祛邪，消除疾病，强身健体，是因其各具独有的性能特点，也可称为偏性。这种特有的偏性是每味中药的效用核心，是指导临床合理用药的重要理论基础。每一味中药都具有独特的性能特点、功效主治、配伍应用及使用注意，环环相扣，互为印证，缺一不可。此次解读，首先简述各药的来源与药性，接着详释其性能特点与功效应用。性能特点力求言简意赅、准确无误；功效应用包括功效、主治病证、用药配伍、用法用量及使用注意等，力求精练翔实、实用有验。在习读时，首先要弄清各药的性能特点，然后再以此为主线，理解记忆其功效主治，领悟掌握其配伍应用及使用注意等，以达谙熟活用之目的。

本书汲取了古今本草名家特别是恩师颜正华教授等讲解《临床中药学》的学术思想与经验。内容丰富，理验兼备，文句精练，科学实用。希冀它的刊行能对从事中医临床工作的中医师和中药师、从事中医药教学的教师，以及中医药院校各类在读生和喜爱中医中药的广大读者有所裨益，能为岐黄事业的兴旺发达添砖加瓦！

在即将付梓之际，谨向指导我研习教授临床中药学与临证悬壶的恩师颜正华教授致以崇高的敬意！向鼎力支持本书编写的诸位同道和同学致以诚挚的谢意！

笔者撰写此稿虽呕心沥血，力求精要实用，但由于水平与能力所限，挂一漏万者难免，诚望同道及读者斧正为盼。

常章富

2018 年 5 月 8 日

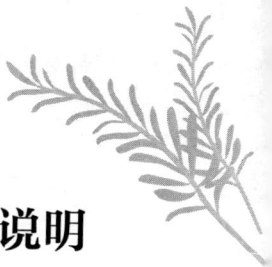

编写说明

本书分总论与各论两部分。

总论共 5 章，分别是：

中药产地：先列歌诀，继释产地对药材质量与疗效的影响、道地药材的含义及意义。

中药采集：先列歌诀，继释采集对药材质量与疗效的影响、各类药材的采集时间等。

中药炮制：先列歌诀，继释炮制的目的与主要方法，以及对药物品质和性能的影响。

中药性能：章前与每节前先列歌诀，分释四气、五味、升降浮沉、归经、有毒与无毒的概念、产生或依据、效用、表述、对临床的指导意义。

中药应用：每节前先列歌诀，继释中药配伍的概念、配伍七情的内涵；四大用药禁忌的含义、源流及内涵；剂量的概念、古今计量单位换算、确定依据及量效关系；用法的概念、给药途径、应用剂型、汤剂的煎煮方法、服药方法。

各论 21 章，论述常用中药 526 味。每章设章前简释，部分分节或类。

章前简释：一般按含义、药性特点、功效与主治病证、分类及各类的特点、使用注意等次第展开。分节的章，只在分类及各类的特点项论述各节药物的药性特点、功效及主治病证。

各药的论述，一律按歌诀、来源、药性、性能特点、功效应用（包括主治病证、配伍应用、用量用法、使用注意）等次第简释。其中：

歌诀：以颜正华教授编著的《中药歌诀》为蓝本，并重新进行了补充与修订。

来源：源于植物、动物者言明其源于何科及药用部位，矿物者只言明其源于何类矿物，由加工而来者则言明其源于何种半加工品。

药性：简释其味、性、有毒无毒、归经等。

性能特点：结合歌诀赅要其性能特点。

功效应用：首列功效；续接主治病证及药物的配伍应用；再另段按先内服后外用，简释其用法用量；最后明示其使用注意事项。所示剂量，多指成人的一日用量。

此外，在个别药之后还设附注，补述正文未尽而又必须说明的相关问题。

各章药物的排序，据笔者数十年的讲授经验或习惯，以中医治疗学和辨证学为纲，按药性或性能特点之同异次第排列，以利归纳记忆与鉴别应用。

书后加索引。将各药的正名或别名等按笔画顺序排列，以备检阅。

常章富

2018 年 6 月 6 日

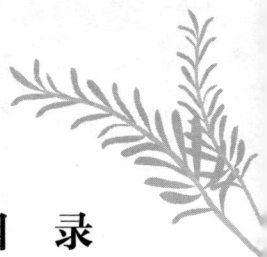

目　录

总　论

各　论

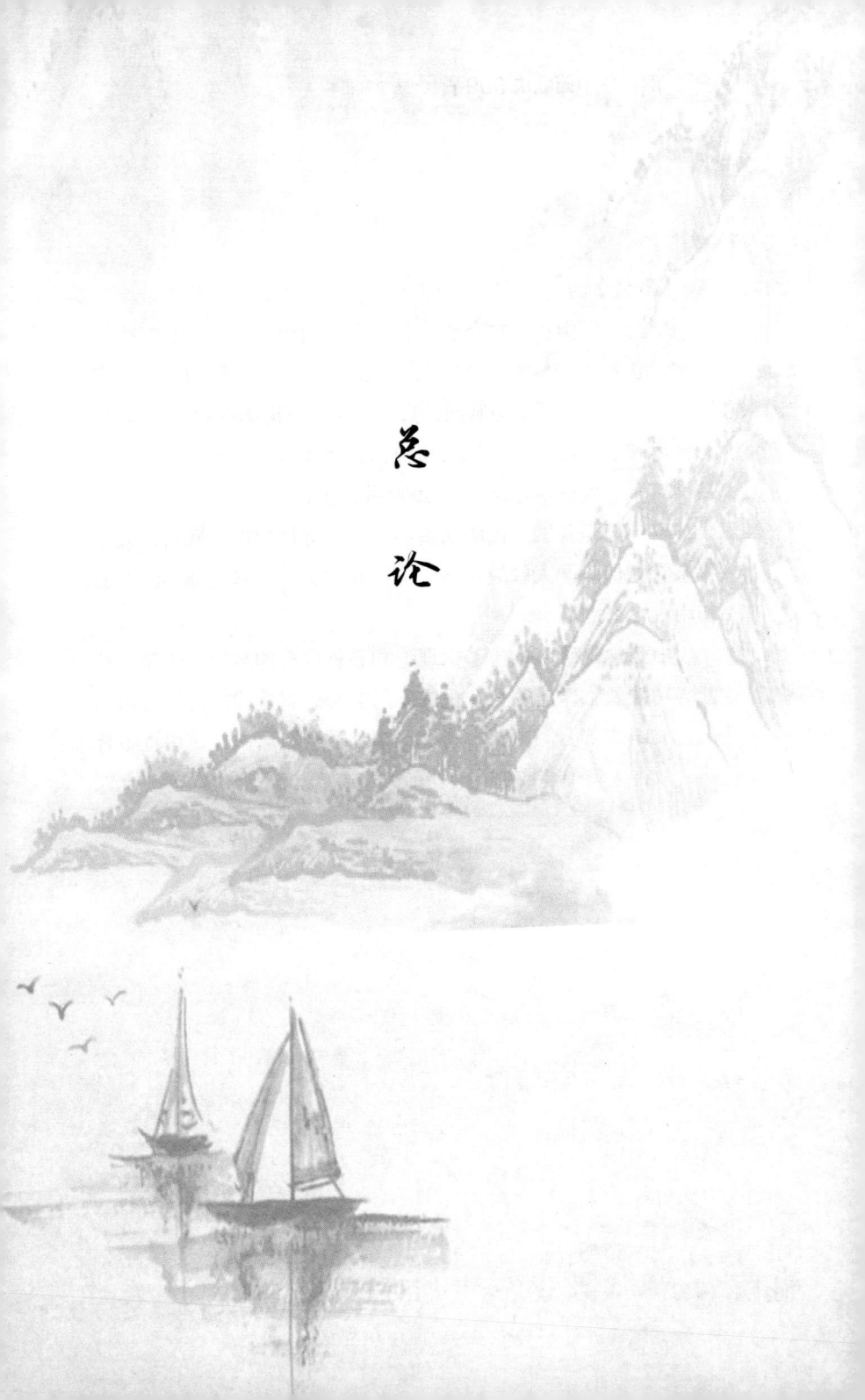

总论

【**歌诀**】药出天然，品种万千，护佑苍生，世代相伴。

中药，即指在中医药理论指导下，用于防治、诊断疾病的药物。它是我国传统药物的主要组成部分。对中药的认识和应用，是以中医学理论为基础，具有独特的理论体系和应用形式，充分反映了我国自然资源及历史、文化等方面的若干特点。其品种繁多，仅古籍记载就有 3000 种以上，发展至今已达 12800余种。中药是我国人民防病治病和强身健体的主要武器，数千年来它对保障国人的健康和中华民族的繁衍昌盛发挥了巨大的作用。

中药学是研究中药基本理论和各种中药的来源、采制、性能、功效及临床应用等知识的一门学科，它是我国传统医药学的重要组成部分。由于中药中以植物类药材居多，使用也最普遍，故古人将中药或中药学均称为"本草"。

第一章
中药产地

【歌诀】产地保效，不可小瞧，质优效佳，名曰地道。

【影响品质】由于药物产地的水土、气候、温度、日照等自然条件的不同，同一种类的药物在不同的地区出产，其质量与疗效差异很大。经过长期的应用比较，逐渐形成了"道地药材"的概念。

【道地药材】道地药材，也称"地道药材"。即产于某一地区，质量好，疗效佳，历史久的优质药材。确定道地药材的关键是临床疗效，而药材的临床疗效又与品种、产地、质量等多种因素有关。如四川的黄连、川芎、附子，江苏的薄荷、苍术，广东的砂仁、陈皮，东北的人参、细辛、五味子，云南的茯苓，河南的地黄，山东的阿胶等，都是著名的道地药材。

道地药材虽在长期的生产和用药实践中形成，但并不是一成不变的。如环境条件的变化及无计划的采掘使上党人参灭绝，东北人参遂独为道地；三七原产广西，称为广三七、田七，云南产者（滇三七）后来居上，遂为三七的新道地产区。

长期的临床实践证明，重视中药产地与质量的关系，强调道地药材的开发和应用，是保证中药疗效的重要环节。随着医疗事业的发展，中药材需求量日益增加，再加上很多药材的生产周期长，产量有限，单靠道地药材产区的扩大生产，已经无法满足药材需求，故必须在保证药材质量和疗效的前提下，研

中医白话解读本丛书

究道地药材的栽培和养殖技术，创造特定的生产条件，开展异地引种药用植物和驯养药用动物，以扩大药源，生产优质中药材。

第二章

中药采集

【歌诀】中药采集，最讲时宜，欲保质效，不可违逆。

中药材的有效成分，是药物效用的物质基础。这种物质基础的质和量，又受到中药材的采收季节、时间和方法的影响。中药材的采集是确保药物质量的重要环节，是影响药物性能和疗效的重要因素。

【植物药采收】在不同生长发育阶段的植物中，其化学成分的积累是不相同的，甚至会有很大差别。有些药物因生长年限不同，所含有效成分差异很大，如甘草中的甘草酸，生长三四年者比生长一年者几乎高出一倍；人参总皂苷的含量，以生长6～7年者最高。有些则随月份变化，如丹参以7月份有效成分含量最高；黄连也以7月份小檗碱含量最高，可延续到第6年。有些随时辰变更而变化，如曼陀罗中生物碱的含量，早晨叶子含量高，晚间则根中含量高。由此可知中药材讲究采收时间是有科学根据的。按药用部位的不同，各类药采集时间：

全草类：多数在植株充分生长、枝叶茂盛的花前期或刚开花时采收。有的割取地上部分，如薄荷、荆芥、益母草、紫苏等；有的带根拔起入药，如车前草、蒲公英、紫花地丁等。茎叶同时入药的藤本植物，则待其生长旺盛时割取，如夜交藤、忍冬藤等。此外，有的须用嫩苗，如绵茵陈等。

叶类：通常在花蕾将放或正在盛开时进行。此时植株茂盛，性味完壮，药力雄厚，最宜采收，如大青叶、荷叶、艾叶、枇杷叶等。个别也有例外，如桑叶须在秋末冬初经霜后采。

花类：一般应在花蕾开放时采收，次第开放者应分次采收，如菊花、旋覆花、月季花。有些应在花蕾含苞欲放时采收，如金银花、槐米、辛夷等。此外，红花则宜在花瓣由黄色变橙红色时采收，以花粉入药的蒲黄则须在花朵盛开时采收。

果实和种子类：多数果实类药材当在其成熟后或将成熟时采收，如瓜蒌、枸杞子、马兜铃；少数有特殊要求者则须在果实幼嫩时采摘，如乌梅、青皮、枳实等。以种子入药者，属同一果序的果实成熟期相近，可以割取整个果序；属次第成熟，则应分次采摘。有些干果成熟后很快脱落，或果壳裂开种子散失，宜在开始成熟时采收，如茴香、白豆蔻、牵牛子等。易变质的浆果宜在清晨和傍晚时采收，如枸杞子、女贞子等。

根和根茎类：一般在早春和深秋采收为宜，此时新芽初萌或植株将枯，根或茎中有效成分含量最高，如天麻、苍术、葛根、桔梗、大黄、玉竹等。其中有的因冬采春采而质量有别，如天麻冬采者质佳，春采者质差。此外，也有少数例外，如半夏、延胡索以夏季采收为宜。

树皮和根皮类：多在春夏之间采剥，因这时植株生长旺盛，树皮易于剥离，如黄柏、厚朴、杜仲等。有些根皮类药则以秋后采收为佳，如牡丹皮、地骨皮、苦楝根皮等。此外，肉桂则宜在十月采收，因此时油多又易剥离。

【动物药采收】动物类药材因品种不同，采收各异。具体时间，以保证药效和容易获得为原则。如桑螵蛸应在3月中旬采收，过时则虫卵已孵化；鹿茸应在清明后45至60天截取，过时则角化；驴皮应在冬至后宰剥，因此时驴皮厚而质佳；斑蝥等小昆虫应在数量较多的活动期捕捉等。

【矿物药采收】一般可随时采收。

第三章

中药炮制

【歌诀】药物炮制，方法各异，增效减毒，遵循不移。

【概说】中药炮制，是指依据中医药理论，按照中医临床辨证论治的需要，以及调配、制剂或药物自身性质特点的不同要求，所采取的一种专门的制药加工技术。简言之，炮制就是将原生药材加工成中药饮片的过程，是中药材在制剂前的各种必要加工处理的通称。古称炮炙，也称修事、修治和修制。由于"炮"和"炙"的原义是指用火烧烤、焚烧、烘烤，或在烈日下曝晒等简单的加工处理，不能概括中药材在制剂前的各种加工处理技术，故今人改用"炮制"一词。

中药材大多是来源于原生植物、动物或矿物，需经过修制整理才能使用。原生中药材经炮制加工处理后，用于配方、制剂的药物形式被称为中药饮片。炮制是否得当，直接关系到药效。有毒药、峻猛药的合理炮制，是确保用药安全的重要措施。

【目的】

1.增强药效 大多数炮制方法均可从不同角度提高药效成分的溶出率，以增强药物的疗效，如切制能增加药材与溶剂的接触面积，使药效成分易于溶出等。许多中药经用某种特定的辅料炮制后，可增强药效，如蜜炙百部、紫菀，可增其润肺止咳作用；酒炒川芎、当归，可增其温经活血作用；醋制延胡索、香附，可增其止痛作用；姜汁炙半夏、竹茹，可增其止呕作用；羊脂炙淫羊藿，可增其补肾壮阳作用等。有的中药经火煅或清炒后可增强其药力，如火煅白矾为枯矾，可增其燥湿、收敛作用；炒制槐花，能增其止血作用等。

2. 消降药毒　即消除或降低药物的毒性、烈性或副作用。如川乌、附子、草乌、半夏、天南星、马钱子等毒性较大，生品内服极易中毒，炮制后毒性降低；巴豆、千金子毒大峻泻，去油用霜，可减缓其毒性与泻下力；酒炙常山，可减缓其峻烈的催吐作用等。

3. 改变性能　许多药物经炮制后可改变其性能，使之更能适合病情需要。如地黄生用凉血，而制成熟地黄则性转微温以补血见长；生姜煨熟，能减缓其发散之力，增强其温中之效；南星经牛胆汁制后，不但能使其药性由温变凉，而且还能增强其息风止痉作用；大黄本为沉降之性，酒制后既能使其上行而清上焦之热，又能增强其活血化瘀作用；何首乌生用润降通便，制熟后则失去润降作用而专补肝肾等。

4. 便于贮藏　有些药物在贮藏前要进行干燥处理，降低其含水量，以免在贮存中因霉变、腐烂而变质。如植物类药材在贮藏前通常要干燥；桑螵蛸须蒸制杀死虫卵，防止孵化，以便贮藏等。

5. 保存效能　植物种子类药材要经过蒸、炒等加热处理，以终止种子发芽，保存药物的效能，如紫苏子、莱菔子等。一些含苷类成分较多的药材，其苷类成分在贮藏过程中可能被药材自身所含的酶所分解，故需在贮藏前通过加热处理而破坏其酶，以保存其效能，如黄芩、苦杏仁等。

6. 适宜调制　矿物、动物甲壳及某些种子类药材，需进行粉碎、切制等加工处理，以便处方调配或制剂，如自然铜、磁石、珍珠母、穿山甲等；许多植物类药材须经过加工切成段、丝、片、块等饮片，以便分剂调配。

7.净药准量 即纯净药材，以便准确称量。在采收、保存药材的过程中，常混有泥土、杂质，或保留有非药用部分，必须经过纯净处理，去除杂质和非药用部分，以保证药物的净度和剂量的准确。如根类药材应洗去泥沙，除去芦头（残茎）；皮类药材应剥去粗皮（栓皮）；枇杷叶要刷去毛；蝉蜕要去头足等。

8.矫味利服 动物类药材或其他有特殊臭味的药物，应采用漂洗、酒炙、醋炙、炒黄等处理，以矫味矫臭，利于服用，如海藻、肉苁蓉当漂去咸味腥味等。

【方法】

1.修制 主要有纯净、粉碎、切制等。

纯净：即采用挑、拣、簸、筛、刮、刷等手段，去掉灰屑、杂质及非药用部分，使药物清洁纯净的炮制方法。如拣去合欢花中的枝、叶，刷除枇杷叶、石韦叶背面的绒毛，刮去厚朴、肉桂的粗皮等。

粉碎：即采用捣、碾、镑、锉等手段粉碎药物，以符合制剂和其他炮制法的要求的炮制方法。如牡蛎、龙骨捣碎，便于煎煮；琥珀、珍珠研粉，便于吞服；羚羊角镑成薄片，或锉成粉末，便于制剂和服用等。

切制：即采用切、铡的手段，把药物切制成一定规格的炮制方法。经如此炮制的药物，既便于进行其他炮制，又利于干燥、贮藏和调剂时称量，还有助于药物成分的溶出。切制的规格很多，如天麻、槟榔宜切薄片，泽泻、白术宜切厚片，黄芪、鸡血藤宜切斜片，白芍、甘草宜切圆片，肉桂、厚朴宜切圆盘片，桑白皮、枇杷叶宜切丝，白茅根、麻黄宜铡成段，茯苓、葛根宜切成块等。

2.水制 即采用水或其他液体辅料处理药材的炮制方法。

中医白话解读本丛书

其目的主要是清洁、软化药物、调整药性。常用的有洗、淋、泡、漂、浸、润、水飞等。

洗：是将药材放入清水中，快速清洗的炮制方法。

淋：是将质地坚硬的药材，在保证其药效的前提下，放入水中浸泡一段时间，使其变软的炮制方法。

润：又称闷。是根据药材质地的软硬，加工时的气温与使用的工具，用淋润、洗润、泡润、浸润、晾润、盖润、伏润、露润、包润、复润、双润等多种方法，使清水或其他辅料润透药材，在不损失或少损失药效的前提下，使药材软化，便于切制饮片的炮制方法。如淋润荆芥，泡润槟榔，酒洗润当归，姜汁浸润厚朴，伏润天麻，盖润大黄等。

漂：是将药物置宽水或长流水中浸渍一段时间，并反复换水，以除去药物的腥味、盐分及毒性成分的炮制方法。如将昆布、海藻、盐附子漂去盐分，紫河车漂去腥味等。

水飞：是借药物在水中的沉降性质分取药材极细粉末的炮制方法。常用于矿物类、贝甲类药物的制粉，如飞朱砂、飞炉甘石、飞雄黄、飞滑石等。

3. 火制 主要有炒、炙、煅、煨、烘焙等。

炒：是将净选或切制后的药材置加热容器内，用不同的火力连续加热，并不断搅拌或翻动至一定程度的炮制方法。具体又有不加辅料与加辅料之别。

不加辅料炒，又称清炒，具体有炒黄、炒焦、炒炭等。炒黄能增强疗效、缓和药性、降低毒性，如炒牛蒡子能缓和其寒滑之性，并易于煎出其有效成分；炒薏苡仁能增强其健脾止泻作用等。炒焦能增强疗效和缓和某些药物的性能，如栀子炒焦，能缓和其苦寒之性；槟榔炒焦，能使其药性缓和等。炒炭能增强药物的收敛止血作用，如栀子炒炭存性，能增强其凉血止血作用；乌梅炒炭，能增强其收敛止血作用等。

加辅料炒，是指将某种辅料放入锅内加热至规定程度，投入药物共同拌炒的炮制方法。所用固体辅料有中间传热作用，能使药物受热均匀，炒后能使药物质变酥脆，易于药物成分的煎出，并能降低毒性，缓和药性，增强疗效，常用的有土炒、麸炒、米炒、砂炒（烫）、蛤粉炒（烫）、滑石粉炒（烫）等，如土炒白术、麸炒枳壳、米炒斑蝥、砂炒穿山甲、蛤粉或滑石粉炒阿胶等。

炙：是指用液体辅料拌炒药物，使辅料渗入药物组织内部，以改变药性，增强疗效或减少副作用的炮制方法。通常使用的液体辅料有蜜、酒、醋、姜汁、盐水、童便等。如蜜炙黄芪、甘草可增其补中益气作用，蜜炙款冬花可增其润肺止咳作用，酒炙川断可增其通血脉作用，酒炙牛膝可增其补肾强腰膝作用，醋炙青皮可增其疏肝止痛作用，盐炙杜仲、巴戟天可增其补肾作用等。

煅：是将药物直接放于无烟炉火中或适当的耐火容器内煅烧的炮制方法。具体有明煅和闷煅之别。其中：

明煅，又名直接煅。是将药物直接放于炉火上或装入适当的容器内，进行煅烧的方法。本法一则能使被煅药物质地松脆或失去水分，易于粉碎及煎煮，多用于坚硬的矿物药或贝壳类药，如煅白矾、煅代赭石、煅紫石英、煅海蛤壳等。二则能增强被煅药物的收敛作用，如煅龙骨、煅牡蛎、煅赤石脂等。

闷煅，又名扣锅煅、间接煅、密闭煅。是将药物在高温缺氧的条件下煅烧成炭（全部炭化）的炮制方法。本法能改变药物的性能，产生新的功效，增强止血作用，或降低毒性，如血余炭、陈棕炭、灯心草炭、干漆炭等。

煨：是将药物用湿面或湿纸包裹，置于加热的滑石粉中；

中医白话解读本丛书

或将药物直接置于加热的麦麸中；或将药物层层隔纸加热的炮制方法。在古代，是将药物用湿面或湿纸包裹，埋于热火灰中，加热至面或纸焦黑、药物至熟为度，又称炮法。本法可降低药物的烈性或副作用，或改变其性能，如煨诃子、煨肉豆蔻等。

烘焙：是将药材用文火间接或直接加热，使之充分干燥的炮制方法，以便粉碎、贮存或降低毒性。如焙虻虫、焙蜈蚣、焙壁钱幕（蟢子窝）。

4. 水火共制　主要有煮、蒸、淬、焯等。

煮：是用清水或液体辅料与药物共同加热的炮制方法。本法能降低药物的毒烈之性，如醋煮芫花，水煮川乌、草乌，可减低其毒性；或增强药物的某一功效，如酒煮黄芩可增强其清肺热的功效；或清洁药物，如以豆腐与珍珠同煮，能令其洁净。

蒸：是利用水蒸气或隔水加热药物的炮制方法。本法能减缓药物的猛烈之性，如酒蒸大黄可缓和其泻下作用；或改变药物的性能，如何首乌经反复蒸晒后，不再有泻下力而能补肝肾、益精血等；或便于保存药效，或利于贮存，或便于切片，如清蒸黄芩、酒蒸黄芩、蒸桑螵蛸等。

淬：是将药物煅烧红后，迅速投入冷水或液体辅料中，使其酥脆的炮制方法。淬后不仅易于粉碎，而且辅料被其吸收，可发挥预期疗效。如醋淬自然铜、鳖甲、代赭石，黄连煮汁淬炉甘石等。

焯：又称水烫。是将药物快速放入沸水中短暂潦过、立即取出的炮制方法。本法常用于种子类药物的去皮和肉质多汁类药物的干燥加工处理。如焯杏仁、桃仁，以便去皮；焯马齿苋、天冬，以便晒干等。

5. 其他制法　常用的有制霜、发酵、发芽、复制法等。

制霜：是将种子类药材压榨去油或矿物类药材重结晶的炮

制方法。如巴豆、千金子去油制霜、芒硝制成西瓜霜等。

发酵：是将药材与辅料拌和，置一定温度和湿度条件下，经霉菌和酶的催化分解，使其发泡、"生衣"的炮制方法。本法可改变原药的性能，生产出新药，如神曲、淡豆豉、半夏曲等。

发芽：又称蘖法。是将成熟果实及种子，在一定温度和湿度条件下，促使其萌发幼芽，并由此而具有新的功效，如谷芽、麦芽、大豆黄卷等。

复制法：是将净选后的药物加入一种或数种辅料，按规定程序反复加工的炮制方法。本法能增强疗效、改变药性、降低或消除毒烈之性。如以鲜姜、白矾制半夏，以鲜姜、白矾、牛（或猪）胆汁制天南星等。

此外，还有干馏法，如竹沥、蛋黄油、黑豆馏油等均为用此法所制。

中医白话解读本丛书

第四章

中药性能

【歌诀】中药性能，药之灵魂，精通谙熟，择用有神。

【含义】所谓中药性能，即对中药作用的基本性质和特征的高度概括，又称药性。研究中药性能的理论就叫药性理论，主要包括四气、五味、升降浮沉、归经、有毒无毒等。

【治病原理】中医认为，药物防治疾病的基本原理，不外是扶正祛邪、消除病因、恢复脏腑功能的协调、纠正阴阳的偏盛偏衰，使之在最大限度上恢复到正常状态。药物之所以能够针对病情，发挥上述基本作用，是因其各具独特的性能，也称之为偏性。意思是说，以药物的偏性纠正疾病所表现的阴阳偏盛或偏衰等。

【作用本质】中药对机体的作用包括治疗效用和不良反应。中药的治疗效用，又称中药的作用、功效或功能；中药的不良反应，包括副作用和毒性反应等。总括之，此即中药对人体作用的两面性。充分而合理地利用中药的治疗作用，尽量避免不良反应的发生，既是高效安全用药的重要保证，也是临床用药的基本原则。

【释理方法】中药的性能是依据用药后的机体反应归纳出来的，是以人体为观察对象。中药的性状是指药物形状、颜色、气味、滋味、质地（包括轻重、疏密、坚软、润燥等），是以药物（药材）为观察对象。前人常将二者相联系，用主以性能、兼以性状的方法，解释药物的作用原理，本书在解读中药性能与单味药的性能特点时也欣然从之。然而，二者的含义和认识方法迥异，不能混为一谈。

第一节　四气

【歌诀】四气为纲，寒热温凉，厘定其性，圭臬显彰。

【含义】四气，又称四性。即指药物具有的寒、热、温、凉四种药性。它反映药物影响人体阴阳盛衰和寒热变化的作用特点，是说明药物作用性质的重要概念之一。四气之外，还有平性，是指药物寒热偏性不明显者。但这只是相对而言，实际上仍有偏温偏凉之别，仍未超出四气的范围。

【确定依据】药性的寒热温凉，是从药物作用于人体所发生的反应概括而来，与所疗疾病的寒热性质相反。也就是说，药性的确定是以用药反应为依据，以病证寒热为基准。能够减轻或消除热证的药物，一般属于寒性或凉性，如石膏、板蓝根对发热口渴、咽喉肿痛等热证，有清热泻火、利咽、解毒作用，即表明其具寒凉之性；反之，能减轻或消除寒证的药物，一般属于热性或温性，如附子、干姜对脘腹冷痛、四肢厥逆等寒证，有温中散寒、回阳救逆作用，即表明其具温热之性。

【所示效用】从本质而言，四气只有寒凉与温热二性。凡寒凉性药物，即表示其具有清热、泻火、凉血、解热毒等作用；凡温热性药物，即表示其具有温里散寒、补火助阳、温经通络、回阳救逆等作用。

四气对人体的作用具有两面性，倘若应用不当，即可对人体产生不良作用。此时，寒凉性有伤阳助寒之弊，而温热性则有伤阴助火之害。

中医白话解读本丛书

【具体表述】寒、热、温、凉、平，是对药物四气的概括性表述。在具体表述时，除上述五种外，又常按四气程度的不同进一步区分，标以大寒、大热、微温、微寒、平而偏凉、平而偏温等。

【指导意义】掌握四气理论，是为了依据药性合理地选择药物，具体有四：

1. 据病证的寒热选择相应药物，治热病投寒药，治寒病投热药。如治气分高热，投性寒的石膏、知母；治亡阳欲脱，投性热的附子、干姜等。

2. 据病证寒热程度的差别选择相应药物。如治亡阳欲脱，选大热之附子，而治一般中寒腹痛，投温性之煨姜；反之，则于治疗不利，甚则损伤人体。

3. 寒热错杂者，则寒热并用，至于孰多孰少，据情而定。

4. 对于真寒假热或真热假寒者，则又当分别治以热药或寒药，必要时加用药性相反的反佐药。

【影响因素】有些药物的寒凉或温热之性，在一定条件下是可以转化的。如甘草性平，生用平而偏凉，炙用则平而偏温；地黄生用性寒，熟用则性微温等。说明炮制可以影响某些药物的药性。

第二节 五 味

【歌诀】五味立创，非单口尝，功归七味，纲举目张。

【含义】五味，即指药物因功效不同而具有辛、甘、酸、苦、咸等味。其既是药物作用规律的高度概括，又是部分药物真实滋味的具体表示。

【**确定依据**】五味学说是中医归纳解释药物效能的说理工具。五味，最初是由健康人口尝药物的真实滋味而得知，如黄连味苦、蜂蜜味甘、生姜味辛、乌梅味酸、芒硝味咸等。继而人们发现药物的滋味与药效之间有着密切的联系和对应性，如功能发表行散的药多辛味、能补虚缓急的药多甘味、能敛肺涩肠的药多酸味、能降泄燥湿的药多苦味、能软坚散结的药多咸味。于是，在遇到用口尝滋味不能解释药物的效用时，便依据上述规律反推其味，所推出的味与口尝味无关系。如葛根，临床证明其既能生津止渴，又能发表透疹，用口尝所得甘味只能解释归纳其生津止渴作用，而发表透疹则难以归纳解释，故又据发表透散多味辛的原则，再赋予其辛味。如此，葛根的药味不只是甘，而且有辛。

经过无数次推理比较，医药学家逐步认识到这种以药效确定药味的方法要比口尝法更科学、更接近于临床实际，故今之药味确定，主以药效，参以口尝。药味可以与滋味相同，也可以与滋味相异。药味既是药物的滋味，又超出药物的滋味，是药物作用规律的高度概括。

【**辛味效用**】能散、能行，有发散、行气、活血作用。如治表证的荆芥、薄荷，治气滞的香附，治血瘀的川芎等，都具有辛味。

辛味药大多能耗气伤津，气虚津亏者慎用。

【**甘味效用**】能补、能缓、能和，有补虚、和中、缓急、调和药性等作用。如治虚证的黄芪、熟地黄、核桃仁、枸杞子，治挛急作痛、调和药性的饴糖、甘草等，均具甘味。某些甘味药还能解药、食毒，如甘草、蜂蜜等。此外，甘味药多质润而善于滋燥。

甘味药大多能腻膈碍胃，令人中满，凡湿阻、食积、中满气滞者慎用。

【酸味效用】能收、能涩，有收敛固涩作用。如治自汗盗汗、遗精滑精的五味子，治久泻久痢的五倍子，治久咳的乌梅，治大汗虚脱、崩漏经多的山茱萸等，均具酸味。另外，酸能生津、安蛔，如木瓜、乌梅等。

酸味药大多能收敛邪气，凡邪未尽之证均当慎用。

【苦味效用】能泄、能燥、能坚。其中，能泄的含义有四：一指苦能通泄，如大黄苦寒，功能泻热通便，治热结便秘每用；二指苦能降泄，如苦杏仁味苦降泄肺气，治咳喘气逆必投；代赭石味苦而善降逆，治呃逆呕喘常选；三指苦能清泄，如黄连、栀子味苦，能清热泻火，治火热内蕴或上攻宜择；四指行（或散）泄，如具苦味的大黄除能降泄外，又能散泄，善活血化瘀，治血瘀兼便秘者每用；马钱子能散泄，善通络散结、消肿定痛，治顽痹痛、疮肿、癌肿每用；丹参能行泄，善活血通经、祛瘀止痛，治血瘀诸证每用。

能燥，即指苦能燥湿，如治寒湿的苍术、厚朴，治湿热的黄柏、苦参等，均为苦味。

能坚的含义有二：一指苦能坚阴，意即泻火存阴，如黄柏、知母即是；二指坚厚肠胃，如苦味的黄连少量投用有厚肠止泻作用等。

苦味药大多能伤津、伐胃，津液大伤及脾胃虚弱者不宜大量用。

【咸味效用】能软、能下，有软坚散结、泻下通便作用，如治瘰疬、痰核的昆布、海藻，治癥瘕的鳖甲，治热结便秘的芒硝等，均具咸味。

《素问·五脏生成》云："多食咸，则脉凝泣而变色。"故食盐类咸味药不宜多食，高血压动脉硬化者尤当如此。有的咸味药如芒硝，能泻下通肠，脾虚便溏者慎用。

【涩味效用】能收、能敛，同酸味一样有收敛固涩作用，如治滑脱诸证的龙骨，治久痢脱肛的赤石脂，治崩漏带下的海螵蛸等，均具涩味。习惯将涩附于酸。

涩味药大多能敛邪，邪气未尽者慎用。

【淡味效用】能利，有渗湿利水作用，如治水肿、小便不利的猪苓、茯苓，均具淡味。常将淡附于甘。

淡味药过用，亦能伤津液，阴虚津亏者慎用。

【香味效用】能散、能行、能开，有化湿、辟秽、开窍、醒脾等作用，如功能化湿的藿香、辟秽的苏合香、开窍的麝香、醒脾的佩兰等，均具芳香味。习惯将芳香归为五臭之列，有时也与辛味并列，称为辛香之气。

芳香味与辛味一样，亦能耗气伤津，气虚津亏者慎用。

【他味效用】在五臭中还有臊、膻、腥、碱、焦等。其中，臭味与香味没有严格的界限，对人体的正负效应相似。焦味能健胃，如治食积不消常选用焦麦芽、焦山楂、焦神曲等。至于膻、腥、碱等，今之解释药性很少应用，故不做介绍。

【具体表述】具体表述，按分级的多少可分为两大类。一为三级表述法，如常将苦味分为微苦、苦、大苦等。二为二级表述法，如常将辛味分为微辛、辛；甘味分为微甘、甘；酸味分为微酸、酸；咸味分为微咸、咸；涩味分为微涩、涩；淡味分为微淡、淡等。

【气味配合】气与味分别从不同角度说明药物的作用，其中气偏于定性，味偏于定能，只有将二者合参才能较全面地认识药物的性能。如紫苏与薄荷虽均味辛而能发散表邪，但紫苏性温而发散风寒，薄荷性凉而发散风热；黄芪与石斛虽均味甘而能补虚，但黄芪性温而善补气升阳，石斛性微寒则善清热养阴。

中医白话解读本丛书

【配合原则】气与味配合的原则有二：一为任何气与任何味均可组配；二为一药中气只能有一，而味可以有一个，也可以有两个或更多。味越多，说明其作用越广泛。

【配合规律】气味配合规律有二：一为气味均一，二为一气二味或多味。

【配合与疗效】气味配合与疗效的关系有二：

一为气味相同，功能相近。辛温的药多能发散风寒，如麻黄、紫苏等；辛凉的药多能发散风热，如薄荷、菊花等；苦寒的药多能清热解毒，如黄芩、黄连等；甘温的药多能补气或助阳，如黄芪、锁阳等。有时气味也有主次之别，如黄芪与锁阳虽均为甘温，但黄芪以甘为主则补气，锁阳以温为主则助阳。

二为气味相异，功能不同。其中有味异气同者，如麻黄辛温能散寒发表、苦杏仁苦温能降气止咳、乌梅酸温能敛肺涩肠、大枣甘温能补脾益气、肉苁蓉咸温能补肾助阳；有味同气异者，如桂枝辛温能发表散寒、薄荷辛凉能发表散热、附子辛热能补火助阳、石膏辛寒能清热泻火等。

第三节 升降浮沉

【歌诀】浮沉升降，作用定向，或有两兼，亦属有常。

【含义】升降浮沉，即指药物在人体的作用趋向。这种趋向与所疗疾患的病势趋向相反，与所疗疾患的病位相同。是说明药物作用性质的概念之一。

【确定依据】概之有四：一据药物的质地轻重。凡花、叶类质轻的药多主升浮，如菊花、桑叶等；种子、果实及矿物、贝壳类质重的药多主沉降，如紫苏子、枳实、磁石、石决明等。

二据药物的气味厚薄。凡气味薄者多主升浮，如紫苏叶、金银花等；气味厚者多主沉降，如熟地黄、大黄等。

三据药物的性味。凡性温热、味辛甘的药为阳性，多主升浮，如桂枝等；而性寒凉、味酸苦咸的药为阴性，多主沉降，如天花粉、芒硝等。

四据药物的效用。药物的临床疗效是确定其升降浮沉的主要依据。病势趋向常表现为向上、向下、向外、向内，病位常表现为在上、在下、在外、在里；能够针对病情，改善或消除这些病证的药物，相对也具有向上、向下、向里、向外的不同作用趋向。如白前能祛痰降气，善治肺实咳喘、痰多气逆，故性属沉降；桔梗能开提肺气、宣肺利咽，善治咳嗽痰多、咽痛音哑，故性属升浮。

在具体运用时应相互合参，特别是前三点，绝不能一途而取，必须合参并结合临床疗效，才能准确判定其性属升浮还是沉降。

此外，有不少药表现为升浮与沉降皆具的二向性，如胖大海既具升浮之性而清宣肺气、化痰利咽，又具沉降之性而清泄火热、润肠通便。有的药物升降浮沉之性不明显，如鹤草芽能杀虫，就从杀虫而言，其升降之性难定。

【所示效用】升和浮、沉和降，都是相对的。升是上升，降是下降，浮表示发散向外，沉表示收敛固藏和泻利等。一般说，升浮类药能上行向外，分别具有升阳发表、祛风散寒、涌吐、开窍等作用，宜用于病位在上在表或病势下陷类疾病的防治；沉降类药能下行向内，分别具有泻下、清热、利水渗湿、重镇安神、潜阳息风、消积导滞、降逆止呕、收敛固涩、止咳平喘等作用，宜用于病位在下在里或病势上逆类疾病的防治。

如果不能合理地运用药物的升降浮沉之性，亦可造成不良

中医白话解读本丛书

反应。若将升浮之性明显的药误投或过用于病势上逆病的治疗，或将沉降之性明显的药误投或过用于病势下陷病的治疗，均可加重病情。

【具体表述】大多数药物的升降浮沉之性在其功能中可以看出，如具有辛温解表作用的药物其性大多升浮，具有泻热通便作用的药物大多沉降等。有时也用专门语言论述其升降浮沉之性，如云蝉蜕、蔓荆子质轻上浮，大黄苦寒沉降，茯苓甘淡渗利，磁石质重镇潜等。

至于具有二向性的药物，或在其功能中可以看出，如前胡具有降气祛痰、宣散风热作用，前者即表现出其具沉降之性，后者即表现出其具升浮之性；或用专门语言论述，如云桂枝既走表，又走里；川芎上行头目，下走血海等。

【影响因素】每一味药物的升降浮沉既是绝对的，又是相对的，在一定条件下是可以转化的。影响其转化的条件主要有两个方面：一是炮制。某些药物的升降浮沉之性可因炮制而改变，如酒炒则升、姜汁炒则散、醋炒则收敛、盐水炒则下行等。二是配伍。在复方配伍中，少量性属升浮的药，在同较多的沉降药配伍时，其升浮之性可受到一定制约；反之，少量性属沉降的药，在同较多的升浮药配伍时，其沉降之性可受一定制约。

｜中医白话解读本丛书｜

第四节　归经

【歌诀】归经创立，基于医理，脏腑经络，定位可依。

【含义】归，即归属，指药物作用的归属；经，即人体的脏腑经络。归经，即药物作用的定位。就是把药物的作用与人体的脏腑经络密切联系起来，以说明药物作用对机体某部分的选择性，从而为临床辨证用药提供依据。

【**理论基础**】理论基础有二：一是藏象学说。所谓藏象学说，即论述人体脏腑各自的生理功能、病理变化及其相互关系的学说。它既是中医辨证论治的基础，又是中药归经的理论基础。如心主神志的生理功能出现异常，即可导致失眠、多梦、神志不宁、癫狂、痴呆、健忘、昏迷等症，分别选用酸枣仁（养心安神）、远志（宁心安神）、朱砂（镇惊安神）、麝香（开窍醒神）等可减轻或消除上述各症，即云其归心经。

2. 经络学说　所谓经络学说，即研究人体经络的生理功能、病理变化及其与脏腑相互关系的学说。它补充了藏象学说的不足，是中药归经的又一理论基础。该学说认为人体除了脏腑外，还有许多经络，其中主要有十二经络及奇经八脉。每一经络又各与内在脏腑相联属，人体通过这些经络把内外各部组织器官联系起来，构成一个整体。体表之邪可以循经络内传脏腑，脏腑病变亦可循经络反映到体表，不同经络的病变可引发不同的症状。当某经络发生病变出现病证，选用某药能减轻或消除这些病证，即云该药归此经。如足太阳膀胱经主表，为一身之藩篱，风寒湿邪外客此经后，可引发头项痛、身痛、肢体关节酸楚等症，投用羌活（散风寒湿止痛）能消除或减轻这些症状，即云羌活归膀胱经等。

【**确定依据**】确定依据有二：一据药物特性。每种药物都具有不同的形、色、气、味等特性，有些医家（特别是古人）有时也以此作为归经的依据，其中尤以五味多用，如辛入肺，陈皮、半夏、荆芥均味辛，故归肺经；甘入脾，饴糖、甘草、党参均味甘，故归脾经等。然按此确定药物的归经往往带有片面性，即便是将诸特性合参时也欠准确。

二据药物疗效。前人通过长期的临床观察，逐步认识到每种药物治病都有一定的范围，以此确定药物的归经十分准确。如紫苏子、白前能治疗咳喘，而咳喘为肺脏功能失调所致，故归肺经；茯神、柏子仁能治疗心悸、失眠，而心悸、失眠为心脏功能失调所致，故归心经等。

【表述方法】一般采用十二脏腑经络法表述，常直接书为归心、肝、脾、肺、肾、胃、大肠、小肠、膀胱、胆、心包、三焦经等；或不提脏腑之名而用经络的阴阳属性表述，如入少阴、入太阴、入厥阴、入少阳、入太阳、入阳明；有时也将上述二法合并表述，如入少阴心经、入厥阴肝经等。

【指导意义】掌握归经，有助于提高用药的准确性，使临床用药更加合理。具体有二：一是指导医生根据疾病表现的病变所属脏腑经络而选择用药。如热证有肺热、肝热等不同，治肺热咳喘，即选归肺经而善清肺热的黄芩、桑白皮等；治肝热或肝火证，即选归肝经而善清肝火的龙胆、夏枯草等。

2. 指导医生根据脏腑经络病变的传变规律选择用药　由于脏腑经络的病变可以互相影响，临床治疗各种病证并不是某经病单纯使用某经药，还要根据脏腑经络之间的生理关系和疾病传变规律，选择归他经的药与之相配进行治疗。如咳嗽痰喘，治疗时就不能只选用归肺经的药，若为肝火犯肺所致，常以归肺经能清肺化痰的海蛤粉与归肝经能清热凉肝的青黛同用，使肝肺两清，咳喘早愈；若兼脾虚者，又当以归肺经的止咳化痰药与归脾经的健脾药同用，使痰消，咳喘早愈。

第五节　有毒与无毒

【歌诀】有毒无毒，兼论正负，扬长避短，安全效著。

【含义】有毒与无毒，从狭义上讲，是指药物用于人体后能否造成伤害而言。从广义上讲，除指药物的作用能否对人体造成伤害外，还应包括药物对人体治疗作用的强弱。也就是说，药物的有毒与无毒反映了其偏性对人体的正负两面性。一般说，药物的有毒与无毒和"毒"的大小，与其对人体伤害程度的轻重及治疗作用的强弱成正比。

【毒的特性】"毒"，在中药学中有狭义与广义之别。物之能害人即为毒，这是狭义的毒，似指今之药物的不良反应。广义的"毒"含义有二：一为药物的总称，也就是说药即是"毒"，"毒"即是药；二为药物的偏性，也就是说药物之所以能治病，就在于其有某种偏性，这种偏性就是"毒"，其对人体具有两面性，即既能治疗疾病，又能毒害人体，关键在如何应用。广义的"毒"虽在表述上有药物的总称与药物的偏性之分，而实际上却很难分割。因为从理论上说，凡药必有偏性，有偏性才可称其为药。故也有人据此将药物的总称与药物的偏性概括为药物偏性的总称。也就是说，广义的"毒"是指药物偏性的总称。

现代药理学中所说的毒性是指药物对机体的损害，副作用是指在常用剂量时药物出现与治疗需要无关的不适反应。毒性反应对人危害较大，多因过用、久用而致。副作用对人体危害轻微，停药后能消失。此种说法有时也被中药学所采用。

【确定依据】如何确定药物的有毒无毒，一直是中医药学家探讨的问题。总括各家论述主要有三，即：

含否有毒成分。一般有毒药主含偏性突出或非常突出、能伤害人体的毒性成分，如砒石含三氧化二砷、马钱子含番木鳖碱等；无毒药不含偏性突出或非常突出、能伤害人体的毒性成分，如牛蒡子、茯苓、浮小麦等。

整体是否有毒。中药大多为天然药，一药中常含许多成分，

中医白话解读本丛书

这些成分相互制约，偏性突出或非常突出、能伤害人体的毒性成分也不例外；抑或虽含某种偏性突出或非常突出、能伤害人体的毒性成分，但含量甚微，致使这些含有某种有毒成分的中药在整体上不显示毒性。

用量是否适当。使用剂量是否适当，是确定药物有毒无毒的关键，未超出人体对药物的最大承受量即为无毒，超过则为有毒。一般说凡有毒中药，特别是有大毒者，治疗量与中毒量比较接近或相当，安全度小，易对人体造成危害。无毒中药虽治疗剂量幅度大，安全度高，但也并非绝对不会伤害人体。其中一部分药如人参、大黄等，常量或稍大于常量应用不会出现不良反应，若大量应用，即有毒害人体的可能；而另一部分药如山药、浮小麦等，超大量应用或食用，也不会毒害人体。此依据尤为重要，它是确定药物有毒无毒的关键。

【表述方法】当代，对偏性平和或比较平和的无毒药一般不分级，具体行文时也不用文字标出。而对偏性突出或非常突出的有毒药一般分为三级，即大毒、毒、小毒，具体行文时常用文字标出其有大毒、有毒、有小毒，如云砒石有大毒、附子有毒、吴茱萸有小毒等。毒大的药，其作用强烈，对人体伤害较大；毒小的药，其作用较缓，对人体伤害较小。

【分类】对于已标有毒类药，依据其毒性是否容易消除为标准，可分为两类，即：

毒性难于消除类。即指此类药物的毒性应用炮制手段难于消除或减弱，如源于矿物类的砒石、砒霜、朱砂、轻粉、铅丹等有大毒或有毒药。临床应用时，主要通过控制其剂量，以保证用药安全。

毒性易于消除类。即指此类药物的毒性可通过炮制或控制用量消除或减弱，如源于植物类的乌头、附子、草乌、马钱子、巴豆、半夏等，源于动物类的蟾酥、白花蛇、蜈蚣、全蝎、蛇毒、蜂毒等。临床应用时，可通过合理炮制或控制剂量，以保证用药安全。

另，如前所说，也可根据药物偏性突出的程度，将其分为大毒、毒、小毒三类，以警示其对人体危害程度的大小。

对于未标有毒类药，依据超常规量使用能否毒害人体为标准，也可分为两类，即：

潜在毒害类。即指此类药在常量或稍大于常量应用时，一般不会对人体造成伤害，而大量或超大量应用，就可能对人体造成毒害，如源于植物类的大黄、人参、甘草等，源于动物类的鹿茸、海狗肾、黄狗肾等，源于矿物类的磁石、代赭石、皂矾等。

实际无毒类。即指此类药物，药食两可，即使是超大量应用或作食用，也不会毒害人体，如源于植物类的山药、小麦、薏苡仁等，源于动物类的紫河车、羊肉、猪肤等。

【影响因素】药物的有毒与无毒受到多种因素影响。主要有：

药物的品种、来源、入药部位、产地、采集时间、贮存、加工炮制、剂型、制剂工艺；应用时的配伍、给药途径、用量、用药次数与时间长短、外用涂敷面积的大小；用药时患者的体质、年龄、性别、种属、皮肤与黏膜的状况；以及药物生长环境是否被污染等。

【致害原因】引起中药毒害人体（即不良反应）的原因，主要有：

1. 品种混乱　有些人不辨真伪，误将混淆品种作正品使用，引发中毒。如有的地区将有毒的香加皮作五加皮入药使用，导致中毒。

2. 误服毒药　有些人迷信传说和文献错载，误服有毒特别

中医白话解读本丛书

是有大毒中药，致使中毒。如有人误信马钱子能避孕，取七粒捣碎服，遂致中毒死亡。

3. 用量过大 有些人误认为中药均无毒或毒性甚小，不必严格控制剂量，在求愈心切的心理支配下，盲目加大用量，导致中毒。如有人过量服用人参或大面积涂敷斑蝥而致中毒死亡。

4. 炮制失度 有些有毒药生用毒大，炮制后毒减。若炮制失度，毒性不减，即可引发中毒。如有人服用含有炮制失度的草乌制剂而致中毒。

5. 剂型失宜 有些药物在服用时对剂型有一定要求，违则中毒。如砒石不能作酒剂，违之则增毒，引发中毒或毙命。

6. 疗程过长 有些人误认为中药均无毒或毒性甚小，长期使用有毒的中药或含有有毒成分的中成药，导致不良反应的发生。

7. 配伍不当 中成药组方不合理、中药汤剂配伍不合理、中西药联用不合理等，均会导致不良反应的发生。

8. 管理不善 有些单位对大毒药管理不善，造成药物混杂，或错发毒药，遂致中毒。如有人在调剂时，误将砒石当花蕊石等发给患者，造成中毒身亡。

9. 辨证不准 临床因辨证失准，寒热错投，攻补倒置，导致不良反应的案例时有发生。如明为脾虚泄泻，反用大剂黄连，致使溏泄加重；虽为血虚，但兼便溏，仍投大剂当归，致使溏泄不已。

10. 个体差异 由于个体差异，各个体对某些药物的耐受性相异，乃至高度敏感，也常引起不良反应。如白芍、熟地黄、牡蛎等，本为无毒之品，常人服之一般不会发生不良反应，但有个别患者服后引起过敏，临床时有报道。

11. 离经悖法 无论是应用单味中药，还是复方中药及中成药，都应在中医药理论指导下进行，否则就会引发或轻或重的不良反应。如近年有人将张仲景《伤寒论》小柴胡汤按原方原量制成颗粒剂，用于临床治疗肝炎和肺炎，由于用药时不是以中医药理论为指导，而是依据西医药理论为指导、以药理研究结果为基础，结果导致严重的不良反应等。

由上可知，导致药害的主要原因是人们对药物的了解不够或应用不当，而不在于药物本身所具有的固有性能。

【指导意义】有毒与无毒对临床用药具有重要的指导作用，主要有六点：

1.正确使用有毒药，化有毒为无毒　用量是决定有毒中药能否毒害人体的关键，经过合理炮制的有毒中药也是如此。一般说，凡是经过合理炮制的有毒中药，只要用量适当就不会对人体产生毒害。故而，对有毒或大毒的中药，无论以体内或体表何种方法给药，均须严格控制其用量，既不可一次过量用，亦不可常量持久用。有些人盲目地加大用量或常量久用，均是错误的。使用此类药物的正确方法是：应从小剂量开始，逐步加量，至产生疗效而未出现不良反应为止，不能盲目久用。

2.区别对待无毒药，不使无毒变有毒　从总体看，无毒药与有毒药相比，虽有药性平和、常用治疗量幅度大、安全性高等优点，但也不是味味绝对不会对人体造成毒害，故临床应用应具体分析，区别对待。特别是对有潜在毒害作用类的药，更应小心谨慎。

3.严把质量关，是减毒的根本措施　为了最大限度地减轻其对人体的伤害，保证高效安全用药，就必须从根本上解决问题，严格把好药材、饮片及成药的质量关，杜绝伪劣、假冒及霉变药品流入市场。每个中医药工作者必须具有高度的责任心和过硬的业务水平，在中药栽培、采收、贮存、生产及调剂等

中医白话解读本丛书

环节严格把关，务使品种准确而不掺杂伪劣，贮存妥切而不走油霉烂，炮制依法而不违规省时，制剂合理而不偷工减料。

4. 用法得当，是减毒的重要环节　中药的使用方法是否合理得法，对中药的有毒无毒影响极大。用之违法，非但无功，反而为害。临床用药应做到：合理配伍，避开配伍（包括中西药联用）禁忌；选择正确的、有利于增效减毒的给药途径。毒大力强者内服宜慎，尽量多地采用消化道（包括口服、鼻饲、肛门滴注）、呼吸道及体表给药法，少用或不用血管给药法；合理确定日（24 小时内）给药次数。每日所用总量不能超过人体的最大耐受量；谨防蓄积中毒，不可无节度地长期使用有毒的单味药、复方或中成药。一般用至邪去病愈或初步痊愈，即可停用，以待自身调节；或减量用，或改用力缓之药，或以食养，以巩固疗效；外用中药，特别是有大毒者，不可超量大面积施用，以防过量吸收而致中毒。

5. 准确辨证，是减毒的必要保证　全面准确地辨析用药者的病证、体质、年龄、性别、种族及皮肤状况等，是消除或减缓中药不良反应的必要保证。

6. 识别过敏者，及早予以防治　中药的"有毒"，有时是指过敏反应。减少或杜绝中药的这种"有毒"反应，关键是善于识别，及早防治。而掌握导致过敏反应的一般规律，又是善于识别过敏反应的先决条件。故每一个医生在遣药组方时，务必要详细询问用药者的病史，弄清楚其对单味中药或中成药有无过敏史，以便避免使用对用药者致敏的药物。用药后，医者与用药者都要密切观察，如出现皮疹、恶心、呕吐、心悸、尿血、喘息等不良反应，且这种反应与药物的性效无关，应立即停用，并酌情处理。若确系所用药物的过敏反应，应在条件允许下，尽可能确认变应原究为何种中药或中成药，并告知患者日后不得再用，以免重蹈覆辙。

又有人统计，中药注射剂注射给药引致的过敏性休克和急性心源性脑缺氧综合征的概率，不仅高于以其他剂型和给药途径的给药者，而且有死亡者，故临床应用中药注射剂尤当小心。

第五章

中药应用

中药的应用包括配伍、禁忌、剂量和用法等内容，掌握这些知识，是确保用药安全有效所必须的。

第一节 配 伍

【歌诀】独用力单，增效须伍，双元多元，配伍有度。

【含义】所谓中药配伍，即根据病情、治法和药物的性能，选择两种以上药物同用的用药方法。

【目的】药物配伍应用是中医用药的主要形式，其目的是：增强治疗效能，扩大治疗范围，适应复杂病情，减少不良反应。

【七情配伍】所谓"七情配伍"，又称配伍七情、药物七情。除"单行"外，皆从双元配伍用药角度，论述单味中药通过简单配伍后的性效变化规律。它高度概括了中药临床应用的七种基本规律，是中医遣药组方的基础。

1. 单行 即应用单味药就能发挥预期治疗效果，不需其他药辅助。如独参汤，单用人参一味补气固脱等。

2. 相须 即性能相类似的药物合用，可增强原有疗效。如石膏配知母可增强清热泻火效果等。

3. 相使 即性能功效有某种共性的两药同用，一药为主，一药为辅，辅药能增强主药的疗效。如以补气利水的黄芪为主，配以利水健脾的茯苓为辅，茯苓能增强黄芪的补气利水效果等。

4. 相畏 即一种药物的毒烈之性，能被另一种药物减轻或消除。如生半夏的毒性能被生姜减轻或消除，故云半夏畏生姜。

5. 相杀 即一种药物能减轻或消除另一种药物的毒烈之性。如生姜能减轻或消除生半夏的毒性，故云生姜杀半夏。

6. 相恶 即两药合用，一种药物能使另一种药物原有功效降低，甚至丧失。如人参恶莱菔子，因莱菔子能削弱人参的补气作用。

7. 相反 即两种药物合用，能产生或增强毒害反应。如乌头反半夏、甘草反甘遂等。

在药物七情中，单行既不增效或减毒，也不增毒或减效，临床可据情酌选；相须、相使表示增效，临床用药要充分利用；相畏、相杀表示减毒，应用毒烈药时需考虑选用；相恶表示减效，用药时应加以注意；相反表示增毒，原则上应绝对禁止。此外，若按协同与颉颃论，相须、相使表示协同，相畏、相杀、相恶却表示颉颃。

【君臣佐使】所谓"君臣佐使"，即从多元用药的角度，论述各药在方中的地位及配伍后的性效变化规律。它高度概括了中医遣药组方的原则，是七情配伍的进一步发展，对学习研究中药成方和指导临床合理用药具有极其重要的意义。

1. 君药 即对处方的主证或主病起主要治疗作用的药物。它体现了处方的主攻方向，其药力居方中之首，是方剂组成中不可缺少的药物。

2. 臣药 意义有二，一是辅助君药加强治疗主病和主证的药物；二是针对兼病或兼证起治疗作用的药物。

3. 佐药 意义有三，一为佐助药，即协助君、臣药加强治疗作用，或直接治疗次要兼证的药物；二为佐制药，即用以消除或减缓君、臣药的毒性或烈性的药物；三为反佐药，即根据病情需要，使用与君药药性相反而又能在治疗中起相成作用的药物。

4. 使药　意义有二，一是引经药，即引方中诸药直达病所的药物；二是调和药，即调和诸药的作用，使其合力驱邪。

第二节　禁　忌

【歌诀】用药禁忌，不可小视，安全保效，时刻铭记。

中药的用药禁忌，即指在用药时一般应有所避忌。主要包括证候禁忌、配伍禁忌、妊娠用药禁忌和服药时的饮食禁忌四个方面。

【证候禁忌】全称证候用药禁忌，又名病证禁忌。即指某类或某种证候不适宜选用某类或某种中药，在使用时应予以避忌。

凡药不对证，药物的性能功效与所疗疾病的病证相悖，有可能加重病情者，原则上都属于禁忌范围。属某类药者如：体虚多汗者，忌用发汗药，以免加重出汗而伤阴津；阳虚里寒者，忌用寒凉药，以免再伤阳生寒；阴虚内热者，慎用苦寒清热药，以免苦燥伤阴；脾胃虚寒、大便稀溏者，忌用苦寒或泻下药，以免再伤脾胃；阴虚津亏者，忌用淡渗利湿药，以免加重津液的耗伤；火热内炽和阴虚火旺者，忌用温热药，以免助热伤阴；妇女月经过多及崩漏者，忌用破血逐瘀之品，以免加重出血；脱证神昏者，忌用香窜的开窍药，以免耗气伤正；邪实而正不虚者，忌用补虚药，以免闭门留邪；表邪未解者，忌用固表止汗药，以免妨碍发汗解表；湿热泻痢者，忌用涩肠止泻药，以免妨碍清热解毒、燥湿止痢等。

　　属单味药者如：体虚多汗者，忌用发汗力较强的麻黄；虚喘、高血压及失眠患者，慎用麻黄；湿盛胀满、水肿患者，忌用甘草；麻疹已透及阴虚火旺者，忌用升麻；有肝功能障碍者，忌用黄药子；肾病患者，忌用马兜铃；授乳期妇女不宜大量使用麦芽等。

　　总之，证候用药禁忌的内容涉及面非常广。在各论各章节的概述部分，将具体介绍与该类药物有关的证候禁忌；在大部分药物的"使用注意"项下，将具体介绍与该药有关的证候禁忌。

　　【配伍禁忌】全称配伍用药禁忌。即指在一般情况下不宜相互配合使用的药物。包括十八反、十九畏。其中，十八反列述了三组相反药，分别是：甘草反甘遂、京大戟、海藻、芫花；乌头（川乌、附子、草乌）反半夏、瓜蒌（全瓜蒌、瓜蒌皮、瓜蒌仁、天花粉）、贝母（川贝母、浙贝母）、白蔹、白及；藜芦反人参、南沙参、丹参、玄参、苦参、细辛、芍药（赤芍、白芍）。十九畏列述了九组十九味相反药，具体是：硫黄畏朴硝，水银畏砒霜，狼毒畏密陀僧，巴豆畏牵牛，丁香畏郁金，川乌、草乌畏犀角，牙硝畏三棱，官桂畏石脂，人参畏五灵脂。

　　要正确认识十八反、十九畏。首先，十八反、十九畏是前人用药禁忌的经验总结，对指导临床安全用药具有积极意义。其次，历代医药学家对十八反、十九畏虽遵信者多，但持异议者亦不少，目前大多数认为不是绝对禁忌。其三，对十八反、十九畏作为用药禁忌是否合理的研究，单凭文献整理不能解决问题，须借助于现代临床与实验研究。其四，近年来，对十八反、十九畏虽进行了不少实验研究，取得了一定成绩，但仍处于初级阶段，具体如何取舍，还难以确定。其五，目前，凡属十八反、十九畏的药组配伍，若无充分根据和应用经验，仍不

中医白话解读本丛书

宜使用。

【妊娠禁忌】全称妊娠用药禁忌。即指有些中药能损害胎元或导致堕胎，在妊娠期应予以避忌或慎用。凡对妊娠期的母亲和胎儿不安全，或不利于优生优育的药物，均可列为妊娠禁忌药。妊娠禁忌药有毒性大小、性能峻缓之别，对胎元及母体影响程度也有差别。据此，今之临床又习惯将其分为禁用与慎用两大类。

禁用药多为剧毒或性能峻猛之品，如水银、砒霜、雄黄、轻粉、斑蝥、马钱子、蟾酥、川乌、草乌、藜芦、胆矾、瓜蒂、巴豆、甘遂、京大戟、千金子、芫花、牵牛子、商陆、麝香、干漆、水蛭、虻虫、三棱、莪术等。

慎用药分别为活血祛瘀、破气行滞、攻下通便、辛热及滑利之品，如牛膝、川芎、红花、桃仁、姜黄、牡丹皮、枳实、大黄、芒硝、番泻叶、芦荟、附子、肉桂、冬葵子等。

要正确认识妊娠禁忌药。首先，妊娠禁忌药大多是历代医药学家从临床实践中总结出来的，对指导妇产科临床安全用药和优生优育意义极大。其次，妊娠期间，对禁用类药应绝对禁用。其三，对慎用类药也应尽量避免使用，若孕妇患有非用不可的病患，虽可酌用，但要务求辨证准确，剂量与疗程适中，炮制与配伍恰当，以免发生不测。其四，对历代医药书籍中所载妊娠禁忌药，应认真分析，区别对待，其中除属禁用和慎用外，有的是无毒可用之品，如白茅根、兔肉等，另有少数药物虽毒性较大而未被列入，如朱砂、黄药子等，亦当禁用或慎用。

【饮食禁忌】全称服药饮食禁忌，简称食忌，俗称忌口。即指服药期间应避忌某些食物。

在服药期间，一般应忌食生冷、辛热、油腻、腥膻、黏滑及有刺激性的食物，以免引起消化不良、胃肠刺激，或助热、助升散，以及敛邪等不良作用。具体应用时，须根据不同病情和治疗需要区别对待，如：寒性病忌食生冷；热性病忌食辛热油腻；胸痹患者，忌食肥肉、脂肪、动物内脏及烈性酒；肝阳上亢者，忌食胡椒、辣椒、大蒜、酒等辛热助阳之品；脾胃虚弱或消化不良者，忌食油炸、黏腻、寒冷固硬等不易消化的食物；疮疡、皮肤病患者，忌食鱼、虾、蟹等腥膻发物及辛辣刺激性食品；外感表证忌食油腻类食品等。

第三节 剂 量

【歌诀】量效正比，变或效异，超量可害，牢记心底。

【含义】剂量，即药剂的用药量，一般是指单味药的成人内服一日用量。也有指在方剂中药与药之间的比较分量，即相对剂量。

【单位换算】中药的计量单位，历代相异，古今有别。明清以来，普遍采用 16 位进制，即 1 斤 =16 两 =160 钱。现今我国对中药生药计量采用公制，即 1kg=1000g。为了方便处方和配药，特别是古方剂量的换算，通常按规定以近似值进行换算，即 1 两（16 位制）=30g，1 钱 =3g，1 分 =0.3g，1 厘 =0.03g。

单味中药的成人每日内服常用剂量，除峻烈药、毒性药和某些精制品外，一般干品药为 3～9g，部分为 15～30g。书中各单味药所标用量即此。

【确定依据】药剂量的确定依据，主要有四个方面：

1. 依据药物的性质与性能确定 从饮片质量角度说，质优力强者，用量宜小些；质次力不足者，用量可大些。从饮片质地角度说，花叶类质轻之品用量宜轻，金石、贝壳类质重之品用量宜重；干品用量宜轻，鲜品用量宜重。从药物气味角度说，气味平淡作用缓和的药，用量宜重；气味浓厚作用峻猛的药，用量宜轻。从药物有毒无毒角度说，有毒药，**应严格控制剂量**，不得超出安全范围；无毒药，剂量变化幅度较大，可适当增加用量。

2. 依据药物的使用方法确定 主要有三个方面：从方药配伍角度说，单味应用时剂量宜大，复方应用时剂量宜小；在方中作主药时用量宜稍大，而作辅药时则用量宜小些。从药物剂型角度说，入汤剂时用量宜大；入丸散剂时用量宜小。从使用目的角度说，某些药因用量不同可出现不同作用，故可据不同使用目的增减用量。如以槟榔行气消积用 6～15g 即可，而驱绦虫则需用 60～120g。

3. 参考患者情况确定 主要有六个方面：按体质说，在以祛邪为主时，体强者用量宜重，体弱者用量宜轻。以补虚为主时，脾胃强健者，用量宜稍大；脾胃虚弱者，用量宜轻小。按年龄角度说，小儿发育未全，老人气血渐衰，对药物耐受力均较弱，故用量宜减小；而青壮年气血旺盛，对药物耐受力较强，故用量宜大些。5 岁以下的小儿通常用成人量的 1 / 4，5 岁以上可按成人量减半用。按性别角度说，一般说男女用量差别不大，但在妇女月经期、妊娠期，投用活血化瘀药则宜减量。按病程说，新病正气损伤较轻，用量可稍重；久病正气损伤较重，用量宜轻些。按病势说，病急病重者用量宜重，病缓病轻者用量宜轻。按生活习惯与职业说，如以辛热药疗疾，平时不喜食辛辣热物或常处高温下作业的人用量宜轻，反之则用量宜重。

4. 因时、因地制宜 即依据气候的冷暖和地域的干燥或潮湿增减用量等。

【量效关系】 药物的使用剂量常影响其效能与治疗效果，概之主要有三：

1.量效成正比 一般说，药物的作用随其使用**剂量**的增加而增强。**量大则力强**，量小则力弱。如人参，**大剂量用能大补元气**，治气虚欲脱；而常量或小剂量使用则补脾肺之气，治一般的体虚气弱。大黄，大量用能峻泻，治热结便秘之重症；而小剂量用则缓泻，治热结便秘之轻症。黄连，大剂量用能清热燥湿、泻火解毒，治湿热火毒诸证；而小剂量（3g以下）用则清热燥湿兼健胃，治脾胃虚弱兼湿热或郁火者。

2.量变效亦变 在常用中药中，部分药物的作用随使用剂量的增减而发生变化。如生白术，常量使用能健脾益气、燥湿利水，治脾虚夹湿之溏泄；而大量使用则健脾益气、缓通大便，治脾虚气弱之虚秘。

3.超量可生毒 如前所说，中药的用量是否适当，是确定其有毒无毒的关键，未超出人体对其的最大承受量即为无毒，超过则为有毒。如苦杏仁有小毒，主要是因其所含的苦杏仁苷，在苦杏仁酶的作用下能分解出氢氰酸所致。从理论计算，通常每1g生苦杏仁约可产生2.5mg氢氰酸，而氢氰酸为偏性非常突出的剧毒物质。在极微剂量时，就能轻度抑制呼吸中枢而显示止咳平喘的治疗作用；而在稍大剂量时，则对人产生伤害，致死量为0.05g。依此推算，成人对生苦杏仁的最大耐受量（一次量）是20g（约50个），若超过这个量，又是研末冲服，则有导致中毒的危险。由此可知，对生苦杏仁，若用量在10～20g之间，即为"无毒"；而超过20g，则为"有毒"。

中医白话解读本丛书

第四节　用　法

【歌诀】用法保效，合理为要，剂型途径，煎煮服药。

【给药途径】给药途径对药物的疗效影响极大。这是因为不同的机体组织，对药物的吸收、分布、生物转化、排泄及敏感度的差异所致。同一方药，常因给药途径的不同，显示出不同的作用强度。有的甚至须以某种特定途径给药，才能发挥某种作用。

中药传统的给药途径，除口服和皮肤给药两种主要途径外，还有呼吸道吸入给药、黏膜（包括舌下）给药、直肠给药、母乳给药等。20世纪30年代后，又逐步增添了皮下注射、肌内注射、穴位注射、静脉注射、动脉注射及羊膜腔内注射等。每种给药途径均有各自的特点，临床选择时，除考虑各自特点外，还需注意病证与药物对给药途径的选择。而病证与药物对给药途径的选择，则是通过剂型的选择来体现的。

【应用剂型】无论从什么途径给药，都需将药物加工成便于应用的剂型。传统中药剂型中，有主供口服的汤剂、丸剂、散剂、酒剂、滋膏剂、露剂；供皮肤和黏膜使用的软膏剂、硬膏剂、散剂、丹剂、涂搽剂、浸洗剂、熏剂；供体腔等使用的栓剂、药条、钉剂等。20世纪30年代又研制出了中药注射剂，以后又发明了胶囊剂、微囊剂、颗粒剂、气雾剂、膜剂、泡腾剂等。

【煎煮方法】汤剂是中药的最常用剂型，其疗效的保证又取决于正确的煎煮制取。需做到：

1. 选对煎药器具　选用砂锅、砂罐、砂壶等陶瓷器皿最佳。

因其化学性质稳定，不易与药物成分发生化学反应，且导热均匀，保暖性好。也可用化学性质稳定、耐高温的玻璃烧杯等。忌用铁、铜、铝等金属器具，因金属元素易与药液中的药物成分发生化学反应，轻则降低疗效，重则引发毒副反应。

2. 择用煎药用水　煎煮中药的溶媒主要是水。要选择洁净清澈、无色、无异味、不含杂质的生活饮用水。禁用受污染或反复煮沸的水。

3. 准确水的用量　按理论推算，加水量应为饮片吸水量、煎煮过程中蒸发量及煎煮后所得药液量的总和。虽然实际操作时加水很难做到十分精确，但至少应根据饮片质地疏密、吸水性能及煎煮时间长短确定加水多少。一般用水量为将饮片适当加压后，液面淹没过饮片约 2cm 为宜。质地坚硬、黏稠，或需久煎的药物加水量可比一般药物略多；质地疏松，或有效成分容易挥发，煎煮时间较短的药物，加水至液面淹没药物即可。

4. 煎前最好浸泡　将中药饮片于煎前浸泡，既有利于有效成分的充分溶出，又可缩短煎煮时间，避免因煎煮时间过长而使部分有效成分耗损或破坏过多。多数药物宜用常温水浸泡，一般浸泡 20～40 分钟，以种子、果实为主的药物可浸泡 1 小时。冬天可适当延长，夏日气温高，浸泡时间不宜过长，以防腐败变质。

5. 煎煮火候及时间适宜　适宜的火候与煎煮时间，有利于药效成分的溶出，一般宜先武火后文火，即未沸前用大火，沸后用小火保持微沸状态，以免药汁溢出或过快熬干。解表药及其他芳香性药物，宜先用武火煮沸，再用文火维持 10～15 分钟即可。有效成分不易煎出的矿物、骨角、贝壳、甲壳类药及补虚药，则宜文火久煎，以便有效成分充分溶出。

6. 煎药次数合理　一般说，一剂药煎三次，最少应二次。

因为煎药时，药物有效成分首先会溶解在进入药材组织的水液中，而后再扩散到饮片外部的水液中。待饮片内外溶液的浓度达到平衡时，因渗透压平衡，有效成分就不再溶出。这时，只有将药液滤出，重新加水煎煮，有效成分才能继续溶出。为充分利用药材，一剂药最好煎二至三次为佳。

7. 立即滤出并榨渣取汁　汤剂煎成后，应立即滤出药液，并榨渣取汁。因为多数饮片加水煎煮后都会吸附一定药液，煎煮好的药液如不立即滤出，已溶于药液中的有效成分可能会随药液温度的降低被药渣（煮过的饮片）再吸附，如不及时滤出和榨渣取汁，会造成有效成分的损失。尤其是一些遇高热有效成分易损失或破坏而不宜久煎或煎二次的药物，更应如此。

8. 药液的煎出量　中药的汤液包括真溶液、胶体溶液、混悬液等。在相同气压、温度等条件下，其所含成分与其总量成正比，也就是说，药液煎出物的多少随着药液量的多少而增减。若煎出的汤液总量过多，虽提高药物成分的煎出率，但却不便服用；若煎出的药液总量过少，虽方便了服用，但却降低了药物成分的煎出率。故药物煎出的汤液既不宜过多，也不宜过少，而过少比过多的弊病更多，过少则降低药物成分的煎出率。现今一般认为，成人服用，每次以250～300mL为宜，一剂若煎二次，总量即500～600mL，煎三次总量即750～900mL。儿童酌减。在使用汤剂时，片面强调服用方便，而导致煎出量过少的做法必须纠正。此外，宜将取得的药液合对后，再分次服。

9. 细究入药方法　多数饮片可以同时入煎，少数饮片因其性质、性能及临床用途不同，需作特殊处理。

【**特殊处理**】煎药时需特殊处理的共有七类。

1. 先煎　即延长煎煮时间10～15分钟。包括有效成分不易煎出的矿物、贝壳类饮片，如磁石、牡蛎等；须久煎去毒的饮片，如附子、川乌有毒，均应先煎；治疗特殊需要的，如大黄久煎泻下力缓，欲减其泻下力则应先煎。

2. 后下　即缩短煎煮时间。包括有效成分因煎煮易挥散或破坏而不耐久煎的饮片，如薄荷、白豆蔻等入煎应后下，待药将煎成时再投入煎沸数分钟即可；大黄、番泻叶久煎则泻下力减缓，故欲泻下当后下或开水泡服。

3. 包煎　花粉、细小种子及细粉类饮片应包煎，因其易漂浮在水面，不利于煎煮，如蒲黄、葶苈子、滑石粉等；含淀粉、黏液质较多的药物应包煎，因其易粘锅糊化、焦化，如车前子等；绒毛类饮片应包煎，因其难于滤净，混入药液则刺激咽喉，如旋覆花等。

4. 另煎　少数价格昂贵的饮片须另煎，以免煎出有效成分被其他饮片吸附，如人参、西洋参等。此外，据临床治疗需要也可另煎。

5. 烊化　即溶化或熔化。胶类饮片药容易黏附于其他药渣及锅底，如此既浪费又易熬焦，故应先行烊化，再对入其他药汁内服，如阿胶、鹿角胶等。

6. 冲服　有些入水即化或原为汁液性的饮片药，宜用煎好的其他药液或开水冲服，如芒硝、竹沥水、蜂蜜等；有些不但价格昂贵，而且其成分难溶于水或易被破坏的饮片药，宜研粉冲服，如牛黄、羚羊角、琥珀等。

7. 煎汤代水　有的饮片如灶心土等，须先将其另煎 15 分钟，静置沉淀，取上清液，再对入待煎的汤剂中，与其他中药饮片同煎。

【服药方法】口服，是中医临床主要给药方法。口服给药的效果既受剂型等因素影响，又受服药时间、次数及冷热等影响。

1. 服药时间　适时服药也是保证药效的重要方面。具体服

中医白话解读本丛书

药时间应据肠胃状况、病情需要及药物特性来确定。一是空腹服。清晨胃及十二指肠均无食物，此时服药，可避免药食相混，能使药物迅速进入肠中而充分发挥药效，如峻下逐水药、攻积导滞药、驱虫药等均宜空腹服。二是饭前服。饭前胃腑空虚，有利于药物迅速进入小肠而被消化吸收。一般说，多数中药特别是补虚药宜在饭前服。三是饭后服。饭后胃中存有较多食物，可减少药物对胃的刺激，如消食健胃药或对胃肠有刺激的药均宜饭后服。四是睡前服。为了顺应人体生理节律而充分发挥药效，有些药宜睡前服。如安神药用于安眠时宜在睡前 30 分钟至 1 小时服，以便安眠；涩精止遗药宜在临睡服，以便治疗梦遗滑精；缓下剂宜在睡前服，以便翌日清晨排便。五是定时服。有些病定时而发，只有在发病前某时服才能见效。如截疟药应在疟发前 2 小时服，否则无效。六是不拘时服。病情急险，则当不拘时服，以力挽狂澜，救治危急。

2. 服药次数 一般疾病多采用每日一剂，每剂分二服或三服。病情急重者，可每隔四小时左右服药一次，昼夜不停，使药力持续，顿挫病势；病情缓轻者，亦可间日服或煎汤代茶饮，以图缓治。应用发汗药、泻下药时，如药力较强，一般以得汗得下为度，不必尽剂，以免汗下太过，损伤正气。呕吐患者宜小量频服，以免因量大再致吐。

3. 药液冷热 一般汤药多宜温服。如治寒证用热药，宜热服；特别是以辛温发表药治风寒表实证，不仅宜热服，服后还需温覆取汗。至于热病用寒药，如热在胃肠，患者欲饮冷者可凉服；如热在其他脏腑，患者不欲饮冷者仍以温服为宜。此外，用从治法时，也有热药凉服，或凉药热服者。

对于丸散等固体药剂，除特别规定外，一般宜用温开水送服。

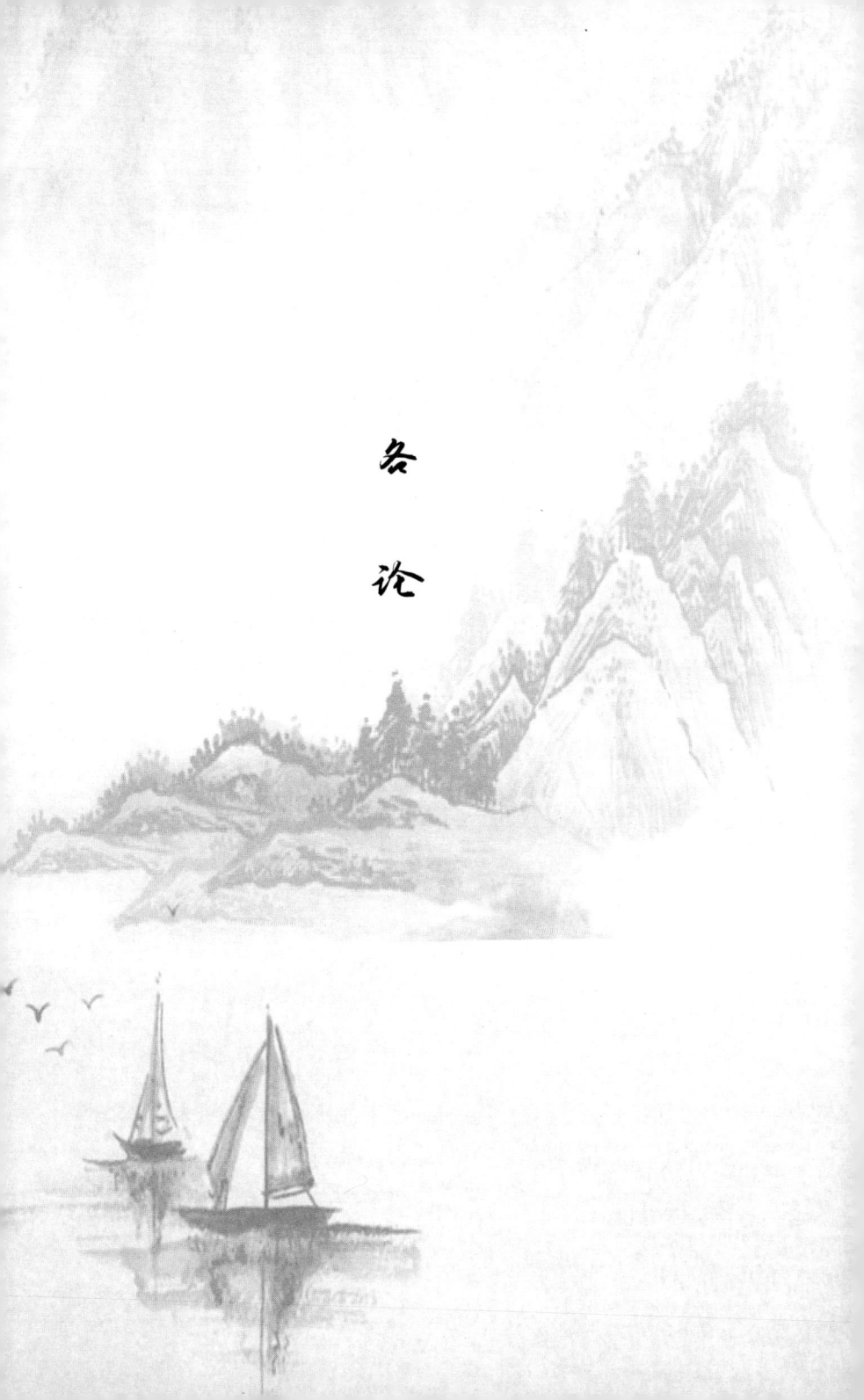

各论

第一章

解表药

凡以发散表邪、解除表证为主要功效的药物，称为解表药。

本类药大多辛味发散，归肺与膀胱经，疏泄腠理、开发毛窍而发汗解表。主能发汗解表，或发表散寒，或疏散风热。兼能散寒或清热、宣肺平喘、利水、透疹、升阳。主治风寒表实证、风寒表虚证、风热表证、表证夹湿、暑湿表证及体虚外感证等，兼治风湿痹证、肺气不宣的咳喘、麻疹透发不畅、阳气下陷等。

本类药常分两类，其中发散风寒药，味多辛，少数兼苦或甘，性多温或微温，主能发散风寒，发汗力强，兼除湿。主治风寒表证、气虚外感、阳虚外感，兼治风寒湿痹、咳喘、水肿兼表证等。发散风热药味多辛，少数甘，性多寒凉，主能疏散风热，发汗力虽较缓和，但长于透解表热，兼升阳，主治风热表证、阴虚外感，兼治风热咳嗽、麻疹不透、目赤多泪等。

本类药多为辛香发散之品，入汤剂不宜久煎，一般以香气大发时饮之为佳。即煮沸 5～10 分钟即得，以免有效成分挥发过多而降低疗效；不可大量用发汗力较强的解表药，以免发散太过，耗气、伤津、伤阳，以遍身漐漐微似有汗者为佳；体虚多汗、疮疡日久及大出血患者，要慎用发汗力较强的解表药；因时因地增减用量，夏季腠理疏松用量宜轻，冬季腠理致密用量宜重，北方严寒地区用量宜重，南方炎热地区用量宜轻；汗出过多，见四肢厥冷、脉微欲绝者为亡阳，急以回阳救逆治之；见

中医白话解读本丛书

口干舌燥、心烦不宁者为亡阴，急以滋阴敛阴为治。

第一节　发散风寒药

麻　黄

【歌诀】麻黄辛温，发汗力强，平喘利水，虚证勿尝。

【来源】源于麻黄科植物草麻黄 *Ephedra sinica* Stapf 及中麻黄 *Ephedra intermedia* Schrenk et C. A. Mey. 等的干燥草质茎。

【药性】辛、微苦，温。归肺、膀胱经。

【性能特点】辛散温通，微苦略降，入肺与膀胱经，善开宣肺气而发汗解表、平喘，通调水道下输膀胱而利水消肿，温通散寒而通痹、散结。发散力强，平喘力好。治风寒表实无汗，兼咳喘者最宜。治肺气不宣之喘咳，风寒、寒痰者径用，风热、痰热者当配辛凉发散或清泄化痰之品。并善治风水水肿及痹痛与阴疽。

【功效应用】发汗解表，宣肺平喘，利水消肿。治风寒表实无汗，常配桂枝、苦杏仁等。治肺气不宣的喘咳，属风寒袭肺者，常配苦杏仁、甘草等；属寒饮客肺者，常配细辛、干姜、法半夏等；属邪热客肺者，常配生石膏、苦杏仁、甘草。治风水水肿（水肿兼表证），常配白术、苍术等。治风寒湿痹，常配防风、羌活、独活等。治阴疽，常配熟地黄、鹿角胶、白芥子等。

本品内服 1.5 ～ 10g，煎汤，或入丸散。解表宜生用，平喘宜蜜炙用或生用。因其发汗升压，故表虚自汗、阴虚盗汗及肾虚咳喘者忌服，高血压及失眠患者慎服。

桂 枝

【歌诀】桂枝辛甘，解肌功良，温经通脉，化气助阳。

【来源】樟科植物肉桂 *Cinnamomum cassia* Presl 的干燥嫩枝。

【药性】辛、甘，温。归心、肺、膀胱经。

【性能特点】辛散温通，甘温助阳。温通流畅，温助一身之阳气，流畅一身之血脉。入肺与膀胱经，善散风寒而解在表之风寒或风邪；入心经与血分，善温通助阳、散寒邪、通血脉、畅胸阳、温化水湿、止疼痛。发汗不及麻黄，长于助阳与流畅血脉。既走表，又走里，凡风寒表证无论虚实皆宜，凡寒证无论虚实或外寒直中或阳虚内生皆可。既入气分又入血分，血瘀有寒与阳虚水停用之为宜。

【功效应用】助阳发表，散寒止痛，温通胸阳，温通血脉，温化水湿。治风寒表证，属表实无汗者，常配麻黄、苦杏仁等；属表虚有汗者，常配等量白芍、生姜等。治风寒湿痹，可配羌活、独活、防风、威灵仙等。治脘腹冷痛，属外寒直中者，轻者单用，重者配高良姜、干姜等；属中焦虚寒者，常配白芍（倍桂枝）、饴糖等。治心阳痹阻之胸痹，常配薤白、瓜蒌、丹参、川芎等。治心动悸、脉结代，属气血虚者，常配人参、生地黄、炙甘草等；属气阳虚者，常配刺五加、炙甘草、黄芪等。治妇女经寒血滞诸证，属月经不调者，常配当归、川芎、香附等；属痛经经闭者，常配当归、红花、桃仁等；属癥瘕积聚者，常配丹参、土鳖虫、莪术等。治阳虚水肿、小便不利，常配茯苓、猪苓、白术等。治痰饮眩晕、心悸（水气凌心），常配茯苓、泽泻等。

本品内服 3～10g，煎汤或入丸散。外用适量，研末调敷或煎汤熏洗。因其辛温助热，易伤阴动血，故温热病、阴虚阳盛、血热妄行者忌服，风寒表证兼出血、孕妇及月经过多者慎服。

紫 苏

【歌诀】 紫苏辛温，风寒宜服，行气宽中，解鱼蟹毒。

【来源】 唇形科植物紫苏 *Perilla frutescens*（L.）Britt. 的干燥茎、叶。常用又名紫苏叶、紫苏梗。

【药性】 辛，温。归肺、脾经。

【性能特点】 辛温行散。入肺经，散风寒而发表；入脾经，理气而宽中、安胎，兼解鱼蟹毒。发汗不如麻黄、桂枝，长于理气、安胎、解毒。风寒感冒兼气滞，以及气滞胎动不安者用之最宜。亦作食品。

【功效应用】 发表散寒，理气宽中，安胎，解鱼蟹毒。治风寒表证，常用紫苏叶，并配荆芥、防风等。治表证兼气滞，常配陈皮、生香附等。治脾胃气滞，常用紫苏梗，并配香附、陈皮等。治气滞胎不安，常配陈皮、砂仁等。治食鱼蟹中毒，常大剂量单用，或再配生姜水煎频服。

本品内服 5～10g，入汤剂不宜久煎，或入丸散。紫苏叶长于发表散寒，紫苏梗长于理气宽中、安胎。因其辛温耗气，故气虚和表虚者慎服。

荆 芥

【歌诀】 荆芥辛温，发表散风，炒炭止血，解痉有功。

【来源】 唇形科植物荆芥 *Schizonepeta tenuifolia* Briq. 的干燥地上部分。花穗名荆芥穗。

【药性】 辛，微温。归肺、肝经。

【性能特点】 生用辛微温发散，入肺肝经。既善散肌表与血分风邪而解表、透疹、止痒、疗疮，又兼散息内风而止痉。力平和，散风发表通用，风寒、风热皆宜。炒炭微温涩敛，入肝经血分，收敛止血，治崩漏功良。

【功效应用】生用：散风发表，透疹止痒，止痉；炒炭：止血。治风寒表证，常配防风、羌活等。治风热表证，常配金银花、连翘、菊花等。治头风头痛，属风寒者，常配白芷、川芎、防风等；属风热者，常配菊花、川芎、蔓荆子等。治麻疹不透（初期），常配蝉蜕、牛蒡子等。治风疹瘙痒，常用荆芥穗，并配防风、地肤子、蝉蜕等。治疮疡初起，常配蒲公英、金银花、连翘等。治产后发痉，古人单用，今常配蝉蜕、防风等。治崩漏下血，常配贯众炭、海螵蛸、三七等。

本品内服 3～10g，入汤剂不宜久煎，或入丸散。荆芥穗发汗力强。无汗生用，有汗炒用，止血炒炭。因其生用辛散微温，发汗力较强，故体虚多汗者慎服。

防 风

【歌诀】防风甘温，治风通用，目眩头疼，关节痹痛。

【来源】伞形科植物防风 *Saposhnikovia divaricata*（Turcz.）Schischk. 的干燥根。

【药性】甘、辛，微温。归膀胱、肝、脾经。

【性能特点】辛微温发散，甘缓不峻，生用炒炭性能有别。生用辛散甘缓，微温力缓，入膀胱脾经，散外风、胜湿邪而发表止痛；入肝经，祛内风而止痉。治风通用，散外风、息内风皆宜，风寒、风热及表证夹湿皆可，风寒湿三邪客体最宜。炒炭，涩多散少，敛兼升散，入脾肝经而长于止血、止泻，治崩漏下血及泄泻宜用。

【功效应用】散风胜湿，发表止痛，止痉，止泻，止血。治风寒表证，常配荆芥、羌活等。治风热表证，常配金银花、连翘、菊花等。治表证夹湿,常配羌活、独活、秦艽等。治头风头痛,属风寒者,常配川芎、荆芥穗、白芷等;属风热者,常配川芎、菊花、蔓荆子等。治风寒湿痹,常配羌活、威灵仙、桂枝等。治破伤风,常配全蝎、蜈蚣、蝉蜕、天南星等。治小儿惊风,属脾虚慢惊者,常配天麻、党参、茯苓等;属肝热急惊者,常配牛黄、蝉蜕、僵蚕等。治肝旺脾虚痛泻,常配白术、陈皮、白芍等。治肠风便血,常配地榆炭、白术炭、黄芩炭、炒枳壳等。治崩漏,常炒炭配贯众炭、荆芥炭、海螵蛸等。此外,治慢性砷(As)中毒,单用或配绿豆、红糖、甘草等水煎服。

本品内服 3 ~ 10g,入煎剂、酒剂或丸散。散风胜湿、发表、止痉宜生用,止血止泻宜炒炭。因其虽甘缓不峻但发散,有伤阴血助火之虞,故血虚发痉及阴虚火旺者慎服。

羌 活

【歌诀】羌活辛温,胜湿祛风,散寒发表,通痹止疼。

【来源】伞形科植物羌活 *Notopterygium incisum* Ting ex H. T. Chang 等的干燥根茎及根。

【药性】辛、苦,温。归膀胱、肾经。

【性能特点】辛散苦燥,温通升散,气雄而烈,主入膀胱经,兼入肾经。主表、主上,散在表之游风及寒湿而通利关节止痛,力较强,善治太阳经(后脑)头痛及颈项痛,特别是肩背肢节疼痛。羌活,始于汉代与独活混用,唐《药性本草》始将二者分列。

【功效应用】祛风胜湿,发表止痛。治风寒感冒,常配荆芥、紫苏叶等。治表证夹湿,属风寒夹湿者,常配独活、防风、紫苏叶等;属风热夹湿者,常配独活、金银花、连翘等。治风寒湿痹，属上半身者，常配防风、姜黄等；属全身者，常配防风、苍术、独活等。治头风头痛，属风寒者，常配防风、白芷、川芎等；属风热者，常配川芎、菊花、蔓荆子等。此外，取其祛风之功，又治风火上攻之目赤肿痛、多眵流泪、羞明，常配防风、谷精草、薄荷、木贼等。

本品内服 3～10g，入汤剂或入丸散；外用适量，煎汤外洗或研末调涂。因其辛温燥烈，故血虚、阴虚及气虚多汗者均应慎服。

藁　本

【歌诀】藁本辛温，颠顶头疼，皮肤风湿，腹中寒凝。

【来源】伞形科植物藁本 *Ligusticum sinense* Oliv. 等的干燥根茎及根。

【药性】辛，温。归膀胱经。

【性能特点】辛温发散，气雄而烈，直上颠顶，入膀胱经，温散风寒湿、通利关节而止痛。功似羌活，主入膀胱经，升散发表（或曰散风寒湿），善治颠顶头痛，兼治寒湿腹痛、腹泻。外用尚能祛风湿止痒。

【功效应用】祛风胜湿，发表止痛。治风寒感冒，常配荆芥、紫苏叶等。治表证夹湿，属风寒夹湿者，常配羌活、防风、紫苏叶等；属风热夹湿者，常配防风、金银花、连翘等。治风寒湿痹，常配羌活、威灵仙、徐长卿等。治头风头痛，兼寒者，常配川芎、白芷、防风等；兼热者，常配川芎、菊花、蔓荆子等。治寒湿腹痛、腹泻，常配苍术、木香、乌药等；治寒疝疼痛，常配小茴香、乌药、延胡索等。治疥癣及风湿疹痒，单用或配地肤子、蛇床子等。

本品内服 3～10g，入汤剂或入丸散；外用适量，煎汤外洗

或研末调涂。因其辛温燥烈，故血虚、阴虚及气虚多汗者均应
慎服。

白　芷

【歌诀】白芷辛温，散湿祛风，止头面痛，排疮疡脓。

【来源】伞形科植物白芷 Angelica dahurica（Fisch. ex Hoffm.）
Benth. et Hook. f. 等的干燥根。

【药性】辛，温。芳香。归胃、大肠、肺经。

【性能特点】辛散温燥，芳香开窍，主入阳明（胃、大肠）
经，兼入少阴（肺）经。既善散风寒、除湿邪、通鼻与关节之
窍；又善止痛、发表、止带，还能消散肿块、促进脓汁的排出。
药力较强，风寒、风寒夹湿、寒湿所致病证皆宜，尤善治眉棱
骨痛、阳明头痛、鼻渊头痛。治疮肿，初期兼表，既活血消散
疮肿，又解表；中期脓未成可消、脓成未溃可溃，已溃脓多促
排；后期脓尽生肌，宜渐减去。

【功效应用】散风祛寒发表，通窍止痛，燥湿止带，消肿排
脓。治风寒感冒之头痛鼻塞、流清涕，常配紫苏、辛夷等。治
表证夹湿，常配羌活、独活、秦艽等。治眉棱骨痛，常配荆芥
穗、川芎、菊花等。治头风头痛，属风寒者，常配防风、荆芥
穗等；属风热者，常配蔓荆子、薄荷等。治牙痛，属风冷者，
常配细辛等；属风火者，常配生石膏等；属寒热交错者，常配
细辛、生石膏等。治鼻渊鼻塞，属风寒者，常配辛夷、炒苍耳
子、细辛等；属风热者，常配辛夷、炒苍耳子、黄芩等。治风
寒湿痹，常配防风、羌活、独活、威灵仙等。治风湿瘙痒，常
配炒苍耳子、防风、蛇床子等。治寒湿带下清稀，常配苍术、
白术、茯苓、薏苡仁等。治乳痈，常配蒲公英、瓜蒌、金银花、
赤芍等。治痈脓疮毒，初起未脓者，常配金银花、连翘、金银

花等；脓成未溃者，常配天花粉、蒲公英、黄芩等；脓多不畅者，常配皂刺、黄芪、当归等。治寒湿腹痛，常配高良姜、木香、砂仁等。治经寒痛经，常配川芎、当归、小茴香等。用于美容，常配辛夷、玫瑰花、甘松等制成香囊佩戴；或研细末，再配珍珠粉、白及粉等，油脂调敷，亦可制成面膜。

本品内服 3 ～ 10g，煎汤，或入丸散。外用适量，研末敷。因其辛香温燥，故阴虚火旺、疮疡脓净者慎服。

辛 夷

【歌诀】辛夷辛温，疏风散寒，开窍止痛，善治鼻渊。

【来源】木兰科植物望春花 *Magnolia biondii* Pamp. 等的干燥花蕾。

【药性】辛，温。芳香。归肺、胃经。

【性能特点】质轻升浮，辛散温通，芳香开窍，入肺胃经。既散风寒而解表，又通鼻窍而止痛。通窍力强，解表力弱，表证有鼻塞不通或鼻渊鼻塞头痛者每用，风寒感冒兼头痛鼻塞者最宜。

【功效应用】散风寒，通鼻窍，止疼痛。治感冒头痛鼻塞，属风寒者，常配白芷、紫苏、荆芥穗等；属风热者，常配金银花、连翘、黄芩等。治鼻渊头痛鼻塞，属风寒者，常配白芷、紫苏、鹅不食草等；属风热者，常配鱼腥草、黄芩、芦根等。

本品内服 3 ～ 10g，入汤剂宜布包煎，或入丸散。外用适量，研末塞鼻或水浸蒸馏滴鼻。因其辛香燥散，故阴虚火旺者慎服。

苍耳子

【歌诀】苍耳子温，鼻渊头痛，风湿疹痒，痹痛麻风。

中医白话解读本丛书

【来源】菊科植物苍耳 *Xanthium sibiricum* Patr. 的干燥成熟带总苞的果实。

【药性】甘、苦、辛，温。有小毒。归肺、肝、脾经。

【性能特点】辛散苦燥温通，甘缓不峻，有小毒，力较强。入肺经，散风寒、通鼻窍；入肝脾经，祛风湿而除痹、止痒。上通脑顶，下行足膝，外达皮肤，内走脏腑。最善治外感或鼻渊流涕、风湿瘙痒。有小毒不宜过量或持久服用。

【功效应用】散风寒，通鼻窍，祛湿止痒。治鼻渊头痛鼻塞，属风寒者，常配白芷、细辛、辛夷等；属风热者，常配白芷、黄芩、连翘等。治表证头痛鼻塞，属风寒者，常配紫苏、荆芥穗、防风等；属风热者，常配金银花、连翘、芦根等。治风湿疹痒，常配土茯苓、地肤子、白鲜皮等。治风湿痹痛，常配羌活、独活、海风藤等。治麻风，可配苦参、大风子等。

本品内服 3～10g，煎汤，或入丸散。因其辛温有毒，故血虚头痛不宜服。过量易致中毒，引起呕吐、腹痛、腹泻等，故不宜过量或长期服用。中毒轻者，可用甘草绿豆汤解之，重者送医院抢救。

生 姜

【歌诀】生姜辛温，发表散寒，止呕开胃，痰咳可安。

【来源】姜科植物姜 *Zingiber officinale* Rosc. 的当年新鲜根茎。

【药性】辛，微温。归肺、脾、胃经。

【性能特点】辛微温而发散，入肺经，发表散寒、止咳；入脾胃经，温中、祛湿而止呕、开胃、调味、解药毒。药食兼用，走而不守，既散表寒，又散里寒。散风寒解表力缓，风寒感冒轻证多用。善温中止呕，有呕家圣药之美誉，胃寒呕吐者最宜。

【功效应用】发汗解表，温中止呕，除湿开胃，温肺止咳，解半夏、南星毒。治风寒感冒轻证，单用或配紫苏叶等。治呕吐，属胃寒者，常配半夏、陈皮等；属风寒者，常配陈皮、紫苏叶等；属气滞者，常配紫苏梗、沉香等；属胃热者，常配竹茹、黄连等；属胃虚者，常配太子参、清半夏等。治湿浊中阻之痞满呕吐，常配陈皮、半夏、茯苓等。治风寒咳嗽，常配杏仁、紫苏等。治虚劳咳嗽，鲜品取汁，配人乳汁、白萝卜汁、蜂蜜等。误食生半夏或生天南星中毒，单用口嚼或煎汤服。调味，烹调常用之品，常配葱等。此外，生姜配大枣，若再与桂枝、白芍、炙甘草同用，则能调和营卫，治风寒表虚证；若与补虚药同用，则能健脾开胃，增强补药的补力。

本品内服 3 ～ 10g，煎汤，或捣汁冲服，或入丸散。外用适量，捣敷，擦患处，或炒热熨。因其辛温，故阴虚劳嗽、疮疡红肿者慎服。

葱　白

【歌诀】葱白辛温，发表通阳，活血解毒，调味最良。

【来源】百合科植物葱 *Allium fistulosum* L. 近根部的鳞茎。

【药性】辛，温。归肺、胃经。

【性能特点】辛散温通走窜，入肺胃经。既散肌表寒邪而发汗解表，又温散胸中寒邪而通阳。外用能消肿散结。透达表里，温通阳气，药食兼用，内服外用皆宜。发汗力弱，感冒轻证每用。

【功效应用】发汗解表，散寒通阳，消肿散结。治风寒感冒轻证，单用或配胡荽、荆芥穗、紫苏叶等。治格阳证、戴阳证，常配附子、干姜等。治疮肿，单用捣敷或配他药。

本品内服 3 ～ 10g，煎汤或生食。外用适量，捣敷。因其辛温发汗，故表虚多汗者慎服。

胡荽

【歌诀】胡荽辛温，透疹发表，气味芳香，熏洗最好。

【来源】伞形科植物胡荽 *Coriandrum sativum* L. 的干燥或新鲜全草。

【药性】辛，温。芳香。归肺、胃经。

【性能特点】辛香温散。入肺经，散风寒而发汗、透疹；入胃经，消食下气、调味。力较缓，风寒感冒轻证及麻疹初起未透者宜用。药食兼用，内服外用即可。

【功效应用】发表透疹。治风寒感冒轻证，单用或配葱白、荆芥穗等。治麻疹初起透发不畅，单用煎汤熏洗、蘸擦，或内服。此外，能消食下气开胃，用于烹调、调味。

本品内服 3～6g，煎汤。外用适量，局部熏洗或蘸擦。因其辛温发散，故麻疹已透，或虽未透而属热毒内壅者忌服。

西河柳

【歌诀】柽柳辛甘，开发升散，透疹解毒，洗服疹安。

【来源】柽柳科植物柽柳 *Tamarix chinensis* Lour. 的干燥嫩枝叶。又名观音柳。

【药性】辛、甘，微温。归肺、胃、心、肝经。

【性能特点】辛甘微温，开发升散，入肺胃心肝经，既散风、发表，又透疹、解毒。善透发麻疹，麻疹初起、透发不畅最宜。

【功效应用】散风发表，透疹解毒。治风寒感冒，单用或配紫苏叶、荆芥穗等。治风湿痹痛，常配羌活、防风、秦艽、薏苡仁等。治麻疹初起不透，单用煎汤外洗，或配蝉蜕等内服。

本品内服 3～10g，煎汤。外用适量，煎汤擦洗。因其辛温发散，用量过大能令人心烦，故内服不宜过量，麻疹已透即停。

香 薷

【歌诀】香薷微温，化湿和中，发汗解表，利水退肿。

【来源】唇形科植物石香薷 *Mosla chinensis* Maxim. 等的干燥地上部分。

【药性】辛，微温。芳香。归肺、胃、脾经。

【性能特点】辛微温发散，芳香化湿。入肺经，既发汗而解表，又宣肺、通调水道而利水；入脾胃经，化湿而和中。发汗不伤阳，化湿不伤阴。外能发汗解表，内能化湿和中，夏日多用，故又称"夏月麻黄"。可代替麻黄以发表宣肺利水而消肿。

【功效应用】发汗解表，化湿和中，利水消肿。治阴寒闭暑，轻证者，单用开水泡服；重证者，常配厚朴、白扁豆等，如香薷散；化热者，常配黄连、厚朴、白扁豆等。治寒湿霍乱吐泻，常配生姜、木香、厚朴等。治水肿，兼表证者，常配茯苓、猪苓、车前子等；不兼表证者，常配白术等。治脚气浮肿，常配苍术、防己、土茯苓、牛膝等。

本品内服 3～10g。煎汤或入丸散。发汗解暑宜水煎凉服，利水退肿须浓煎或为丸服。服用本品易引发呕吐，预防的方法有三：将药液放凉后服；将药液浓缩制成丸服；煎药时加降逆止呕之品。因其发汗力较强，故表虚有汗者忌服。

第二节　疏散风热药

薄　荷

【歌诀】薄荷辛凉，宣散风热，透疹辟秽，解郁莫缺。

【来源】唇形科植物薄荷 *Mentha haplocalyx* Briq. 的干燥或新鲜地上部分。

【药性】辛，凉。芳香。归肺、肝经。

【性能特点】辛疏散，香辟秽，凉能清。入肺肝经，既疏散风热而清利头目与咽喉、透疹，又疏肝解郁、辟秽。发汗力较强，尤善清利头目，风热袭表或上攻者最宜。

【功效应用】疏散风热，清利头目，利咽透疹，疏肝，辟秽。治风热表证，常配金银花、连翘、牛蒡子等。治温病初起，常配金银花、大青叶、板蓝根等。治头痛目赤，常配菊花、蔓荆子等。治咽喉肿痛，常配桔梗、黄芩、板蓝根等。治麻疹不透，常配蝉蜕、牛蒡子、柽柳等。治风疹瘙痒，常配荆芥穗、地肤子、防风等。治肝郁气滞，常配柴胡、香附、赤芍等。治暑热感冒，常配滑石与生甘草（6∶1）等。治暑湿泄泻，常配滑石、藿香、佩兰等。治口臭，单用或配决明子、佩兰等沸水泡后含漱。

本品内服 2～10g，煎汤，或入丸散；不宜久煎，入汤剂当后下，或沸水泡服。外用适量，鲜品捣敷。也可煎汤含漱。叶长于发汗，梗偏于疏理。因其发汗耗气，故体虚多汗者慎用。

牛蒡子

【歌诀】牛蒡子寒，利滑泄散，清热解毒，疹透痈痊。

【来源】菊科植物牛蒡 *Arctium lappa* L. 的干燥成熟果实。

【药性】辛、苦，寒。归肺、胃经。

【性能特点】辛散苦泄，寒清滑利，入肺胃经。既清散风热而解表、透疹，又宣肺祛痰而利咽、止咳；还滑利二便，导热（疹）毒排出而清解消疮肿。凡风热、热毒、肺热、痰热所致病证皆宜，兼二便不利者尤佳。

【功效应用】散风清热，宣肺祛痰，透疹解毒，利咽消肿。治风热表证，常配金银花、连翘、荆芥穗等。治温病初期（卫分），常配金银花、连翘等。治咳嗽，属风热者，常配桑叶、桔梗、菊花、芦根等；属肺热者，常配桑白皮、黄芩、生石膏等；属痰热者，常配桔梗、瓜蒌、浙贝母、竹茹等；属肺阴虚有热之咳嗽少痰者，常配南沙参、川贝母等。治麻疹，初期者常配荆芥穗、蝉蜕等；中期者常配金银花、大青叶等。治风疹瘙痒，常配荆芥穗、地肤子、蝉蜕等。治咽喉肿痛，常配桔梗、生甘草、赤芍、板蓝根等。治痈肿疮毒，常配金银花、连翘、紫花地丁。治乳痈肿痛，常配蒲公英、瓜蒌、漏芦、夏枯草等。

本品内服 3～10g，煎汤，或入散剂。入煎剂宜打碎。炒用寒性减。因其寒清滑利，故脾虚便溏者不宜服。

蝉　蜕

【歌诀】蝉蜕甘寒，风热适宜，疮疹音哑，惊痫夜啼。

【来源】蝉科昆虫黑蚱 *Cryptotympana pustulata* Fabricius 的若虫羽化时脱落的皮壳。

【药性】甘，寒。归肺、肝经。

【性能特点】甘寒质轻，清宣透散。入肺肝经，既疏散风热利咽疗哑、止痒透疹、明目退翳，又息内风而止痉抽。既散外来之风热，又息内生之肝风，凡风热、肝风所致病证皆宜。发汗不及薄荷，清热不及牛蒡子，长于息风止痉，且味不苦易服。

【功效应用】疏散风热，利咽疗哑，透疹止痒，明目退翳，祛风止痉。治风热表证（小儿最宜），常配金银花、牛蒡子等。治温病初起，常配金银花、连翘、荆芥穗等。治咽痛音哑（风热），常配胖大海、桔梗、生甘草等。治麻疹，属初期透发不畅者，常配薄荷、牛蒡子、芦根等；属中期热毒炽盛者，常配紫草、大青叶、连翘等。治风疹瘙痒，常配防风、荆芥穗、牛蒡子等。治目赤肿痛翳障，属风热者，常配谷精草、木贼、菊花等；属肝热者，常配夏枯草、青葙子、赤芍等。治肝热急惊，常配牛黄、天竺黄、龙胆等。治破伤风（轻症），常配全蝎、蜈蚣、天南星等。

本品内服 3～10g，煎汤，或研末冲，或入丸散。止痉宜大剂量用。因其有增强子宫收缩之虞，故孕妇慎服。

淡豆豉

【歌诀】豆豉辛凉，发汗最稳，善解表邪，又除烦闷。

【来源】豆科植物大豆 Glycine max（L.）Merr. 成熟种子的发酵加工品。

【药性】青蒿桑叶水制者：辛，凉。归肺、胃经。

【性能特点】辛凉宣散，入肺胃经。透散表邪而解表，宣散郁热而除烦，力平稳而不伤阴。

【功效应用】疏散表邪，宣散郁热除烦。治风热感冒，常配菊花、桑叶、连翘等。治热病初起或后期胸中烦闷，常配栀子等。

本品内服 10～15g，煎汤或入丸散。

大豆黄卷

【歌诀】豆卷甘平，水湿利分，清热透表，药力平稳。

【来源】豆科植物大豆 *Glycine max*（L.）Merr. 成熟种子发芽后晒干而成。

【药性】甘，平。归脾、胃、肺经。

【性能特点】甘渗利，平偏凉，芽生发，质轻浮，入脾胃肺经。既清热透表，又分利水湿，或兼通血脉，力平稳而不伤阴。

【功效应用】清热透表，分利水湿，兼通血脉。治暑湿外感，常配藿香、佩兰等。治湿温内蕴，常配滑石、通草等。治湿痹拘挛、骨节疼痛，可配薏苡仁、蚕沙、秦艽等。治水肿胀满，常配陈皮、大腹皮、冬瓜皮等。

本品内服 10～15g，煎汤或入丸散。

浮 萍

【歌诀】浮萍辛寒，解表发汗，利水退肿，透疹宣散。

【来源】浮萍科植物紫萍 *Spirodela polyrrhiza*（L.）Schleid. 的干燥全株。

【药性】辛，寒。归肺、膀胱经。

【性能特点】辛寒清泄，轻浮升散，善清宣肺气。入肺经，宣发肺气、开毛窍（开鬼门）而发汗解表、透疹止痒；入膀胱经，通调水道、洁净府而利水消肿。功似麻黄，但性寒而发汗利水力缓，长于透疹止痒，可替代麻黄以发表宣肺利水消肿。

【功效应用】发汗解表，透疹止痒，利水消肿。治风热感冒（无汗或有汗皆可），常配金银花、连翘等。治麻疹透发不畅，常配牛蒡子、蝉蜕等，煎服或洗擦。治风疹瘙痒（脱敏），常配荆芥穗、地肤子、防风等。治风水水肿或水肿兼表，常配茯苓、猪苓、泽泻等。

　　本品内服 3 ～ 10g，煎汤或入丸散。外用适量，煎水熏洗。因其发汗，故体虚多汗者慎服。

桑　叶

【歌诀】桑叶苦寒，疏风泄热，清肺平肝，明目凉血。

【来源】桑科植物桑 *Morus alba* L. 的干燥叶。

【药性】苦、甘，寒。归肺、肝经。

【性能特点】苦泄寒清，甘能益润，质轻疏扬。入肺经，轻扬清疏、清泄益润而疏散风热、清肺润燥；入肝经，清泄略兼益阴而平肝明目；入血分，清泄血分之热而凉血止血。主疏散、清泄，兼益润。生用质轻苦多甘少而疏散清泄力较强，秋末经霜后肃杀清泄之性可增，蜜制后苦甘相当而清润力较好。

【功效应用】疏散风热，润肺止咳，平肝明目，凉血止血。治风热感冒，常配菊花、荆芥穗、连翘等。治温病初起，常配菊花、金银花、连翘等。治肺燥干咳或痰少而黏，常配苦杏仁、川贝母、南沙参等。治阴虚咳痰带血，常配南沙参、川贝母、麦冬等。治目赤肿痛，属风热者，常配菊花、谷精草、木贼等；属肝火者，常配菊花、夏枯草、黄芩等。治肝阳上亢者，常配夏枯草、钩藤、生白芍、生牡蛎等。治肝肾亏虚目眼昏花，常配黑芝麻、枸杞子、楮实子等。治血热出血，属咳血，单用或配黄芩、桑白皮、石韦等；属衄血，单用或配黄芩、紫珠、白茅根等；属吐血，单用或配黄芩、白及、仙鹤草等。此外，治夜汗不止，取大量研末和粳米粥服。

　　本品内服 3 ～ 10g，煎汤或入丸散。外用适量，煎汤熏洗。润肺止咳宜蜜炙，凉血止血宜生用。因其苦泄寒清，故脾胃虚寒者慎服。

菊　花

【歌诀】菊花微寒，疏风平肝，清解热毒，目赤头眩。

【来源】菊科植物菊 *Chrysanthemum morifolium* Ramat. 的干燥头状花序。常用又名杭菊花、滁菊花。

【药性】甘、苦，微寒。芳香。归肝、肺经。

【性能特点】甘能益润，香疏苦泄，微寒而清，入肝肺经。主疏散清解，兼益润平降。既清散风热，又兼益阴平肝而明目，并清泄热邪而解毒。黄者名杭菊花，白者名滁菊花。

【功效应用】疏散风热，平肝明目，清热解毒。治风热感冒，常配桑叶、荆芥穗、连翘等。治温病初起，常配桑叶、金银花、连翘等。治目赤肿痛，属风热者，常配桑叶、谷精草、木贼等；属肝火者，常配桑叶、夏枯草、黄芩等。治肝肾亏虚目眼昏花，常配枸杞子、熟地黄等。治肝阳上亢眩晕，常配川芎、钩藤、生白芍、生牡蛎等。治痈肿疮毒，常配蒲公英、金银花、连翘等。此外，有降压作用，治高血压病属肝阳上亢者，常配决明子、石决明等。

本品内服 3～10g，煎汤，或开水泡，或浸酒，或入丸散。入汤剂不宜久煎。杭菊花（黄）长于疏散风热；滁菊花（白）长于平肝明目。因其微寒，故脾胃虚寒者慎服。

蔓荆子

【歌诀】蔓荆子平，轻浮散风，头痛目赤，兼治痹痛。

【来源】马鞭草科植物单叶蔓荆 *Vitex trifolia* L. var. *simplicifolia* Cham. 等的干燥成熟果实。

【药性】辛、苦，微寒。归膀胱、肝、胃经。

【性能特点】辛散苦泄，微寒能清，质轻升浮，入膀胱肝胃经。上行头面，善散头面部风邪或风热之邪而清利头目，兼通络、利关节而止痛。凡风在头面之疾皆可用，兼热者尤宜。

【功效应用】疏散风热，清利头目，兼止疼痛。治风热头痛，常配菊花、薄荷等。治头风头痛，属太阳头痛，常配羌活等；属阳明头痛，常配葛根、升麻等；属颠顶头痛，常配藁本；属少阳头痛，常配川芎、柴胡。治目赤肿痛，常配菊花、黄芩、夏枯草等。治齿龈肿痛，常配生石膏、黄芩、白芷等。治风湿痹痛，常配羌活、独活、防风、防己等。

本品内服 6 ～ 12g。煎汤，或浸酒，或入丸散。因其辛散苦泄而微寒，故血虚有火之头痛目眩及胃虚者慎服。

葛 根

【歌诀】辛甘野葛，解肌退热，升阳止泻，生津止渴。

【来源】豆科植物野葛 *Pueraria lobata*（Willd.）Ohwi 等的干燥根。

【药性】甘、辛，平。归脾、胃经。

【性能特点】甘辛轻扬升散，平而偏凉能清，入脾胃经。既透解肌表风热、解肌退热而发表、透发疹斑，又鼓舞脾胃清阳上升而生津止渴、升阳止泻。治项背强痛与阳明头痛最宜，无论寒热虚实、有汗无汗皆可。生用升散清透并生津，煨用长于升举而少清透。

【功效应用】解肌退热（发表解肌），透发斑疹，生津止渴，升阳止泻。治感冒头痛项强，属表寒无汗者，常配麻黄、桂枝等；属表虚有汗者，常配桂枝、白芍等；属表热有汗者，常配柴胡、黄芩等。治麻疹不透，常配柴胡、升麻等。治高热斑疹紫黑，常配水牛角、大青叶、紫草等。治热病烦渴（辅），常配生地黄、知母、天花粉等。治内热消渴，常配天花粉、生黄芪、麦冬等。治湿热泻痢初期常生用并配黄芩、黄连。治脾虚泄泻常煨用并配白术、木香、人参等。

本品内服 10～20g，煎汤或入丸散。升阳止泻宜煨用，解肌退热生津宜生用。

升　麻

【歌诀】升麻微寒，清泄升散，发表散风，毒解疹安。

【来源】毛茛科植物大三叶升麻 *Cimicifuga heracleifolia* Kom. 等的干燥根茎。

【药性】辛、微甘，微寒。归肺、脾、胃、大肠经。

【性能特点】辛散轻浮上行，微甘微寒清解，散升清泄，入肺脾胃大肠经。生用既散肌表与阳明经邪气而发表，又清泄热毒而解毒、透疹，最善治阳明头痛及疹痘斑透发不畅。炙用升举脾胃清阳之气，治中气下陷证每用。

【功效应用】发表透疹，清热解毒，升阳举陷。治外感风热阳明头痛，常配白芷、生石膏、蔓荆子等。治疹痘斑透发不畅，常配葛根等。治咽喉肿痛，常配玄参、牛蒡子、桔梗等。治疮疡肿毒（初期），常配金银花、连翘、菊花等。治牙痛，属风火者，常配白芷、生石膏、大青叶等；属胃火者，常配黄连、生石膏、黄芩等；属虚火者，常配熟地黄、生石膏、知母、牛膝等。治中气下陷，常配黄芪、白术、柴胡等。此外，还治外感风邪之雷头风，症见头面起核肿痛，或憎寒壮热，或头痛，头中如雷鸣，常配苍术、荷叶，如清震散。

本品内服 3～9g，煎汤或入丸散。升阳举陷蜜炙用，余皆宜生用。因其辛散轻浮上行，故阴虚阳浮、肝阳上亢、气逆不降及麻疹已透者忌服。

柴　胡

【歌诀】 柴胡苦平，和解少阳，升举清气，解郁最良。

【来源】 伞形科植物柴胡 *Bupleurum chinense* DC. 的干燥根。

【药性】 苦、辛，微寒。芳香。归肝、胆经。

【性能特点】 苦泄辛散，芳疏性升，微寒能清，入肝胆经。既疏散胆经邪气而和解退热，又疏散肝胆经郁结之气而疏肝解郁，还升举肝胆清阳之气而升阳举陷，为肝胆经之主药。生用既升散又清泄，醋制升散清泄力减而疏肝力增。

【性能特点】 和解退热，疏肝解郁，升举阳气。治邪在少阳寒热往来，常配黄芩、半夏等。治疟疾寒热往来（定时），常配常山、青蒿等。治外感发热，常配金银花、连翘、穿心莲等，也可用柴胡注射液肌内注射。治肝郁气滞，唯见胸胁不舒者，常配香附等；兼月经不调者，常配当归、芍药等。治气虚下陷之脏器脱垂，常配黄芪、人参、升麻等。此外，还可用于外科急腹症，凡中医辨证属肝胆经病证者，均可酌投，并配他药。

本品内服 3～10g，煎汤或入丸散。也可制成注射液，肌内注射。和解退热宜生用，疏肝解郁宜醋炙用。因其性能升发，故真阴亏损、肝阳上升者忌服，气逆不降者慎服。据报道有用柴胡注射液引起过敏皮疹及休克等，现已很少应用。

木　贼

【歌诀】 木贼性平，发汗解热，退翳散风，利尿止血。

【来源】 木贼科木贼 *Equisetum hiemale* L. 的干燥地上部分。

【药性】 甘、微苦，平。归肺、肝、胆经。

【性能特点】 质轻升浮，微苦泄散，甘渗利，平而凉。入肺经，疏散肌表风热而解表；入肝胆经，疏散肝经风热而明目、退翳；入血分，凉散血分热而止血；并兼利尿而消肿。

【功效应用】疏散风热，明目退翳，止血利尿。治风热感冒症见目赤流泪，可配菊花、金银花等。治目赤翳障流泪，属风热者，可配谷精草、桑叶等；属肝热者，可配夏枯草、青葙子等。治血热便血，常配黄芩、马齿苋、槐角等。治经多崩漏，常配地黄炭、荆芥炭、藕节炭等。治脚气浮肿，可配土茯苓、防己等。治水肿，常配茯苓皮、冬瓜皮等。

本品内服 3 ～ 10g，煎汤，或入丸、散。外用适量，研末撒。因其疏散清泄渗利，有耗气伤血之弊，故气血亏虚者慎服。

第二章

清热药

凡药性寒凉，以清除里热为主要功效的药物，称为清热药。

本类药性多寒凉，味多苦，兼咸、辛、甘等。主能清热、泻火、凉血、解热毒、退虚热，兼能燥湿、活血、滋阴、利尿等。主治外感热病的气分证、营分证、血分证，诸郁火热毒致的各种内痈、乳痈、痈肿疮毒、丹毒、咽喉肿痛（重者名喉痹）、口舌生疮、痄腮、烂喉丹痧（猩红热），诸湿热证及湿疹、湿疮，诸脏腑火热证及阴虚发热等。

本类药常分为五类，其中清热泻火药味多苦或甘，或兼辛；性多寒凉，个别平而偏凉。功主清泄实热郁火，兼解热毒，主治外感热病气分高热证，以及肺热、胃火、肝火、心火等脏腑火热证。脾胃虚寒者禁用或慎用。

清热燥湿药味均苦，或兼涩；性均寒。功主清热燥湿，兼以清热泻火，主治无论外感或内伤之湿热火毒诸证，如湿温、暑湿、湿热中阻、湿热泻痢、黄疸、带下、淋痛、疮疹，以及诸脏腑火热证。阴虚、脾胃虚寒者禁用或慎用。

清热凉血药味多苦、甘，或兼咸；性均寒凉，多入心肝经。功主清热凉血，兼以滋润、活血，主治外感热病热入营血之高热神昏谵语，以及火热内生之血热妄行诸证。湿热、脾胃虚寒者禁用或慎用。

清热解毒药味多苦，或辛或甘；性多寒凉，个别平而偏凉。功主清解热毒，主治外感或内生实热火毒诸证，如痈疮肿毒、丹毒、痄腮、咽喉肿痛、肺痈、肠痈、热毒泻痢、水火烫伤、蛇虫咬伤等。脾胃虚寒者禁用或慎用。

清虚热药味多苦、咸、甘，或兼辛；性多寒凉，多入肝肾经。功主退虚热、除疳热，兼凉血、益阴、透表。主治热病后期之阴伤发热、久病伤阴之骨蒸潮热，以及小儿疳热。脾胃虚寒者禁用或慎用。

本类药的使用注意是：多苦寒易伤胃气，脾胃虚寒者慎用，胃弱者当辅以健胃消食之品；苦燥伤阴，故阴虚、津液大伤者慎用；甘寒助湿伤阳，故湿热证慎用，寒湿证忌用；热极生寒者，不能一味清热，当兼顾护阳气；真寒假热者，不可妄投清热药；兼表证者，当先解表后清里热，或表里双解；大便秘结内有积滞者，当先通便攻下，或双管齐下；恰当选择本章药，配伍他章药。

第一节　清热泻火药

石　膏

【歌诀】石膏大寒，清肺胃火，烦渴喘咳，昏狂均可。

【来源】硫酸盐类矿物硬石膏族石膏。主含含水硫酸钙（$CaSO_4 \cdot 2H_2O$）。

【药性】辛、甘，大寒。归肺、胃经。

【性能特点】生用辛甘大寒，清泄兼透散，入肺胃经，善清热泻火、保津而除烦止渴，兼透散解肌，为清解肺胃或气分实热之要药。煅用辛去寒减而味涩，清泄力弱，以敛为主，敛中兼清，为收湿敛疮所常用。

【功效应用】生用清热泻火，除烦止渴；煅用收湿敛疮。治气分高热，常配知母等。治气血两燔，常配水牛角、知母等。治肺热咳喘，属喘促，常配麻黄、苦杏仁、甘草等；属咳嗽，常配黄芩、桑白皮等。治胃火之头痛牙痛、口舌生疮，属火热上炎者，常配黄连、黄芩等；属虚火上炎者，常配熟地黄、知母等。治热痹红肿，常配桂枝、芍药、秦艽、知母等。治湿疹，常配青黛、黄柏、枯矾等研末外敷。治水火烫伤，常配大黄、地榆、虎杖等研细调敷。

本品内服15～60g，煎汤，打碎先下。外用适量，研末撒敷患处。内服用生品，入汤剂宜打碎先煎。煅石膏研细，多供外用。因其大寒，故脾胃虚寒者忌服。

寒水石

【歌诀】寒水石寒，能清火热，解渴除烦，又兼凉血。

【来源】硫酸盐类矿物红石膏或碳酸盐类矿物方解石。前者主含含水硫酸钙（$CaSO_4 \cdot 2H_2O$），后者主含碳酸钙（$CaCO_3$）。又名红石膏、方解石。

【药性】辛、咸，大寒。归肺、胃、心经。

【性能特点】辛咸大寒清泄，入肺胃心经。内服清热泻火、除烦止渴，兼凉血；外用缓解赤热疼痛而消肿。

【功效应用】清热泻火，除烦止渴。治气分高热，可配知母、石膏、滑石、金银花等。治口舌生疮，可配青黛、冰片、硼砂研末掺涂疮处。治咽喉肿痛，可配冰片、硼砂等研末掺涂患处。治风眼赤烂，可配炉甘石、冰片、玄明粉等研末外涂。治水火烫伤，可配炉甘石、儿茶、冰片等研末调涂。

本品内服10～15g，煎汤，打碎先下。外用适量，研末撒敷患处。内服用生品，入汤剂宜打碎先煎。因其大寒，能伤阳败胃，故脾胃虚寒者忌服。

【附注】古代所用为芒硝类，如此则功似芒硝，又善润软燥结大便。当代，北方用红石膏，功同石膏而有毒。南方用方解石，其为碳酸盐类矿石。

知　母

【歌诀】知母苦寒，泻火滋阴，烦渴咳嗽，有汗骨蒸。

【来源】百合科植物知母 *Anemarrhena asphodeloides* Bge. 的干燥根茎。

【药性】苦、甘，寒。归肺、胃、肾、大肠经。

【性能特点】苦泄寒清，甘润滋滑，既入肺胃经，又入肾与大肠经。但清降，不透散，并滋阴。上清肺热而泻火，中清胃热而除烦渴，下滋肾阴而润燥滑肠、退虚热。清热泻火虽不及石膏，但长于滋阴润燥，驱邪扶正两相兼。实火、虚热皆宜，高热或燥热津伤及阴虚发热者用之尤佳。

【功效应用】清热泻火，滋阴润燥，润肠通便。治热病烦渴，属气分高热，常配生石膏等；属气血两燔，常配水牛角、地黄、生石膏等。治内热消渴，上中下三消皆宜，常配天花粉、生地黄等。治肺热燥咳，属肺热咳嗽而痰黄稠者，常配黄芩、浙贝母等；属燥热咳嗽无痰或痰少而黏者，常配川贝母等。治阴虚劳嗽，常配川贝母、天冬、麦冬等。治潮热骨蒸，常配黄柏、鳖甲、青蒿等。治阴虚津枯之肠燥便秘，常配生地黄、玄参、麦冬等。此外，治癃闭，证属下焦湿热、郁久伤阴，症见小便不利、点滴不通，常配黄柏、肉桂等。治心烦不眠，常配酸枣仁、茯苓、川芎、甘草等。

本品内服 6～12g，入汤剂或丸散。清泻实火宜生用，滋阴降火宜盐水炒用。因其苦泄甘寒滋滑，能恋邪腻膈滑肠，故湿浊停滞、脾胃虚寒、大便溏泻者忌用。

芦　根

【歌诀】芦根甘寒，清热生津，呕逆渴烦，肺痈尿淋。

【来源】禾本科植物芦苇 *Phragmites communis* Trin. 的新鲜或干燥根茎。

【药性】甘，寒。归肺、胃经。

【性能特点】甘寒质轻，清泄透利，入肺胃经。既清肺胃之热而生津、除烦、止呕，又透肌表热邪而透解疹毒，还清利湿热而利尿。清利与透散并具，以清利为主，兼以透散，药力平和。不滋腻恋邪伤胃，味甘不苦易服。最宜治小儿肺热咳喘、风热感冒及防治小儿麻疹。清热不如石膏，生津不如知母，长于透散利水。

【功效应用】清热生津，除烦止呕，利尿，透疹。治热病津伤烦渴，属卫分证，常配金银花、连翘等；属气分证，常配生石膏、知母等；属营分证，常配牡丹皮、黄芩等；属血分证，常配水牛角、地黄等；属后期热退津伤，常配麦冬、南沙参等。治胃热呕哕，常配竹茹、黄芩、枇杷叶等。治肺热咳嗽，常配黄芩、浙贝母、前胡等。治肺痈吐脓，常配生薏苡仁、冬瓜仁、鱼腥草等。治热淋涩痛，常配车前草、白茅根、淡竹叶等。用于小儿麻疹，未病可防，单用或配紫草、绿豆等煎服；已病可治，初期常配荆芥穗、蝉蜕等以促透，中期常配金银花、紫草等以解疹毒，后期单用或配青蒿、知母等以清养。此外，解河豚或蟹中毒，单用大量即可。可溶解胆结石，单用或入复方。

本品内服 10 ～ 30g，鲜品可酌加。鲜用或捣汁饮清热生津之力尤佳。因其甘寒，故脾胃虚寒者慎用。

天花粉

【歌诀】花粉酸寒，肺胃两清，排脓消肿，止渴生津。

【来源】葫芦科植物栝楼 *Trichosanthes kirilowii* Maxim. 等的干燥根。

【药性】甘、微苦、酸，微寒。归肺、胃经。

【性能特点】微苦微寒清泄，甘酸益润，清润消溃，入肺胃经。既清热生津止渴，又润肺燥、清肺热而止咳，还消散肿块、溃疮、促进脓液排出。清热不如石膏，生津不如知母，长于消肿溃脓。治疮肿，未脓可消，已脓可溃，脓多促排，脓尽不用。因兼酸味而有敛邪之嫌，故温热病不宜早用。

【功效应用】清热生津，清肺润燥，消肿溃脓。治热病伤津烦渴，属气分证，常配石膏、知母等；属营分证，常配金银花、黄芩等；属血分证，常配水牛角、生地黄等。治内热消渴，常配生白芍、黄连等。治肺热咳嗽，常配黄芩、生石膏、竹茹等。治燥热咳嗽，常配知母、川贝母等。治疮疡肿毒，初期未脓，常配金银花、连翘、蒲公英等；中期脓成，常配金银花、蒲公英、白芷等；后期脓多，常配白芷、皂角刺、蒲公英等。此外，制成天花粉蛋白注射液肌内注射，能引产。

本品内服 10～15g，煎汤，或入丸散。外用适量，研末，水或醋调敷。用注射剂需作皮试。因其苦寒清泄，甘酸益润，故脾胃虚寒、大便滑泄者忌用；温热病初期一般不用。孕妇忌服。反乌头，不宜与乌头、草乌、附子同用。

竹　叶

【歌诀】竹叶辛寒，清心除烦，兼可利尿，风热凉散。

【来源】禾本科植物淡竹 *Phyllostachys nigra*（Lodd.）Munro

var. *henonis*（Mitf.）Stapf ex Rendle 的干燥或新鲜叶。

【药性】辛、甘、寒。归心、肺经。

【性能特点】甘寒清利，辛散轻扬，入心肺经，清利兼透。既清心除烦、利尿，又凉散上焦风热。与淡竹叶相比，清心除烦力强，兼生津，热病心烦多用；又兼辛味，能凉散上焦风热，治风热表证及温病初期常用。其嫩心药力最强，善清心包之火，多用治温病热入心包之神昏谵语。

【功效应用】清心除烦，利尿，凉散风热。治心火上炎之口舌生疮，常配栀子、生甘草、莲子心等。治热病心烦口渴，常配黄连、生地黄、石膏、知母等。治热入心包之神昏谵语，常取竹叶卷心配连翘、麦冬等。治热淋尿赤涩痛，常配栀子、连翘、瞿麦、石韦等。治风热表证或温病初期，常配金银花、连翘等。

本品内服 6～15g，煎汤或入丸散。因其甘寒清利，故脾胃虚寒及阴虚火旺者慎用。

淡竹叶

【歌诀】淡竹叶寒，清热除烦，利尿力强，烦渴淋安。

【来源】禾本科植物淡竹叶 *Lophatherum gracile* Brongn. 的干燥茎叶。

【药性】甘，寒。归心、小肠、膀胱经。

【性能特点】甘寒清利，入心小肠膀胱经，能清心除烦、利尿通淋。与竹叶相比，唯以清利，不兼透散；又入膀胱经，利尿通淋力较强，热淋涩痛多用；兼入小肠经，治心火移热于小肠宜用。

【功效应用】清心除烦，利尿。治心火上炎之口舌生疮，常配栀子、生甘草、金银花等。治热病心烦口渴，常配石膏、知母、黄芩、连翘等。治心火移热于小肠，常配栀子、木通、生地黄等。治热淋尿赤涩痛，常配木通、瞿麦、车前子等。

本品内服的用量均为 10～15g，煎汤或入丸散。因其甘寒清利，故脾胃虚寒及阴虚火旺者慎用。

栀　子

【歌诀】栀子苦寒，除烦退黄，凉血利尿，解毒疗疮。

【来源】茜草科植物栀子 *Gardenia jasminoides* Ellis 的干燥成熟果实。

【药性】苦，寒。归心、肺、三焦经。

【性能特点】苦寒清利，屈曲下降，入心肺三焦经。既清心肺三焦之火而泻火除烦解毒、凉血止血，又清利膀胱湿热与清泻滑利大肠，导湿热火毒外出，利小便、缓通便、退黄疸。捣烂外敷能散瘀血而消肿止痛。药力较缓，虽味苦而不燥湿，但能缓泻。既走气分，能清泄气分热；又走血分，能清泄血分热。清热泻火不如石膏，长于凉血解毒、退黄、止血、滑利二便。

【功效应用】泻火除烦，清热利湿，凉血解毒，消肿止痛。治热病心烦，初期心烦懊恼，常配淡豆豉；中期高热烦渴，常配生石膏、知母等；后期热未尽而阴伤或复感外邪郁胸，常配淡豆豉等。治心火移热于小肠，常配生地黄、木通、生甘草、竹叶等。治脏腑三焦火热证，常配连翘、黄芩、黄连、黄柏等。治淋证涩痛，属热淋者，可配芦根、木通、车前草等；属血淋者，可配白茅根、石韦、海金沙。治湿热黄疸，常配大黄、茵陈、黄柏等。治血热出血，常配黄芩、白茅根、小蓟、槐花等。治痈肿疮毒，常配金银花、连翘、蒲公英等。治跌打肿痛，单用生品，捣烂外敷。

本品内服 3～10g，煎汤或入丸散。外用适量，研末调敷，或鲜品捣敷。生栀子长于清热泻火，姜汁拌炒治烦呕，焦栀子及栀子炭常用于止血，栀子仁（用种子）功善清心除烦，栀子皮（用果皮）兼清表热。因其苦寒滑肠，故脾虚便溏食少者忌用。

莲子心

【歌诀】莲心苦寒，清心功专，神昏谵语，温邪内陷。

【来源】睡莲科植物莲 *Nelumbo nucifera* Gaertn. 的成熟种子的干燥胚芽。

【药性】苦，寒，归心经。

【性能特点】苦寒清泄，专入心经。善清心火而除烦，心火内盛者宜用。

【功效应用】清心除烦。治热病心烦、神昏谵语，常配水牛角、连翘、竹叶等。治心火上炎之口疮牙痛，常配金银花、黄芩、栀子等。

本品内服 1 ～ 3g，煎汤或沸水泡。因其苦寒清泄，故脾胃虚寒者忌服。

鸭跖草

【歌诀】鸭跖草寒，清热解毒，通淋利尿，疮痈可戮。

【来源】鸭跖草科植物鸭跖草 *Cammelina communis* L. 的干燥或新鲜全草。

【药性】甘、苦，寒。归肺、胃、肾经。

【性能特点】苦泄寒清，甘淡渗利，质轻兼透，清解透利。入肺胃经，清热解毒、透表。入肾经，清热利尿。以清为主，清中兼透，并能利尿。味不苦易服。

【功效应用】清热解毒，利尿，兼透表。治风热表证，可配荆芥、菊花、金银花等。治热病烦渴，可配金银花、黄芩、赤芍、栀子等。治肺热咳嗽，可配黄芩、浙贝母、枇杷叶等。治咽喉肿痛，可配桔梗、牛蒡子、马勃等。治痈肿疮毒，可配蒲公英、金银花、连翘等。治水肿兼热，可配芦根、车前子、冬瓜皮等。治热淋涩痛，可配瞿麦、车前草、萹蓄等。

本品内服 15 ～ 30g，鲜品加倍，煎汤。外用适量，捣烂外敷。因其性寒，故脾胃虚寒者慎服。

夏枯草

【歌诀】夏枯草寒，明目清肝，消肿散结，降压亦善。

【来源】唇形科植物夏枯草 Prunella vulgaris L. 的干燥果穗。

【药性】辛、苦，寒。归肝经。

【性能特点】辛散苦泄寒清，清散兼养，专入肝经，主清肝火、散郁结，兼养血平肝，凡肝火、阳亢及痰核郁结诸疾可选。清肝明目要药，尤善治血虚肝热之目珠夜痛。

【功效应用】清肝明目，散结消肿。治肝火上炎，常配龙胆、黄芩、栀子等。治肝阳上亢，常配钩藤、天麻、生牡蛎等。治目赤肿痛，常配菊花、桑叶、青葙子等。治血虚肝热之目珠夜痛，常配枸杞子、菊花、决明子等。治瘰疬，单用熬膏服，或配玄参、猫爪草等。治瘿瘤，常配柴胡、昆布、黄药子、浙贝母等。治痄腮，常配板蓝根、牛蒡子、连翘、金银花等。治乳痈，常配蒲公英、瓜蒌、牛蒡子、漏芦等。此外，降血压，治高血压属肝火上炎或肝阳上亢者，常配钩藤、龙胆、天麻、车前子等。抗肿瘤，治癌肿，常配仙鹤草、半枝莲、半边莲等。

本品内服 10 ～ 15g，单用可酌加剂量；煎汤，入丸散或熬膏。外用适量，煎水洗，熬膏外敷，鲜品捣敷。因其苦寒伤阳败胃，故脾胃虚寒者慎服。

决明子

【歌诀】决明微寒，肝火能清，明目通便，并益肾阴。

【来源】豆科植物决明 *Cassia obtusifolia* L. 等的干燥成熟种子。

【药性】甘、苦，微寒。归肝、肾、大肠经。

【性能特点】苦微寒清泄，甘补润滑。入肝肾经，清肝热、益肾阴而明目；入大肠经，清邪热、润肠燥而通大便。善清肝益阴润肠，为治肝热或肝肾亏虚目疾之佳品，兼便秘者尤宜。

【功效应用】清肝明目，润肠通便。治目赤肿痛，属风热者，常配菊花、桑叶、谷精草等；属肝火者，常配夏枯草、菊花、黄芩等。治肝肾虚目暗不明，常配枸杞子、菟丝子、楮实子等。治热结肠燥便秘，轻者单用，重者配实或枳壳、麦冬等。此外，能降脂，治高脂血症（兼便秘尤宜），大量单用或配他药。治口臭，大量单用或配泽兰，水煎服。

本品内服 10～15g，打碎先煎；研末每次 3～6g。降血脂可用至 30g。生用清肝明目、润肠通便力较强，炒用则药力略减。因其微寒泄降，故脾虚泄泻或低血压者忌服。

谷精草

【歌诀】谷精草平，轻浮上行，疏散风热，翳退目明。

【来源】谷精草科植物谷精草 *Eriocaulon buergerianum* Koern. 等的干燥全草或花序。

【药性】辛、甘，平。归肝、胃经。

【性能特点】辛散轻升，甘平凉清，专于清散。入肝胃经，疏散肝经风热或风火而明目、止痛，凡目赤翳障属风热或肝火者均可选用，属风热者最宜。

【功效应用】疏散风热，明目退翳。治目赤肿痛、多眵多泪、羞明翳膜，属风热者，常配菊花、木贼、桑叶等；属肝火者，常配夏枯草、草决明、赤芍等；兼血虚者，常配桑叶、密蒙花、夏枯草等。治痘疹后目生翳膜，可配猪肝、白芍、蛤粉等。治风热头痛，常配菊花、川芎、蔓荆子、蒺藜等。治牙龈肿痛，常配白芷、生石膏、金银花、黄芩等。此外，还治风疹瘙痒，可配荆芥、浮萍等。

本品内服 6 ～ 10g，煎汤或入丸散，亦可煎汤外洗。

青葙子

【歌诀】青葙微寒，明目清肝，兼降血压，视物昏暗。

【来源】苋科植物青葙 *Celosia argentea* L. 的干燥成熟种子。

【药性】苦，微寒。归肝经。

【性能特点】苦能泄降，微寒能清，专入肝经。善清肝火明目、退翳，兼降血压，为治目疾要药，属肝火上炎者最宜。

【功效应用】清肝明目退翳，降血压。治目赤肿痛、多眵多泪、羞明翳障，属肝火者，常配夏枯草、秦皮、龙胆等；属风热者，常配菊花、谷精草、蔓荆子等；兼血虚者，常配桑叶、密蒙花、夏枯草等。治肝肾虚视物昏暗，常配楮实子、枸杞子、覆盆子等。治高血压属肝阳上亢者，常配菊花、车前子、夏枯草、天麻等。

本品内服 6 ～ 15g，煎汤或入丸散，亦可煎汤外洗。因其苦而微寒，有扩瞳作用，故脾胃虚寒、青光眼及瞳孔散大患者慎服。

密蒙花

【歌诀】密蒙花凉，目疾用良，肝火能清，肝血兼养。

中医白话解读本丛书

【来源】马钱科植物密蒙花 *Buddleja officinalis* Maxim. 的干燥花蕾。

【药性】甘，微寒。归肝、胆经。

【性能特点】甘而微寒，清泄兼补，入肝胆经。主以祛邪，兼以扶正。既清肝热又养肝血，为治目疾要药，属肝火上炎或肝虚有热者均宜。

【功效应用】清热养肝，明目退翳。治目赤肿痛、多眵多泪、羞明翳障，属肝热者，常配夏枯草、秦皮、龙胆等；兼血虚者，常配桑叶、夏枯草、谷精草等；属风热者，常配菊花、谷精草、蔓荆子等。治肝肾虚视物昏暗，常配楮实子、枸杞子、菟丝子等。此外，取其清肝养肝明目之功，治视神经萎缩（内盲）属肝肾亏虚兼热者，常配地黄、枸杞子、女贞子、楮实子、车前子等。

本品内服 6～10g，煎汤或入丸散，亦可煎汤外洗。

夜明砂

【歌诀】夜明砂寒，明目清肝，活血散瘀，消积除疳。

【来源】蝙蝠科动物蝙蝠 *Vespertilio superans* Thomas 等的干燥粪便。

【药性】辛，寒。归肝经。

【性能特点】辛散寒清，清泄散瘀，入肝脾经。主清肝而明目，兼散瘀消积。治目疾常用，治疳积与瘰疬可选，属肝火兼瘀或食积者尤宜。

【功效应用】清热明目，散瘀消积。治目赤肿痛或白睛出血，常配黄芩、菊花、生地黄、牡丹皮等。治内外翳障，属风热者，常配菊花、谷精草、夏枯草等；属阴血虚者，常配生地黄、枸杞子、谷精草等。治青盲属肝肾虚者，常配熟地黄、女贞子、枸杞子等。治雀目，常配猪肝（或鸡肝）、夏枯草、谷精草、石决明等。治小儿疳积，常配使君子、槟榔、胡黄连等。治腹中积聚寒热，可配阿魏、夏枯草等。

本品内服煎汤 3 ～ 10g，布包；研末 1 ～ 1.5g。外用适量，研末调敷。因其散瘀，故孕妇忌服。

第二节　清热燥湿药

黄　芩

【歌诀】黄芩苦寒，善泻肺火，又清大肠，湿热皆可。

【来源】唇形科植物黄芩 *Scutellaria baicalensis* Georgi 的干燥根。

【药性】苦，寒。归肺、胃、大肠、胆、脾经。

【性能特点】苦寒清泄而燥，主入肺与大肠经，兼入胆脾胃经。既清热泻火而凉血止血、安胎、解热毒，又燥湿、除湿毒而解湿热毒。为治湿热火毒之要药，广泛用于湿热火毒之病证。与黄连相比，其清热燥湿力较弱，作用偏于上焦肺及大肠，善清上焦湿热，除肺与大肠之火。

【功效应用】清热燥湿，泻火解毒，止血，安胎。治温热病，属气分证，常配生石膏、知母、连翘等；属营分证，常配丹参、赤芍、金银花等；属血分证，常配水牛角、生地黄、牡丹皮。治半表半里之热（少阳证），常配柴胡、半夏等。治肺热咳喘，属咳嗽痰黄，单用或配桑白皮、牛蒡子、竹茹等；属喘促痰黄或灰白黏稠，常配麻黄、生石膏等。治湿温、暑湿证（湿热弥漫三焦），初期常配薏苡仁、滑石、白豆蔻等；中期

中医白话解读本丛书

属湿重于热常配滑石，热重于湿常配生石膏，湿热并重则常配滑石、草豆蔻等。治湿热泻痢，初期兼表，常配黄连、生葛根等；中期湿热毒盛，常配白头翁、秦皮、马齿苋等。治湿热黄疸，常配大黄、山栀子、青蒿、茵陈等。治湿热淋痛，常配芦根、车前子、瞿麦、木通等。治湿热疮疹，常配苦参、白鲜皮、穿心莲、地肤子等。治热毒疮肿，常配黄连、黄柏、大黄、山栀子等。治火毒上攻之目赤肿痛、口舌生疮，常配菊花、金银花等。治血热妄行之出血，常配山栀子、黄连、黄柏等。治胎热之胎动、胎漏，常配竹茹、苎麻根等。

本品内服 3 ～ 9g，煎汤，或入丸散。清热多生用，安胎多炒用，清上焦热可用酒炒，清胆肝火可用胆汁炒，止血多炒炭用。年久根空、体轻虚者善清肺火，习称片芩、枯芩。年少根实、体重者善清大肠火，习称子芩、条芩。因其苦寒燥泄，能伐生发之气，故脾胃虚寒、食少便溏者忌服。

黄　连

【歌诀】黄连苦寒，除烦消痞，明目疗疮，平呕止痢。

【来源】毛茛科植物黄连 *Coptis chinensis* Franch. 等的干燥根茎。

【药性】苦，寒。归心、胃、脾、肝、胆、大肠经。

【性能特点】大苦大寒，清泄而燥，泄降纯阴，主入心与胃脾经，兼入肝胆大肠经。既清热泻火而解热毒，又燥湿除湿毒而解湿热毒，为治湿热火毒之要药，广泛用于湿热火毒之病证。与黄芩相比，其清热燥湿力较强，作用偏于心及中焦胃脾，最善清心胃之火，除中焦湿热。

【功效应用】清热燥湿，泻火解毒。治热病神昏烦躁，属热入营分，常配丹参、金银花等；属热入血分，常配生地黄、水

牛角等；属气血两燔，常配生石膏、生地黄等。治痰热蒙蔽心
窍，常配石菖蒲、郁金、冰片等。治胃火牙痛、口舌生疮，属
火毒上炎者，常配黄芩、石膏等；属虚火上炎者，常配生地黄、
玄参等。治内热心烦不眠，属火热上炎者，常配朱砂、栀子等；
属虚火上炎者，常配生地黄、麦冬、栀子等。治肝火犯胃之呕
吐吞酸，常配吴茱萸（6∶1）等。治湿热痞满呕呃，常配黄芩、
陈皮、半夏、厚朴等。治湿热泻痢，初期兼表者，常配黄芩、
生葛根等；中期热毒盛、便脓血者，常配白头翁、秦皮；兼气
滞、里急后重者，常配木香（4∶1）。治湿热黄疸，常配茵陈、
栀子等。治湿热疮疹，内服配黄柏等，外用配炉甘石等。治火
毒疮肿、血热出血，常配黄芩、黄柏、大黄、金银花、栀子等。
治目赤肿痛，常配桑叶、菊花、木贼、秦皮等内服或外洗。此
外，治胃火炽盛之消渴，可配天花粉、知母等。少量用能健胃，
治脾胃不健、消化不良，可配健脾开胃消食药同用。

本品内服 2～10g，煎汤，不宜久煎，或入丸散。外用适
量，研末敷。清热泻火当生用，清肝胆火宜猪胆汁炒，清上焦
火宜酒炒，清中焦火宜姜汁炒，降逆止呕宜吴茱萸水炒，治出
血证宜炒炭。健胃宜少量用。因其大苦大寒，过量或服用较久
能伤阳败胃或伤阴，故不宜过量或长期服用，阳虚、胃寒呕吐
或脾虚泄泻及非热证均忌服，温热病津液大伤及阴虚火旺者
慎服。

黄　柏

【歌诀】黄柏苦寒，善泻相火，湿热能清，疮毒亦妥。

【来源】芸香科植物黄檗 *Phellodendron amurense* Rupr. 等除
去栓皮的干燥树皮。

【药性】苦，寒。归肾、膀胱经。

【性能特点】苦泄寒清，燥而沉降，入肾膀胱经。既清泻实热（火）而解热毒，又燥湿、除湿毒而解湿热毒，还清肾火（相火）而退虚热。为治湿热火毒之要药，较广泛用于湿热火毒之病证。与黄连相比，清热燥湿力较弱，作用偏于肾及下焦膀胱，最善清相火，退虚热，除下焦湿热。集清实火、湿热、退虚热于一体，凡实热火毒、湿热、虚热皆宜。

【功效应用】清热燥湿，泻火解毒，退虚热。治阴虚火旺之盗汗烦热、遗精梦交，常配知母、熟地黄等。治骨蒸劳热之颧红心烦，常配知母、熟地黄、龟甲等。治湿热黄疸，常配栀子、茵陈等。治湿热泻痢，常配白头翁、黄连、秦皮等。治湿热下注诸证，尿闭者，常配知母（固定）、肉桂等；淋浊者，常配栀子、芦根、车前子等；带下黄臭者，常配苍术（固定）等；阴囊湿疹，常配龙胆等；外阴湿热痒痛者，常配苍术、牛膝、生薏苡仁等；足膝红肿热痛者，常配忍冬藤、牛膝等。治湿热外泛肌肤之疮疹痒痛，常配苦参、白鲜皮、地肤子等。治火毒疮肿，常配黄芩、黄连、大黄、金银花、栀子等。治目赤肿痛，常配桑叶、菊花、木贼，内服外洗皆可。治血热出血，可配黄芩、黄连、大黄、栀子等。此外，治口舌生疮，常配细辛，等量研末涂患处。治中耳炎，常与青黛共为细末，吹入患耳中。

本品内服 3～10g，煎汤，或入丸散。外用适量，研末敷。清热燥湿解毒宜生用，清相火退虚热宜盐水炒用，止血宜炒炭。因其苦寒，易伤阳败胃，故脾胃虚寒者忌服。

马尾连

【歌诀】尾连苦寒，功似黄连，清泄苦燥，药力较缓。

【来源】毛茛科多年生草本植物多叶唐松草 *Thalictrum foliolosum* DC. 等的根茎及根。

【药性】苦，寒。归心、肺、胃、肝、胆、大肠经。

【性能特点】苦寒清泄而燥，主入心肺与大肠经，兼入胃与肝胆经。既清热泻火而解热毒，又燥湿，除湿毒而解湿热毒。为治湿热火毒之药，可用于多种湿热火毒证。功似黄连而力较弱，善除中焦湿热，兼清肺热。

【功效应用】清热燥湿，泻火解毒。治湿热泻痢，可配木香、马齿苋、白头翁等。治湿热黄疸，可配栀子、茵陈、溪黄草等。治湿热痞满，可配黄芩、半夏、陈皮、厚朴等。治湿温暑湿，可配藿香、佩兰、滑石、黄芩等。治热病烦躁神昏，可配水牛角、生地黄、赤芍等。治肺热咳嗽，可配黄芩、金荞麦、鱼腥草、芦根等。治痈肿疮毒，可配金银花、连翘、蒲公英等。治血热出血，可配栀子、白茅根、小蓟等。治目赤肿痛，可配夏枯草、青葙子、菊花等。

本品内服根 3～10g，全草 10～30g，煎汤，或入丸散。外用适量，研末敷。清热燥湿解毒宜生用，止血宜炒炭。因其苦寒，易伤阳败胃，故脾胃虚寒者忌服。

苦 参

【歌诀】苦参苦寒，便血赤痢，疮毒麻风，黄疸尿闭。

【来源】豆科植物苦参 *Sophora flavescens* Ait. 的干燥根。

【药性】苦，寒。归心、肝、胃、大肠、膀胱经。

【性能特点】大苦大寒纯阴，清燥降利下行，药力较强，主入心肝胃经，兼入大肠与膀胱经。既清热燥湿，使湿热从内而解；又利尿，导湿热火毒从小便出；还祛风杀虫而止痒。功似黄连而力较弱，尤善清心火、除中下焦湿热。凡湿热、风、虫所致疮疹痒痛皆宜，湿热痒痛、阴痒带下兼风、虫者尤佳。

【功效应用】清热燥湿，祛风杀虫，止痒，利尿。治湿疹

中医白话解读本丛书

痒痛，常配白鲜皮、地肤子、蛇床子等。治湿疮痒痛，常配白鲜皮、黄柏、黄芩等。治麻风，常配大风子、白花蛇等。治疥癣瘙痒，常配硫黄、蛇床子、地肤子等。治阴痒带下腥臭，常配枯矾、花椒等煎汤外洗。治湿热泻痢，单用或配黄连、黄芩、秦皮等。治肠热便血，常配生地黄、地榆、槐角等。治湿热黄疸，常配白鲜皮、秦艽等。治热淋涩痛，常配栀子、木通、车前子等。此外，还能抗心律不齐，用治心律失常，大量单用，或在辨证用药的基础上加入，证属心火偏盛与湿热相搏者尤宜。能平喘止咳，治痰热喘咳，可配黄芩、浙贝母、瓜蒌、竹茹等。

本品内服 3～10g，煎汤或入丸散。外用适量，研末敷，或煎汤熏洗。因其苦寒，故脾胃虚寒者忌服。反藜芦，故不宜与藜芦同用。

龙　胆

【歌诀】龙胆苦寒，明目定惊，肝火湿热，服此皆清。

【来源】龙胆科植物条叶龙胆 *Gentiana manshurica* Kitag.、龙胆 *Gentiana scabra* Bge. 等的干燥根及根茎。

【药性】苦，寒。归肝、胆、膀胱经。

【性能特点】大苦大寒，清泄而燥，沉降下行，主入肝胆经，兼入膀胱经。既泻胆肝实火而凉肝定惊、解热毒，又善除肝胆及膀胱湿热而解湿热毒。药力颇强，大量用可妨碍消化，甚则导致头痛、颜面潮红、昏眩等。

【功效应用】清肝胆火，清热燥湿。治肝火上炎，常配芦荟、当归等。治小儿急惊，常配黄连、牛黄、钩藤、青黛等。脑炎防治，预防可单用制成糖浆服，治疗可配菊花、当归、水牛角等。治肝胆湿热，蒸腾外溢之黄疸尿赤，配栀子、茵陈等；下注阴器之阴痒阴肿，常配白鲜皮、黄柏等；循经侵袭之带状疱疹，配柴胡、黄芩、川楝子、延胡索等。治湿热淋痛尿血，常配木通、瞿麦、栀子、小蓟、海金沙等。此外，小剂量用能健胃，并常配其他健胃药同用。

本品内服 3～6g，煎汤或入丸散。健胃 1～4g，不宜过量。外用适量，研末调敷。因其大苦大寒，极易伤胃，故用量不宜过大，脾胃虚寒者忌服。

椿　皮

【歌诀】椿皮苦寒，涩肠止泻，清热燥湿，杀虫止血。

【来源】苦木科植物臭椿 *Ailanthus altissima*（Mill.）Swingle 的干燥根皮或干皮。

【药性】苦、涩，寒。归胃、大肠、肝经。

【性能特点】苦燥寒清，涩能收敛，入胃大肠肝经。既清热燥湿涩敛而止带、止泻、止痢，又清热凉血收敛而止血，还杀肠道、皮肤黏膜寄生虫、霉菌而止痒。或云走气走血，收敛清凉，燥湿杀虫，有收敛而不敛热邪湿邪之长。生用苦多涩少性寒，长于清燥；炒炭涩多苦少寒性减，长于涩敛。

【功效应用】清热燥湿止带，涩肠止泻，收敛止血，杀虫止痒。治带下，属湿热者，宜生用并配黄芩、黄柏、苍术等；属寒湿者，宜炒用并配海螵蛸、白术、山药等。治泻痢，属湿热者，宜生用并配黄连、黄柏、木香等；属久泻久痢者，宜炒用并配煨诃子、乌梅炭、肉豆蔻等。治痔漏便血，宜炒用并配槐角、地榆、黄芩炭等。治崩漏，宜炒用并配海螵蛸、槐花、地榆炭等。治月经过多，宜炒用并配三七、贯众炭、侧柏炭等。治阿米巴原虫痢，生用并配白头翁、秦皮等。治蛔虫腹痛，生用并配槟榔、苦楝皮等。治疥癣瘙痒，生用并配土槿皮、花椒、白鲜皮等外用。治外阴湿痒，生用并配黄柏、苍术、艾叶、枯矾等外用。此外，治宫颈癌，生用适量煮汤，加麦芽糖外涂患处。

本品内服 3 ～ 10g，煎汤或入丸散。外用适量，煎水洗浴或煎膏外涂。因其苦寒，故脾胃虚寒者慎服。

第三节　清热凉血药

水牛角

【歌诀】水牛角寒，入血味咸，凉血解毒，定惊消斑。

【来源】牛科动物水牛 *Bubalus bubalis* Linnaeus 的角。

【药性】苦、咸，寒。归心、肝经。

【性能特点】苦泄寒清，咸能入血，入心肝经，既清解热毒，又凉血定惊，清解凉血力较犀角为缓，常代犀角入药。

【功效应用】清热凉血，解毒定惊。治温病高热神昏谵语，常配生地黄、赤芍、牡丹皮等。治血热吐血衄血斑疹，属外感热病者，可配生地黄、大青叶等；属内生火热者，可配栀子、紫草、黄芩等。治小儿惊风，可配牛黄、天竺黄、胆南星等。治咽喉肿痛，可配板蓝根、牛蒡子、桔梗等。

本品内服，煎汤 15 ～ 30g，大剂量 60 ～ 120g，宜先煎 3 小时以上。水牛角浓缩粉，每次 1 ～ 3g，一日 2 次，开水冲下。代犀角宜加量。因其性寒，故脾胃虚寒者不宜服。

生地黄

【歌诀】生地黄寒，凉血滋阴，舌绛烦渴，吐衄骨蒸。

【来源】玄参科植物地黄 *Rehmannia glutinosa* Libosch. 的干

燥块根。

【药性】甘、苦，寒。归心、肝、肾经。

【性能特点】甘重于苦，质润甘滋，苦寒清泄。入心肝经，清热凉血而除烦止血；入肾经，滋阴生津、润滑大肠而止渴、通便。祛邪扶正兼顾，血热、阴虚有热、阴血亏虚、津枯肠燥皆可，热盛阴伤者最宜。与鲜者相比滋阴力强，阴虚血热、骨蒸劳热多用。

【功效应用】清热凉血，滋阴生津，润肠通便。治热入营血证，属营分者，常配麦冬、金银花等；属血分者，常配水牛角、赤芍、牡丹皮等。治血热妄行出血，常配大蓟、小蓟、黄芩、栀子等。治病后期之阴虚发热，常配青蒿、鳖甲、地骨皮等。治久病阴血被伤之骨蒸劳热，常配黄柏、秦艽、胡黄连等。治内热消渴，轻者单用，重者配知母、天花粉、生葛根等。治阴虚肠燥便秘，常配麦冬、玄参。

本品内服 10～30g，煎汤，或入丸散。细生地黄滋阴力较弱，但不甚滋腻。大生地黄滋阴力与滋腻性均较强。酒炒可减弱寒凉腻滞之性，炒炭多用于止血，但清热凉血力均弱。因其寒滑腻滞，故脾虚食少便溏及湿滞中满者忌服。

鲜地黄

【歌诀】鲜地大寒，泻火清热，解渴除烦，行瘀散血。

【来源】玄参科植物地黄 *Rehmannia glutinosa* Libosch. 的新鲜块根。

【药性】苦、甘，寒。归心、肝、肾经。

【性能特点】苦重于甘，苦寒清泄，汁多甘润。入心肝经，清热凉血、行散瘀血而除烦止血；入肾经，滋阴生津、润滑大肠而止渴、通便。祛邪扶正兼顾，热盛伤津、血热、津枯肠燥皆宜。与干者相比，清热生津凉血效长，兼行散瘀血，热盛伤津及血热出血夹瘀者尤佳。

【功效应用】清热凉血，滋阴生津，润肠通便。治热入营血证，属营分者，常配麦冬、金银花等；属血分者，常配水牛角、赤芍、牡丹皮等。治血热妄行夹瘀之出血，可配大蓟、小蓟、黄芩、栀子等。治病后期之阴虚发热，常配青蒿、鳖甲、地骨皮等。治久病阴血被伤之骨蒸劳热，常配黄柏、秦艽、胡黄连等。治内热消渴，轻者单用，重者配鲜知母、天花粉、生葛根等。治阴虚肠燥便秘，常配麦冬、玄参等。

本品内服 20～60g，煎汤，或以鲜品捣汁服。因其寒滑腻滞，故脾虚食少便溏及湿滞中满者忌服。

玄　参

【歌诀】玄参咸寒，降火滋阴，润燥软坚，解毒生津。

【来源】玄参科植物玄参 *Scrophularia ningpoensis* Hemsl. 的干燥根。

【药性】苦、甘、咸，寒。归肺、胃、肾经。

【性能特点】苦泄甘润寒清，咸软入肾走血，入肺胃肾经。既清热降火而凉血、解热毒，又滋阴生津、润肠通便，还散肿结。功似生地黄，滋阴力较生地黄弱，降火力较生地黄强，长于解毒散结。凡血热、虚热、火毒、疮结皆可选用，最宜阴虚火旺者。

【功效应用】清热凉血，降火滋阴，解毒散结，润肠通便。治温病烦热，属营分热证，常配生地黄、金银花等；属血分热证，常配生地黄、赤芍、水牛角等；属气血两燔，常配生石膏、生地黄、大青叶等；属后期阴伤心烦不眠，常配生地黄、麦冬、丹参等。治骨蒸劳热，常配知母、鳖甲、牡丹皮、黄柏等。治阴虚火炎之口疮或咽喉肿痛，常配知母、黄柏、肉桂等。治咽喉肿痛，属风火上炎者，常配菊花、桑叶、牛蒡子等；属火热上炎者，常配黄芩、生石膏、大青叶等。治目赤肿痛，常配菊花、桑叶、木贼等。治痄腮、大头瘟，常配大青叶、板蓝根、夏枯草等。治痈肿疮毒，常配金银花、连翘、蒲公英等。治阳毒脱疽，以本品 120g 配当归、金银花各 60g、甘草 30g 煎服。治瘰疬痰核，常配夏枯草、连翘、昆布、浙贝母等。治阴虚肠燥便秘，常配生地黄、麦冬等，如增液汤。

本品内服 10～15g，煎汤，或入丸散。因其寒滑腻滞，故脾胃虚寒、胸闷少食便溏者忌服。反藜芦，忌同用。

牡丹皮

【**歌诀**】丹皮微寒，凉血行散，血热血瘀，骨蒸无汗。

【**来源**】毛茛科植物牡丹 *Paeonia suffruticosa* Andr. 的干燥根皮。

【**药性**】苦、辛，微寒。归心、肝、肾经。

【**性能特点**】苦泄辛散，微寒能清，清泄行散。入心肝经，善清热凉血、活血化瘀；入肾经，能退虚热。集清血热、退虚热、散瘀血于一体，凡血热、血瘀、虚热，无论单发或并发皆可酌投，尤宜血热有瘀，或血瘀有热，或虚热夹瘀，或无汗骨蒸者。

【**性能特点**】清热凉血，活血化瘀，退虚热。治血热出血兼瘀，无论热病还是内伤均宜，常配水牛角、生地黄、赤芍等。血瘀经闭有热，常配丹参、红花、益母草等。治血瘀痛经有热，常配当归、川芎、赤芍、续断等。治月经先期，属阳盛血热者，常配地骨皮、黄柏等；属肝郁化火者，常配栀子、柴胡、当归等。治经行发热，属阳盛血热者，常配地骨皮、黄柏、益母草等；属肝郁化火者，常配栀子、柴胡、赤芍等；属血热瘀阻者，常配当归、赤芍、红花等。治癥瘕积聚，常配土鳖虫、莪术、丹参等。治跌打损伤，常配当归、桃仁、赤芍、丹参等。治肠痈腹痛，属热毒兼瘀者，常配金银花、连翘、大黄等；属化脓兼瘀者，常配生薏苡仁、败酱草、虎杖等；属恢复有瘀者，常配赤芍、大黄、红藤等。治热毒兼瘀之痈肿疮毒，常配金银花、蒲公英、紫花地丁等。治温病后期阴虚发热，常配青蒿、生地黄、鳖甲等。治无汗骨蒸，常配青蒿、知母、黄柏等。

本品内服用量为 6～12g，煎汤或入丸散。清热凉血、退虚热宜生用，活血化瘀宜酒炒用，用于止血宜炒炭。因其清泄行散，故血虚有寒、孕妇及月经过多者不宜用。

赤 芍

【歌诀】赤芍微寒，散瘀泻肝，热瘀肿痛，经闭癥瘕。

【来源】毛茛科植物芍药 *Paeonia lactiflora* Pall. 等的干燥根。

【药性】苦，微寒。归肝经。

【性能特点】苦能泄散，微寒能清，专入肝经，清凉散瘀。既清肝火凉血，又活血化瘀。集凉血热、清肝火、散瘀血于一体，凡血热、血瘀、肝火，无论单发或并发皆可酌投，尤宜血热有瘀，或血瘀有热，或肝火夹瘀者。

【功效应用】清热凉血，活血化瘀，清肝火。治血热出血兼瘀，无论热病还是内伤均宜，常配水牛角、生地黄、牡丹皮等。治胸痹心痛，常配丹参、红花、川芎等。治瘀血经闭，常配丹参、红花、土鳖虫等。治瘀血痛经，常配当归、红花、川芎等。治月经不调，常配川芎、当归、生地黄等。治癥瘕积聚，常配土鳖虫、莪术、三棱等。治跌打损伤，常配当归、苏木、红花等。治肠痈，常配金银花、连翘、红藤、大黄等。治痈肿疮毒，可配金银花、蒲公英、紫花地丁等。治肝郁化火，常配牡丹皮、栀子、柴胡、黄芩等。治肝火上炎，常配龙胆、夏枯草、车前子等。

本品内服用量为 6～15g，煎汤或入丸散。因其苦而微寒，故经闭、痛经证属虚寒者忌服。反藜芦，忌同用。

【附注】赤芍与白芍，汉代不分，《神农本草经》通称芍药。南北朝始有赤白之分。明代之后，本草记载将其分列，沿袭至今。

紫　草

【歌诀】紫草咸寒，凉血活血，解毒疗疮，斑疹最切。

【来源】紫草科植物新疆紫草 *Arnebia euchroma*（Royle）Johnst. 等的干燥根。

【药性】苦、甘、咸，寒。归心、肝经。

【性能特点】苦寒清泄，甘寒清解滑利，咸而色紫入血，入心肝经。既清热凉血，使热毒从内而解，又活血化瘀，促进斑疹瘀血迅速消散，以解毒透疹；滑利二便，导热毒、疹毒从二便排出。集凉血、活血、解毒、透发斑疹、滑利二便于一体，且凉血而不留瘀，活血而不动血。治斑痘疹疾，未病可防，已病可治。凡斑痘疹毒之疾，见血热毒盛、色不红活，或伴高热者即可选用，尤以斑疹紫黑兼二便秘涩者用之为佳。

【功效应用】凉血活血，解毒透疹，利尿滑肠。治斑痘疹紫黑，常配大青叶、赤芍、水牛角、羚羊角等。防治麻疹，预防常配生甘草、绿豆煎汤服；治疗常配金银花、蝉蜕、牛蒡子等。治风疹瘙痒（色红），常配地肤子、蝉蜕、牡丹皮、防风等。治湿疹烫伤，取紫草94g，植物油150g，炸，去渣用油外涂。治痈肿疮毒，常配当归、血竭等，如玉红膏。此外，还治银屑病

（牛皮癣），可配槐花、青黛等。治血小板减少，可配大枣、仙鹤草等。

本品内服 3～10g，煎汤，或入丸散。外用适量，多熬膏或油浸用。因其滑利轻泻，故脾虚便溏者忌服。

第四节 清热解毒药

金银花

【歌诀】银花甘寒，善清热毒，兼可透散，力强易服。

【来源】忍冬科植物忍冬 *Lonicera japonica* Thunb. 等的干燥花蕾。

【药性】甘，寒。归肺、胃、大肠经。

【性能特点】甘寒清泄，轻扬疏透，清解疏散，入肺胃大肠经。既善清解热毒，又善疏散风热。药力颇强而不苦泄，为解散热毒之良药，且味不苦易服。以清为主，清中兼透，凡热毒、风热皆可投用。温病各个阶段皆宜，并常配连翘，在卫分能透表，在气分能清解，在营分能透营转气，在血分能清解血分热毒。

【功效应用】清热解毒，疏散风热。治风热感冒（热毒重），常配连翘等，如银翘散。治温病各期，常配连翘，卫分证再配竹叶等，气分证再配生石膏等，营分证再配黄芩、连翘等，血分证再配生地黄、牡丹皮等。治痈肿热毒，常配连翘，初期兼表、中期热毒盛皆宜。治乳痈，常配连翘、蒲公英、赤芍、夏枯草等。治肺痈，常配连翘、金荞麦、鱼腥草、芦根等。治肝痈，常配连翘、败酱草、蒲公英、蚤休等。治肠痈，常配连翘、红藤、败酱草、地锦草等。治热毒血痢，大量单用，或配马齿苋、木香、黄连等。

此外，加水蒸馏取蒸馏液即金银花露，药力较弱而善上行，除治头面部热毒诸疾外，又能清解暑热，治暑热烦渴、痱子，单用或配滑石、生甘草等。

本品内服 10 ～ 15g，煎汤或入丸散。外用适量，捣烂或研末调敷。因其性寒，有伤阳败胃之虞，故脾胃虚寒及气虚疮疡脓清者不宜服。

连　翘

【歌诀】连翘微寒，清透相兼，消肿散结，解热除烦。

【来源】木犀科植物连翘 *Forsythia suspensa*（Thunb.）Vahl 的干燥果实。

【药性】苦，微寒。归肺、心、小肠经。

【性能特点】苦能泄散，微寒能清，质轻上浮，入肺心小肠经。既清解热毒，又疏散风热，还散结、利尿、消肿。药力较强，以清为主，清中兼透，并能散结利尿，凡热毒、风热、湿热、肿结皆宜。温病各个阶段皆宜，并常配金银花，在卫分能透表，在气分能清解，在营分能透营转气，在血分能清解血分热毒。

【功效应用】清热解毒，疏散风热，散结消肿，利尿。治风热感冒（热毒重），常配金银花、竹叶等。治温病卫、气、营分证各期，常配金银花，再随证配入方中；热入心包，常配水牛角、竹叶卷心等。治热毒疮肿，常配金银花，初期兼表、中期热毒盛宜。治乳痈，常配金银花、蒲公英、赤芍、夏枯草等。治肺痈，常配金银花、金荞麦、鱼腥草、芦根等。治肝痈，常配金银花、败酱草、蒲公英、蚤休等。治肠痈，常配金银花、红藤、蒲公英、地锦草等。治瘰疬，常配夏枯草、玄参、浙贝母、生牡蛎等。治瘿瘤，常配夏枯草、海藻、黄药子等。治热结癃闭，可配木通、川牛膝、瞿麦等。此外，治急性肾炎，可大量单用或配麻黄、赤小豆、鱼腥草、玉米须等。因含维生素 P，能降低血管通透性和脆性，故可治紫癜，并配白茅根等。

　　本品内服 6～15g，煎汤或入丸散。连翘心长于清心火。因其苦泄微寒，有伤阳败胃之虞，故脾胃虚寒及气虚疮疡脓清者不宜服，瘰疬溃后一般不用。用治急性肾炎时，忌食盐与辛辣之物。

野菊花

【歌诀】野菊微寒，清解平肝，疮肿可消，风热能散。

【来源】菊科植物野菊 Chrysanthemum indicum L. 的干燥头状花序。

【药性】苦、辛、微甘，微寒。芳香。归肝、肺经。

【性能特点】苦能泄降，辛香疏散，微甘益养，微寒能清，入肝肺经。既清泄热邪而解热毒，又清散风热，还略兼益阴而平肝明目。主清解疏散，兼益润平降。集清解、疏散、平降于一体。性效与菊花相似，苦多甘少兼辛，主入肝经，兼入肺经，清解力强。

【功效主治】清热解毒，疏风平肝。治疗疮肿毒，常配紫花地丁、金银花、连翘等。治风热感冒，常配荆芥穗、桑叶、连翘等。治目赤肿痛，属风热者，常配桑叶、谷精草、木贼等；属肝火者，常配桑叶、夏枯草、黄芩等。治咽喉肿痛，常配板蓝根、射干、桔梗等。治肝阳上亢之头痛眩晕，常配川芎、钩藤、生白芍、生牡蛎等。此外，有降压作用，治高血压病属肝阳上亢者，常配夏枯草、石决明等。

本品内服 6～15g，煎汤，或入丸散。外用适量，捣敷。因其苦而微寒，故脾胃虚寒者慎服。

大青叶

【歌诀】大青叶寒，丹毒疹斑，咽喉肿痛，功效非凡。

【来源】十字花科植物菘蓝 *Isatis indigotica* Fort. 的干燥叶。

【药性】苦，寒。归心、肺、胃经。

【性能特点】苦泄寒清质轻，入心胃肺经，药力强。主清心胃热毒，长于凉血消斑，为治温病高热斑疹要药；兼清肺热而利咽，治咽痛口疮常用。善抗病毒，防治病毒性疾患；能抗白血病，治慢性粒细胞性白血病。

【功效应用】清热解毒，凉血消斑。治温病高热发斑，常配水牛角、石膏、栀子、牡丹皮等。治疮痈肿毒，常配蒲公英、紫花地丁、连翘等。治龈肿口疮，常配金银花、连翘、黄芩、生甘草等。治咽喉肿痛，常配桔梗、甘草、金银花、牛蒡子等。治烂喉丹痧（猩红热），常配金银花、连翘、赤芍、马勃等。治痄腮，常配夏枯草、板蓝根、连翘、玄参等。治丹毒，常配生地黄、赤芍、牡丹皮、金银花等。此外，治病毒性疾患、慢性粒细胞性白血病，常在辨证组方基础上配入。并广泛用于流脑、流感、肝炎等的防治。

本品内服 10～15g，煎汤或入丸散。外用适量，鲜品捣敷。因其苦寒，易伤脾胃，故脾胃虚寒者慎服。

板蓝根

【歌诀】板蓝根寒，凉血利咽，清热解毒，丹毒颜面。

【来源】十字花科植物菘蓝 *Isatis indigotica* Fort. 的干燥根。

【药性】苦，寒。归心、胃、肝经。

【性能特点】苦泄寒清，入心肝胃经，药力强。善清心肝胃热毒，长于凉血利咽，为治温病斑疹吐衄及热毒咽痛、丹毒、痄腮之要药，尤善治咽喉肿痛与颜面丹毒（大头瘟）。善抗病毒，防治病毒性疾患；抗白血病，治慢性粒细胞性白血病。

【功效应用】清热解毒，凉血利咽。治温病高热发斑，常配水牛角、生石膏、栀子、牡丹皮等。治咽喉肿痛，属外感风热，常配金银花、菊花、牛蒡子等；属温病初期，常配金银花、连翘、大青叶等；属内火上攻，常配黄芩、栀子、黄连、升麻等。治龈肿口疮，常配金银花、连翘、黄芩、生甘草等。治烂喉丹痧（猩红热），常配金银花、赤芍、马勃等。治颜面丹毒，常配生地黄、牡丹皮、金银花、连翘等。治痄腮，常配夏枯草、连翘、赤芍、玄参等。治疮痈肿毒，常配蒲公英、紫花地丁、菊花、连翘等。此外，治病毒性疾患，常在辨证组方基础上加入本品。并广泛用于流脑、乙脑、流感、肝炎、带状疱疹、腮腺炎、麻疹、扁平疣及病毒性腹泻等的防治。

本品内服 9～15g，煎汤或入散。因其苦寒，易伤脾胃，故脾胃虚寒者慎服。

青　黛

【歌诀】青黛咸寒，吐衄发斑，口疮热毒，小儿惊痫。

【来源】爵床科植物马蓝 *Baphicacanthus cusia*（Nees）Bremek. 等的叶或茎叶经加工制得后的干燥粉末或团块。

【药性】咸，寒。归肝、肺经。

【性能特点】咸入血，寒清解，兼收敛，入肝肺经，药力较强。善清解热毒、凉血消斑，长于泻火定惊，为治温病斑疹吐衄、肝热惊痫、肝火扰肺之要药。外用，清解、散肿、敛疮。抗白血病，治慢性粒细胞性白血病可用。

【功效应用】清热解毒，凉血消斑，泻火定惊，散肿敛疮。治温病高热发斑，常配水牛角、生石膏、牡丹皮等。治肝火吐衄，常配栀子、龙胆、生地黄、槐花等。治肝火扰肺之咳痰带血，常配海蛤壳等。治肝热惊痫，常配牛黄、蝉蜕、朱砂等。治带状疱疹，常配龙胆、栀子、柴胡、赤芍等。治痄腮，常配夏枯草、牛蒡子、赤芍、玄参等。治丹毒，常配生地黄、赤芍、牡丹皮、金银花等。治龈肿口疮，常配冰片、硼砂、儿茶等。治疮痈肿毒，常配蒲公英、紫花地丁、野菊花等。治湿疹湿疮，常配苦参、白鲜皮、枯矾、黄柏等。此外，治肝炎，配白矾同用。治慢性粒细胞性白血病，配雄黄同用。治银屑病，可单用或配紫草、槐花等。

本品内服 1～3g，宜入丸散用，入汤剂当包煎。外用适量，干掺或调敷。因其性寒易伤脾胃，故脾胃虚寒者慎服。

马　勃

【歌诀】马勃味辛，散热清金，咽痛咳嗽，吐衄失音。

【来源】灰包科真菌脱皮马勃 *Lasiosphaera fenzlii* Reich. 等的干燥子实体。

【药性】辛，平。归肺经。

【性能特点】辛能透散，质轻上浮，平而偏凉，专入肺经，药力平和。既清热解毒，又疏散风热，善消肿、利咽，凡咽喉肿痛无论肺热还是风热所致者均宜。兼止血，凡出血无论内热还是外伤均可。

【功效应用】清热解毒，消肿利咽，止血。治咽喉肿痛、咳嗽失音，属肺热者，常配桔梗、金银花、黄芩、牛蒡子等；属风热者，常配桔梗、生甘草、蝉蜕、牛蒡子等。治血热出血，常配栀子、黄芩、白茅根、紫珠等。治外伤出血，轻者单用外敷，重者可配三七、煅石膏等。

本品内服 3～6g，入汤剂宜包，或入丸散。外用适量，研末调敷，或作吹药。

射 干

【歌诀】射干苦寒，降火散血，消肿除癥，化痰破结。

【来源】鸢尾科植物射干 *Belamcanda chinensis*（L.）DC. 的干燥根茎。

【药性】苦、辛，寒。有小毒。归肺、肝经。

【性能特点】苦降泄，辛行散，寒能清，有小毒，力较强，入肺肝经。既清热降火而消肿解毒，又散瘀祛痰而消结除癥。善治热结痰瘀之咽喉肿痛、痰饮咳喘（喉中辘辘如水鸡声）、癥瘕等。

【功效应用】清热解毒，祛痰利咽，散瘀消结。治咽喉肿痛，常配黄芩、桔梗、甘草等。治痰饮喘咳如水鸡声，属热者，常配麻黄、石膏、桑白皮等；属寒者，常配麻黄、杏仁、半夏、厚朴等。治癥瘕痞块，常配鳖甲、凌霄花、土鳖虫等。治久疟疟母，可配柴胡、鳖甲、丹参、常山等。治肝脾肿大，可配柴胡、丹参、三棱、莪术等。治瘀血经闭，可配当归、丹参、桃仁、红花等。治瘰疬痰核，可配夏枯草、浙贝母、连翘、玄参等。治疮肿，可配蒲公英、金银花、紫花地丁等。此外，治水田皮炎，每用 750g，加水 1.3kg，煎煮一小时后，过滤，加食盐12g，待温洗涂患处。

本品内服 6～10g，煎汤或入丸散。外用适量，研末吹喉或外敷。因其苦寒有小毒，能缓泻散血，故用量不宜过大，孕妇及脾虚便溏者忌服。

山豆根

【歌诀】山豆根寒，消肿利咽，泻火解毒，喉痹灵验。

【来源】豆科植物越南槐 *Sophora tonkinensis* Gapnep. 的干燥根及根茎。

【药性】苦，寒。有毒。归肺、胃、心经。

【性能特点】寒清苦泄而降，有毒力强，入肺胃心经。善清泻心肺胃火而解毒、消肿、利咽，药力颇强，治咽喉肿痛属火毒炽盛者最宜，治胃火牙龈肿痛亦佳。实火壅塞者多用，风热者不宜早用，完全化热时方可用。

【功效应用】泻火解毒，消肿利咽。治咽喉肿痛，单用含之咽汁，或配射干、黄芩、玄参等煎服。治牙龈肿痛，单用醋磨汁噙之，或配生石膏、升麻、大青叶等煎服。治肺热咳嗽，可配黄芩、浙贝母、桔梗等。此外，能攻毒，治毒蛇咬伤，单用或配半边莲。能抗肿瘤，治喉癌，可配玄参、大青叶、金荞麦、射干等。

本品内服 3～6g，煎汤或磨汁服。外用适量，煎汤含漱或研末涂敷。因其苦寒有毒，故内服不宜过量，脾胃虚寒、食少便溏者忌服。

北豆根

【歌诀】北豆根寒，消肿利咽，祛风利水，疼痛可蠲。

【来源】防己科植物蝙蝠葛 *Menispermum dauricum* DC. 的根茎。

【药性】苦、辛，寒。有小毒。归肺、胃、大肠经。

【性能特点】苦泄辛散寒清，有小毒，力较强，入肺胃大肠经。既清热解毒，又祛风止痛、消肿利湿。善治热毒壅盛之咽喉肿痛，以及风湿、湿热毒、水湿所致病证。北方地区多用。

【功效应用】泻火解毒，消肿利咽，祛风止痛，利湿消肿。治咽喉肿痛，单用或配射干、板蓝根、马勃等。治肺热咳嗽，可配前胡、浙贝母、桔梗等。治痄腮，常配板蓝根、夏枯草、赤芍等。治热毒泻痢，可配黄连、马齿苋、木香等。治湿热黄疸，常配茵陈、栀子、溪黄草等。治风湿痹痛，单用或配穿山龙、木瓜、威灵仙等。治水肿，常配茯苓、冬瓜皮、车前子等。治脚气肿痛，常配川牛膝、土茯苓、木瓜等。

本品内服 3～9g，煎汤或入丸散。外用适量，研末调敷或煎水泡洗。因其苦寒有小毒，故内服不宜过量，脾胃虚寒、食少便溏者忌服。

木蝴蝶

【歌诀】木蝴蝶凉，甘轻浮上，清解利咽，疏肝可尝。

【来源】紫葳科植物木蝴蝶 Oroxylum indicum（L.）Vent. 的干燥成熟种子。

【药性】苦、甘，凉。归肺、肝、胃经。

【性能特点】苦凉清泄，甘轻上浮。既入肺经，清解热毒而利咽，又入肝胃经，疏肝和胃。治咽喉肿痛，无论肺热还是风热或兼肝胃不和者均可，尤以肺热咽痛、声音嘶哑者用之最佳。

【功效应用】清热解毒，利咽，疏肝和胃。治咽喉肿痛，属肺热者，可配板蓝根、黄芩、牛蒡子等；属风热者，可配金银花、桔梗、生甘草等。治肝气犯胃脘胁痛，可配柴胡、川楝子、延胡索等。

本品内服 3～6g，煎汤。外用适量，贴敷患处。

肿节风

【歌诀】肿节风平，利咽凉清，祛风除湿，痛止血行。

【来源】金粟兰科植物草珊瑚 *Sarcandra glabra*（Thunb.）Nakai 的枝叶或全草。

【药性】辛、苦，平。归肝、肺、大肠经。

【性能特点】辛行散，苦燥泄，平偏凉。既入肺大肠经，清热解毒而利咽；又入肝经，祛风除湿与活血止痛。清解力虽弱，但能燥散。凡咽喉肿痛，无论肺热还是风热，或兼风湿、外伤、湿热泻痢者均宜。

【功效应用】清热解毒，利咽，祛风除湿，活血止痛。治咽喉肿痛，属肺热者，可配板蓝根、黄芩、鱼腥草等；属热者，可配金银花、桔梗、牛蒡子等。治口舌生疮，可配金银花、生甘草、黄芩等。治泻痢腹痛，可配木香、黄连、马齿苋等。治风湿痹痛，可配羌活、独活、威灵仙、徐长卿等。治痈肿疮毒，可配蒲公英、野菊花、紫花地丁等。治跌打损伤，可配苏木、红花、延胡索、鸡血藤等。此外，也可用于胰腺癌与白血病的治疗。

本品内服 10 - 15g，煎汤。外用适量，研末调敷，或鲜品捣敷。因其清解燥散活血，故虚火咽痛者慎服，孕妇忌服。

蒲公英

【歌诀】蒲公英寒，乳痈最宜，疗疮淋痛，食毒皆医。

【来源】菊科植物蒲公英 *Taraxacum mongolicum* Hand.-Mazz. 或同属数种的干燥全草。

【药性】苦、甘，寒。归肝、胃经。

【功效应用】苦寒清泄，甘淡渗利，入肝胃经。既善清热解

中医白话解读本丛书

毒，又兼疏肝通乳、散结消痈，还能利尿、缓通大便，导湿热、热毒从二便出。力强效佳而味不甚苦，为治疮肿良药。虽内、外痈皆宜，但以外痈为主，乳痈尤佳，内服外用皆有效。药食兼用，亦可作蔬食。

【功效应用】清热解毒，散结消痈，利尿通淋。治乳痈肿痛，大量单用或配金银花、漏芦、瓜蒌等。治痈肿疮毒，常配紫花地丁、野菊花、连翘、夏枯草等。治肠痈腹痛，常配牡丹皮、大黄、红藤、虎杖等。治肺痈，常配鱼腥草、芦根、冬瓜仁、桃仁、金荞麦等。治肝痈，常配败酱草、柴胡、赤芍等。治湿热淋痛，常配瞿麦、萹蓄、木通等。治湿热黄疸，常配茵陈、溪黄草、栀子、大黄等。此外，还治消化道溃疡，常据情配入复方中。治目赤肿痛，可配菊花、决明子、木贼等。能解食物毒，治食物中毒轻症单用或配甘草等。

本品内服 10～20g，鲜品酌加，煎汤或入丸散。外用适量，鲜品捣敷。因其用量过大，可致缓泻，故脾虚便溏者慎服。

紫花地丁

【歌诀】紫花地丁，凉血消肿，痈疽疔疮，热毒勿恐。

【来源】堇菜科植物紫花地丁 *Viola yedoensis* Makino 的干燥全草。

【药性】苦、辛，寒。归心、肝经。

【性能特点】苦泄辛散寒清，入心肝经。力强于蒲公英，善清解血分热毒而凉血消肿，治火毒炽盛之痈肿疔毒，尤宜疔毒走黄，兼治斑痘疹毒。虽内、外痈皆可，但以外痈为主。

【功效应用】清热解毒，凉血消肿。治痈肿疔毒，常配金银花、野菊花、蒲公英等。治疔疮走黄，常配金银花、水牛角、赤芍、大青叶等。治斑痘疹毒，常配紫草、牛蒡子、金银花、水牛角等。此外，还治丹毒，常配赤芍、生地黄、大青叶、金银花等。

本品内服 10～20g，煎汤或入丸散。外用适量，鲜品捣敷。因其苦寒，故脾胃虚寒及阴证疮疡者慎服。

蚤 休

【歌诀】蚤休微寒，清热解毒，痈疽蛇伤，惊痫发搐。

【来源】百合科植物七叶一枝花 *Paris polyphylla* Smith var. *chinensis*（Franch.）Hara 等的干燥根茎。

【药性】苦，微寒。有小毒。归肝经。

【性能特点】苦能泄散，微寒清解，有小毒，力较强，专入肝经。善清热解毒、消肿止痛、凉肝定惊，疮痈肿毒痛重者宜用。虽内、外痈皆治，但以外痈为主。善解蛇毒，为治毒蛇咬伤之要药，症轻者单用，症重者入复方。

【功效应用】清热解毒，消肿止痛，凉肝定惊，解蛇毒。治痈疮疔肿，常配金银花、紫花地丁、蒲公英、大青叶等。治痄腮肿痛，醋磨汁涂，配板蓝根、连翘、赤芍等煎汤服。治带状疱疹，醋磨汁涂，配柴胡、板蓝根、赤芍等煎汤服。治咽喉肿痛，可配金银花、连翘、黄芩、板蓝根等。治跌打肿痛，可配三七等，内服外敷皆宜。治肝热生风，可配龙胆、生地黄、白芍、生牡蛎、全蝎等。治小儿惊风，以本品 3g 配天花粉 6g 水煎，入麝香少许服。治毒蛇咬伤，属血液毒者，可配大黄、野菊花、徐长卿等；属神经毒者，宜再加独活、八角莲、麝香等。此外，治功能性子宫出血等，可单用制成胶囊服。治各种癌肿，可据情配方。

本品内服 5～10g，入丸散时酌减。用于收缩子宫时，宜研末服，每次 3g，每日 3 次。外用适量，研末敷，或鲜品捣敷。

因其苦寒清泄，能收缩子宫，故孕妇、体虚、无实火热毒及阴疽患者忌服。肾炎、风湿、肝脏病变者慎用。过量服用，可引起头痛、恶心、呕吐、腹胀、腹痛、面目浮肿等副作用。

拳 参

【歌诀】拳参苦凉，解毒治疮，清热消肿，利湿退黄。

【来源】蓼科植物拳参 *Polygonum bistorta* L. 的干燥根茎。

【药性】苦，微寒。归肝、肺、胃、大肠经。

【性能特点】苦能泄降，微寒能清，入肝胃肺大肠经。既清解热毒、消散肿结、凉血止血；又通利二便而利湿、缓通大便，导热毒从二便出。凡热毒、血热、湿热者皆宜，兼二便不利者尤佳。不应以之代蚤休用。

【功效应用】清热解毒，散结消肿，利湿退黄，凉血止血。治痈肿疮毒，单用煎服或鲜品捣敷，或配蒲公英、黄芩等。治咽喉肿痛，单用煎汤含漱或配金银花、板蓝根、桔梗等。治口舌生疮，常配金银花、生甘草、竹叶、栀子等。治瘰疬肿结，常配夏枯草、浙贝母、连翘、猫爪草等。治肺热咳嗽，常配黄芩、前胡、桑白皮等。治水肿兼热，常配冬瓜皮、泽泻、车前子等。治肠痈腹痛，常配蒲公英、牡丹皮、大黄等。治湿热泻痢，常配黄连、木香、马齿苋等。治湿热黄疸，常配茵陈、栀子、金钱草等。治血热吐衄，常配栀子、小蓟、白茅根、槐花等。治痔疮便血，常配槐角、地榆、黄芩等。治外伤出血、水火烫伤，单用或配入复方，煎服或研末外敷。

本品内服 3～10g，煎汤。外用适量，研末调敷，或鲜品捣敷。因其缓通大便，故脾虚便溏者慎服。

垂盆草

【歌诀】垂盆草凉，治肝退黄，利湿清热，解毒疗疮。

【来源】景天科植物垂盆草 *Sedum sarmentosum* Bunge 的干燥或新鲜全草。

【药性】甘、淡，凉。归肝、胆、小肠经。

【性能特点】凉清甘淡渗利，入肝胆小肠经。善清解热毒、利水湿而通淋、退黄。凡热毒、湿热皆可，治湿热黄疸与疮肿最宜。利水湿力较强，水肿兼热亦常用。有保肝作用，治肝炎有无黄疸皆宜，能改善症状、降低血清丙氨酸转氨酶。

【功效应用】清热解毒，利湿退黄。治疮痈肿毒，鲜品捣汁内服或捣烂外敷，或入复方。治水火烫伤，鲜品捣汁内服并外涂，或配冰片捣敷。治毒蛇咬伤，鲜品捣敷伤周，内服配半边莲、蚤休等。治湿热黄疸，单用或配茵陈、栀子、溪黄草、大黄等。治热淋涩痛，单用或配车前子、木通、瞿麦、萹蓄等。治水肿兼热，常配车前子、泽泻、冬瓜皮等。

本品内服 10 ～ 30g，鲜品 50 ～ 100g，煎汤入丸散，或鲜品捣汁。外用适量，鲜品捣敷。

半边莲

【歌诀】半边莲寒，疮毒解散，水肿可消，蛇伤宜选。

【来源】桔梗科植物半边莲 *Lobelia chinensis* Lour. 的新鲜或干燥全草。

【药性】甘、淡，寒。归心、小肠、肺经。

【性能特点】寒清甘淡渗利，入心小肠肺经。既解热毒，又解蛇毒，还善利水。热毒、蛇毒、水肿皆宜。"家有半边莲，可以伴蛇眠"，治蛇伤尤佳。

【功效应用】清热解毒，利水消肿，解蛇毒。治疮疡肿毒，常配蒲公英、野菊花、紫花地丁等。治水肿兼热，常配车前子、桑白皮、泽泻等。治湿热黄疸，常配栀子、茵陈、溪黄草、金钱草等。治毒蛇咬伤，单用鲜品捣汁，或配徐长卿、蚤休等。治蜂蝎刺螫，可配半枝莲等捣汁，加蜂蜜炖服，渣外敷。此外，还治多种癌肿，常配白花蛇舌草、仙鹤草等。

本品内服 10～20g，鲜草可用 30～60g，煎汤。外用适量，鲜品捣敷。因其甘寒清利，故水肿兼虚者慎服。

半枝莲

【歌诀】半枝莲寒，毒解瘀散，止血利水，癌肿可痊。

【来源】唇形科植物半枝莲 *Scutellaria barbata* D. Don 的干燥全草。

【药性】辛、苦，寒。归肺、肝、肾经。

【性能特点】辛散苦泄寒清，入肺肝肾经。既清解热毒，又化瘀止血，还利水消肿。凡热毒、瘀血、出血、湿热下注及水湿内停皆宜。

【功效应用】清热解毒，化瘀止血，利水消肿。治痈肿疔疮，单用或配金银花、蒲公英、野菊花等。治咽喉肿痛，单用或配板蓝根、金银花、桔梗等。治肺痈吐脓，常配鱼腥草、芦根、冬瓜仁、金荞麦等。治毒蛇咬伤，单用或配蚤休、半边莲、紫花地丁等。治吐血衄血，常配白茅根、栀子、小蓟等。治跌打肿痛，常配丹参、赤芍、苏木等。治腹水水肿，常配茯苓、猪苓、车前子等。治血淋涩痛，可配小蓟、白茅根、栀子等。治热淋涩痛，可配瞿麦、车前草、木通等。此外，抗癌，治各种肿瘤，常配白花蛇舌草等。

本品内服 10～30g，鲜品加倍，煎汤或入丸散。外用适量，捣敷。因其辛散苦泄寒清而化瘀血，故孕妇及脾胃虚寒者慎服。

白花蛇舌草

【歌诀】蛇舌草寒，解毒灵丹，消痈利尿，疮肿皆安。

【来源】茜草科植物白花蛇舌草 *Hedyotis diffusa* Willd. 的干燥或新鲜全草。

【药性】苦、甘、寒。归肺、胃、肝、大肠经。

【性能特点】苦寒清泄，甘淡渗利，既入肺胃经，又入肝大肠经。既善清解热毒，又利湿、抗癌。消痈肿每用，外痈、内痈及癌肿皆可。

【功效应用】清热解毒，利湿。治热毒疮肿，常配金银花、野菊花、蒲公英等。治咽喉肿痛，常配板蓝根、桔梗、牛蒡子、生甘草等。治肺痈吐脓，常配鱼腥草、芦根、金荞麦等。治肠痈腹痛，常配牡丹皮、大黄、败酱草等。治热淋涩痛，可配瞿麦、车前草、蒲公英等。治湿热黄疸，可配茵陈、金钱草、溪黄草等。此外，还抗肿瘤，治多种癌肿，常配半枝莲，并加入复方中。治脂溢性皮炎、痤疮，可配生枇杷叶、桑白皮、焦栀子、生侧柏叶等。

本品内服 15～60g，鲜品加倍，煎汤或鲜品绞汁。外用适量，鲜品捣敷。因其品苦寒清泄，甘淡渗利，故阴疽及脾胃虚寒者忌服。

白鲜皮

【歌诀】白鲜寒苦，湿热可逐，痹痛发黄，疥癣疮毒。

【来源】芸香科植物白鲜 *Dictamnus dasycarpus* Turcz. 的干燥根皮。

【药性】苦，寒。归脾、胃、膀胱、小肠经。

中医白话解读本丛书

【性能特点】苦燥泄，寒清解，既入脾胃经，又入膀胱小肠经。善清热解毒、燥湿、利湿、祛风而退黄、止痒、蠲痹。为"诸黄风痹之要药"。凡热、湿、风三邪合致病证皆可酌用。

【功效应用】清热解毒，除湿祛风，止痒。治湿疮痒痛，常配苦参、连翘、枯矾、黄芩等。治湿热疹痒，常配苦参、黄芩、地肤子等。治风热疹痒，常配地肤子、荆芥穗、金银花等。治阴痒带下，常配黄柏、苍术、川牛膝等。治疥癣麻风，可配苦参、硫黄、雄黄、大风子等。治湿热黄疸，常配秦艽、青蒿、垂盆草、虎杖等。治风湿热痹，常配秦艽、络石藤、忍冬藤等。此外，治热淋涩痛，常配车前草、蒲公英、栀子等。

本品内服 5～10g，煎汤或入丸散。外用适量，煎汤熏洗，或研末掺、撒、或调涂。因其苦寒易伤阳败胃，故脾胃虚寒者忌服。

土茯苓

【歌诀】土茯苓平，梅疮宜服，既长利湿，又可解毒。

【来源】百合科植物光叶菝葜 *Smilax glabra* Roxb. 的干燥根茎。

【药性】甘、淡，平。归肝、胃经。

【性能特点】甘淡渗利，平而偏凉，入肝胃经。利湿有余而清热力甚弱，兼利关节，善治疮疹湿痒、湿痹。兼解梅疮之毒与汞毒，为治梅毒之专药。凡湿毒、梅毒、汞毒所致病证皆宜。力缓，用量宜大。味不苦，易服。

【功效应用】利湿解毒，兼利关节。治梅毒或梅毒久服汞剂中毒者，大量单用或配金银花、苦参、木通等煎服。治湿热疮疡，常配防己、苦参、白鲜皮、黄柏等。治湿热疹痒，常配苍耳子、地肤子、苦参等。治湿热淋浊，可配黄柏、苍术、草

蘚等。治阴痒带下黄臭，可配黄柏、苍术、龙胆等。治湿痹重
痛麻木，可配萆薢、木瓜、薏苡仁等。治脚气肿痛，可配木瓜、
防己、薏苡仁、牛膝等。此外，还治银屑病，可配紫草、槐花
等。治钩端螺旋体病，大剂量单用或配地榆、青蒿、白茅根等。

　　本品内服 15 ～ 60g，煎汤或入丸散。也可煎汤含漱。外用
适量，研末调敷。因其甘淡渗利，有伤阴之虞，故阴虚者慎服。
《本草纲目》云：忌饮茶。《医暇卮言》云：与茶同服，必致耳
聋。故服药期间忌饮茶叶水。

穿心莲

　　【歌诀】穿心莲苦，清热解毒，兼可透散，燥湿邪除。

　　【来源】爵床科植物穿心莲 *Andrographis paniculata*（Burm.
f.）Nees 的干燥地上部分。

　　【药性】苦，寒。归肺、胃、大肠、小肠经。

　　【性能特点】苦燥泄，寒清解，质轻浮散，既入肺胃经，又
入大肠小肠经。善清解热毒、燥除湿邪，并兼透散，凡热毒或
湿热毒所致病证，无论在上在下、在里在表均可选用。

　　【功效应用】清热解毒，燥湿，兼透散。治温病初期，症轻
者单用，重者配金银化、连翘等。治肺热咳嗽，常配黄芩、桑
白皮、地骨皮等。治肺痈吐脓，常配芦根、冬瓜仁、鱼腥草、
桔梗等。治咽喉肿痛，常配桔梗、板蓝根、牛蒡子等。治疮痈
肿毒，常配连翘、蒲公英、野菊花、拳参等。治鼻渊头痛，单
用叶研末吸入或鲜品榨汁滴入鼻孔。治湿热泻痢，单用或配马
齿苋、金银花、地锦草等。治热淋涩痛，常配车前子、瞿麦、
萹蓄等。治湿疹湿疮，常配白鲜皮、苦参、土茯苓等。治蛇咬
伤，常配半边莲、蚤休、白花蛇舌草等。此外，还治钩端螺旋
体病，单用片剂或入复方。治阴道炎，单用胶囊塞入阴道；或

入复方煎汤待温坐浴。

本品内服 6 ~ 15g，煎汤；或制成片剂、丸散剂，用量可酌减。外用适量，鲜品捣敷，研末调涂。因其苦寒，易伤胃气，故不宜多服久服，脾胃虚寒者不宜服。

白蔹

【歌诀】白蔹微寒，疮疡颇宜，清火解毒，消肿生肌。

【来源】葡萄科植物白蔹 *Ampelopsis japonica*（Thunb.）Makino的干燥块根。

【药性】苦、辛，微寒。归心、胃经。

【性能特点】苦泄辛散，微寒能清，入心胃经。既清解热毒，又消散生肌而敛疮，为治疮疡肿毒之要药。未脓可消，已脓促溃，脓多促排，脓尽生肌，久溃不敛可生肌收口。

【功效应用】清热解毒，散结止痛，敛疮生肌。治疮疡肿毒，初起者，单用煎服，亦可研末酒调敷，或入复方煎服；中后期，常配天花粉、白芷、金银花、连翘等。治瘰疬肿痛，单用研末敷，并配夏枯草、连翘、猫爪草等煎服。治痔疮肿痛，可配地榆、槐角、虎杖、黄芩、炒枳壳等。治水火烫伤，单用或配地榆、虎杖等研末调敷。此外，还治冻疮，单用水煎调蜜或糖服，渣敷患处。治跌打肿痛，与食盐同捣敷患处，并研末酒调服。治妇女阴中痛，单用或配北刘寄奴、益母草等。

本品内服 5 ~ 10g，煎汤或入丸散。外用适量，研末干掺，或调敷。因其反乌头，不宜与乌头类药同用。

山慈菇

【歌诀】山慈菇寒，散结攻毒，瘰疬疮疡，内服外敷。

【来源】兰科植物杜鹃兰 *Cremastra appendiculata*（D. Don）

Makino 等的干燥假鳞茎。

【药性】甘、微辛，寒。有小毒。归肝、胃经。

【性能特点】甘解毒，微辛散，寒能清，有小毒，力较强。入肝胃经，清解热毒、散结消痈力强，善治疔疮发背及恶肿。

【性能特点】清热解毒，散结消痈。治痈肿疔疮，常配红大戟、雄黄、千金子等。治咽喉肿痛，可配桔梗、板蓝根、射干等。治瘰疬结核，常配夏枯草、浙贝母、猫爪草等。治癥瘕痞块，常配鳖甲、穿山甲、土鳖虫等。治癌瘤，可配半枝莲、夏枯草、山豆根等。此外，还治瘿瘤，可配夏枯草、昆布、川贝母、黄药子等。

本品内服煎汤，3 ~ 6g；入丸散 0.3 ~ 0.6g。外用适量，研末掺或调敷，或鲜品捣敷。因其苦寒，有小毒，故正虚体弱者慎服。据报道，大量久服可引起白细胞减少、胃肠道不良反应、多发性神经炎等。

中医白话解读本丛书

漏　芦

【歌诀】漏芦寒苦，泻火解毒，消散痈肿，通经下乳。

【来源】菊科植物祁州漏芦 Rhaponticum uniflorum（L.）DC.、禹州漏芦 Echinops latifalius Tausch 的干燥根。红花者名祁州漏芦，蓝花者名禹州漏芦。

【药性】苦，寒。归胃经。

【性能特点】苦泄散，寒能清，入胃经。既清解热毒，又通经脉、下乳汁，以消散痈肿。为治乳房病之要药，无论乳胀、乳少、乳汁不下，还是乳痈、乳癖（乳腺增生）、乳癌均可酌选，尤以热毒、血瘀、乳汁淤积者用之为佳。

【功效应用】清热解毒，通经下乳。治乳痈肿痛，常配蒲公英、瓜蒌、牛蒡子等。治痈肿疮毒，可配金银花、连翘、野菊花、黄连等。治痄腮肿痛，常配板蓝根、连翘、夏枯草、赤芍等。治瘰疬结核，常配夏枯草、玄参、川贝母、射干等。治乳腺增生，常配夏枯草、柴胡、天冬等。治乳房胀痛，常配柴胡、路路通、丝瓜络、香附等。治缺乳，属肝郁气滞者，常配柴胡、当归、香附、通草等；属气血亏虚者，常配黄芪、当归、党参、路路通等。治乳腺癌肿，常配柴胡、夏枯草、仙鹤草、猫爪草等。

本品内服 5 ～ 12g，煎汤或入丸散。外用适量，煎水洗或研末调敷。因其苦寒通经，故阴证疮痈忌服，孕妇慎服。

金荞麦

【歌诀】金荞麦平，清肺疗痈，化痰解毒，消食调中。

【来源】蓼科植物金荞麦 *Fagopyrum dibotrys*（D. Don）Hara 的干燥根茎和块根。

【药性】苦，平。归肺、脾、胃经。

【性能特点】苦泄降，平偏凉，入肺脾胃经。善清解热毒、化痰止咳，兼健脾消食，内外痈均治，最善治肺痈，兼脾虚食积者尤佳。

【功效应用】清热解毒，化痰止咳，健脾消食。治肺痈吐脓，大量单用或配鱼腥草、芦根、桔梗等。治肺热咳嗽，常配黄芩、浙贝母、桑白皮等。治咽喉肿痛，常配桔梗、牛蒡子、金银花等。治痈疮肿毒，常配蒲公英、野菊花、连翘等。治瘰疬肿结，常配夏枯草、连翘、猫爪草等。治毒蛇咬伤，常配半边莲、徐长卿、白花蛇舌草等。治脾虚消化不良，常配党参、陈皮、茯苓、甘草等。治疳积消瘦，与瘦猪肉炖服，或配党参、使君子等。此外，治热毒食积泻痢，可配马齿苋、白头翁等。

本品内服 15 ～ 30g，煎汤，或入丸散。外用适量，鲜品捣

中医白话解读本丛书

敷或绞汁涂。因其平偏凉，兼缓通便，故脾虚便溏者慎服。

鱼腥草

【歌诀】蕺菜微寒，肺痈宜服，清热排脓，利尿解毒。

【来源】三白草科植物蕺菜 *Houttuynia cordata* Thunb. 的新鲜或干燥地上部分。

【药性】辛，微寒。芳香。归肺、膀胱经。

【性能特点】辛香宣散，微寒能清，入肺膀胱经。既善清解热毒、消痈排脓、利尿通淋，又兼透表。集清解、排脓、利尿、透表于一体。凡痈肿疮毒无论内外均治，最善治肺痈、咽肿、热咳、热淋，兼表邪者尤佳。药食兼用，味不苦易服。

【功效应用】清热解毒，消痈排脓，利尿通淋。治肺痈吐脓，常配桔梗、芦根、金荞麦、金银花等。治肺热咳喘，常配麻黄、苦杏仁、生甘草、黄芩等。治咽喉肿痛，常配桔梗、生甘草、板蓝根、射干等。治痈肿疮毒，常配蒲公英、连翘、拳参等。治湿热泻痢，常配黄连、马齿苋、木香、地锦草等。治热淋涩痛，常配车前子、瞿麦、穿心莲等。治水肿兼热，可配车前子、冬瓜皮、茯苓等。治风热感冒，可配金银花、连翘、薄荷、荆芥穗等。此外，治肾炎尿蛋白不退，属湿热者，配石韦、车前草、玉米须、桔梗等；属气阴两虚者，配生黄芪、山药、知母等；兼瘀者，加丹参、益母草等；兼膀胱气化不力者，加乌药、萆薢等。

本品内服 15～30g，鲜品用量加倍，不宜久煎，入汤剂应后下。外用适量，鲜品捣敷或煎汤熏洗患处。

红 藤

【歌诀】红藤苦平，解毒消肿，止痛活血，善治肠痈。

【来源】大血藤科植物大血藤 *Sargentodoxa cuneata*（Oliv.）Rehd. et Wils. 的干燥藤茎。

【药性】苦，平。归大肠、肝经。

【性能特点】苦泄散，平偏凉，藤类善行，入大肠与肝经。既清解热毒，又活血止痛，凡热毒兼瘀或血瘀兼热者皆宜。最善治肠痈，各期均宜，热毒兼瘀痛重者尤佳。

【功效应用】清热解毒，活血止痛。治肠痈腹痛，常配大黄、牡丹皮、薏苡仁、蒲公英等。治跌打损伤，常配川芎、当归、鸡血藤等。治经闭痛经，常配红花、桃仁、当归、川芎等。治产后恶露不尽，可配虎杖、益母草、败酱草等。治风湿痹痛，可配石南藤、鸡血藤、青风藤等。此外，古文献记载，大剂量使用可驱杀蛔、蛲、绦虫。治虫积腹痛，单用或配使君子、槟榔、苦楝皮等。

本品内服 10 ～ 15g，直至 30g，煎汤或浸酒服。外用适量，捣敷。因其苦泄活血，故孕妇慎服。

败酱草

【歌诀】败酱微寒，善治内痈，解毒排脓，行瘀止痛。

【来源】败酱科植物黄花败酱 *Patrinia scabiosaefolia* Fisch. ex Link. 等的干燥带根全草。

【药性】辛、苦，微寒。归胃、大肠、肝经。

【性能特点】辛散苦泄，微寒能清，入胃大肠肝经。走气入血，既清热解毒、排脓消痈，又祛瘀止痛，凡热毒、瘀血，或热毒兼瘀者可选。内外痈均治，长于治内痈。

【功效应用】清热解毒，排脓消痈，祛瘀止痛。治肠痈腹痛，脓未成者，常配金银花、蒲公英、赤芍等；脓已成者，常配牡丹皮、薏苡仁、红藤等。治肺痈吐脓，常配鱼腥草、芦根、冬瓜仁、金荞麦等。治肝痈胁痛，常配垂盆草、金钱草、夏枯草、郁金等。治痈肿疮毒，常配金银花、紫花地丁、野菊花等。治瘀热互结胸腹痛，常配柴胡、川楝子、延胡索等。治产后瘀阻腹痛，常配益母草、红藤、当归、蒲黄等。此外，治失眠，单用或配夏枯草、生薏苡仁、半夏、炒酸枣仁等；治肝炎，常配茵陈、垂盆草、郁金等；治湿热痢疾，可配黄连、木香、地锦草等。

本品内服 6～15g，煎汤或入丸散。外用适量，鲜品捣敷。因其苦寒气恶易伤脾胃，并能祛瘀，故用量不宜过大，脾虚食少便溏者忌服，孕妇慎服。大剂量服用（每天 30g 以上）可引起头昏、恶心及白细胞暂时性减少等，故脾功能亢进、白细胞总数低于 2800/mm³ 时禁用。

中医白话解读本丛书

地锦草

【歌诀】地锦草平，解毒宜尝，活血止血，利尿退黄。

【来源】大戟科植物地锦草 *Euphorbia humifusa* Willd. 等的干燥或新鲜全草。

【药性】苦、辛，平。归肝、胃、大肠经。

【性能特点】苦泄辛散，平而偏凉，入肝胃大肠经。既清解热毒、活血止血，又利湿而退黄。有止血而不留瘀，活血而不动血之长。凡热毒、血瘀、出血、湿热所致病证均宜。

【功效应用】清热解毒，活血止血，利湿。治热毒泻痢，单用或配马齿苋、铁苋、黄连等。治痈肿疔疮，单用捣敷或配金银花、蒲公英等煎服。治外伤肿痛，单用和酒糟捣敷，或配丹参、赤芍等煎服。治毒蛇咬伤，常配半边莲、蚤休、白花蛇舌草等。治各种出血，单用捣汁服或外敷，或入复方。治湿热黄疸，常配茵陈、栀子、垂盆草、虎杖等。此外，治泌尿系结石，以鲜品 100g ～ 200g 洗净捣烂,放入碗中,上覆一较小盖碗,倒进煮沸糯米酒 250 ～ 300mL,10 分钟后,待温服,服时不去盖碗。

本品内服 15 ～ 30g,煎汤,或鲜品捣烂加米酒取汁。外用适量,研末掺,或鲜品捣敷。

马齿苋

【歌诀】马齿苋寒,热痢最善,凉血解毒,滑利二便。

【来源】马齿苋科植物马齿苋 *Portulaca oleracea* L. 的新鲜或干燥地上部分。

【药性】酸,寒。归肝、大肠经。

【性能特点】酸寒清解质滑,入肝大肠经。既清解热毒、凉血,使热毒从内解;又滑肠,促使湿热或热毒尽快从大便排出;还利湿热而通淋,导热毒从小便出。善治热痢与血痢。药食兼用,味不苦易食,亦可作为减肥保健食品。

【功效应用】清热解毒,凉血止痢,利湿通淋。治热毒泻痢,单用鲜品捣汁或干品煎服,或配大蒜等。治肠痈腹痛,常配蒲公英、红藤、牡丹皮、败酱草等。治痈肿疮毒,服配蒲公英、连翘等;敷配青黛、石灰等。治丹毒,常配板蓝根、大青叶、赤芍、紫草等。治血热崩漏,鲜品捣汁服或取干品配荆芥炭等。治便血痔血,常配地榆、槐角、黄芩、地锦草等。治外伤出血,单用鲜品捣汁外涂,或干品研末外敷。治湿热淋痛,单用鲜品捣汁或配车前子、木通等煎服。此外,治钩虫病,单用煎汤,加糖服。治扁平疣,取本品 60g,紫草、败酱草、大青叶各 15g,煎服。

本品内服 9 ～ 15g,鲜品 30 ～ 60g,煎汤,或鲜品捣汁服。

外用适量，捣敷患处。止血宜用鲜品捣汁服。因其寒滑，故脾虚便溏或泄泻者不宜服。

白头翁

【歌诀】白头翁寒，凉血止痢，燥湿杀虫，虚寒当忌。

【来源】毛茛科植物白头翁 *Pulsatilla chinensis*（Bge.）Regel 的干燥根。

【药性】苦，寒。归大肠、胃经。

【性能特点】苦寒清解泄燥，入大肠胃经。善除肠胃热毒蕴结，兼凉血、燥湿、杀虫。既治热毒血痢（急性痢疾及慢性痢疾急性发作），又治休息痢（阿米巴痢），症重者尤宜。

【功效应用】清热解毒，凉血止痢，燥湿杀虫。治热毒血痢，常配黄连、黄柏、秦皮等。治休息痢，单用水煎服，或配鸦胆子等。治阴痒带下，常配苦参、蛇床子等煎服或外洗。此外，还治血热出血，鲜品捣汁服或配黄芩、白茅根、地榆等煎服。

本品内服 6～15g，煎汤或入丸散。外用适量，捣敷，或保留灌肠。因其苦寒泄降，故虚寒泻痢者忌服。

鸦胆子

【歌诀】鸦胆子寒，治痢杀虫，疟疾能止，赘疣有功。

【来源】苦木科植物鸦胆子 *Brucea javanica*（L.）Merr. 的干燥成熟果实。

【药性】苦，寒。有小毒。归大肠、肝经。

【性能特点】苦寒清解，有小毒，力较强，入肝大肠经。既清解热毒，又燥湿杀虫而止痢、截疟。杀多种人体寄生虫，既杀阿米巴原虫，又杀多种肠道寄生虫、血吸虫、阴道滴虫等。且善腐蚀，外用蚀赘疣、鸡眼、瘢痕，内服要注意保护消化道黏膜。力强效佳，虽可治各种痢疾，但多用于休息痢（阿米巴痢）。

【功效应用】清热解毒，燥湿杀虫，止痢截疟，腐蚀赘疣。治热毒血痢、休息痢、疟疾寒热，单用去壳取仁装胶囊服。治赘疣，单用去壳取仁敷，或取油外涂。治鸡眼，单用去壳取仁敷患处。此外，还治早期血吸虫病，取仁龙眼肉包裹服。治滴虫性或阿米巴原虫性阴道炎，煎汤冲洗或制成栓剂用。治手癣、甲癣，单用取仁外敷。治喉、外耳道乳突状瘤，用鸦胆子油外涂。治癌肿，以其油制成注射液用。

本品内服每次 10～15 粒（治疟疾）或 10～30 粒（治痢），或 0.5～2g，每日 3 次，味极苦，易腐蚀，不宜入汤剂，宜去壳取仁装入胶囊服，或以龙眼肉或馍皮包裹服用。或压去油，制成丸剂或片剂用。外用适量，捣敷；或制成鸦胆子油局部涂敷，并须注意保护正常皮肤。因其有小毒，能刺激胃肠道、损害肝肾，故宜中病即止，不可多用久服；孕妇、婴幼儿慎服；脾胃虚弱、胃肠出血、肝肾病患者忌服。

秦　皮

【歌诀】秦皮苦寒，明目涩肠，清火燥湿，热痢效强。

【来源】木犀科植物苦枥白蜡树 *Fraxinus rhynchophylla* Hance 等的干燥枝皮或干皮。

【药性】苦、涩，寒。归肝、胆、大肠经。

【性能特点】苦燥寒清，涩能收敛，入大肠肝胆经。既清热解毒又燥湿收敛而止痢止带，还清肝而明目。且涩肠而不敛热邪与湿邪，故为治热毒血痢、里急后重之要药。

【功效应用】清热解毒，燥湿止带，清肝明目。治热毒血痢，常配白头翁、黄连、黄柏等。治湿热带下，常配椿皮、黄柏、苍术等。治目赤肿痛，属肝火者，常配夏枯草、栀子、龙胆等；属风热者，常配谷精草、菊花、荆芥穗等。治目生翳膜，常配谷精草、木贼、密蒙花等。此外，还能祛痰止咳平喘，治肺热痰阻之咳喘，可配鱼腥草、黄芩、炙麻黄、苦杏仁等。

本品内服 3～12g，煎汤，或入丸散。外用适量，煎水洗眼。因其苦寒，故脾胃虚寒者忌服。

牛　黄

【歌诀】牛黄微寒，开窍豁痰，定惊清热，解毒灵丹。

【来源】牛科动物牛 *Bos taurus domesticus* Gmelin 的胆结石。

【药性】苦，凉。归心、肝经。

【性能特点】苦凉清泄，芳香开化。入心肝经，清解心肝经热而解热毒，又化除痰浊、开（心脑）窍闭而醒神，还凉肝、息风而定惊、止痉。集清热解毒、化痰开窍、息风定惊于一体，力强效佳，凡热毒、痰热、肝热、肝风、风痰所致疾患皆宜，亦为凉开之要药。人工牛黄功似天然牛黄而力缓，善治呼吸道感染。

【功效应用】清热解毒，化痰开窍，息风定惊。治痈肿疔毒，常配麝香、雄黄等。治咽喉肿烂，常配朱砂、蟾酥等。治瘰疬痰核，常配麝香、乳香等。治牙疳口疮，常配珍珠、青黛等。治小儿胎毒，常配珍珠等。治热病神昏窍闭，常配麝香、冰片等。治中风痰迷，常配麝香、水牛角等。治癫痫抽搐，常配胆南星、朱砂等。治痰热急惊抽搐，常配胆南星、天竺黄等。

中医白话解读本丛书

本品内服 0.2 ～ 0.5g，入丸散。外用适量，研末敷患处。因其苦凉，故非实热证不宜用，孕妇慎用。

熊 胆

【歌诀】熊胆苦寒，惊痫黄疸，目赤翳障，疮毒亦善。

【来源】熊科动物黑熊 *Selenarctos thibetanus* G. Curvier 等胆汁的干燥物。现多以人工引流胆汁干燥而得熊胆粉。

【药性】苦，寒。归肝、胆、心经。

【性能特点】苦泄降，寒能清，入肝胆心经。既清肝胆心火而解热毒、明目又息肝风而止痉，还利胆、溶石而退黄、除结石。集清解、息风、明目、利胆于一体，凡热毒、动风、肝热皆宜。人工熊胆与天然熊胆性效相同，为保护动物，现多用人工熊胆替代。功似牛黄而长于明目退黄，多入丸散，内服外用皆可。

【功效应用】清热解毒，息风止痉，清肝明目，利胆退黄。治痈疮肿痛，可配麝香、雄黄等。治咽喉肿痛，可配冰片、蟾酥等。治痔疮肿痛，可配煅炉甘石、冰片、麝香等。治肝热惊风，单用或配天竺黄、朱砂、珍珠等。治癫痫抽搐，可配朱砂、全蝎、珍珠、胆南星等。治目赤肿痛、羞明翳障，属风热者，可配菊花、木贼、薄荷脑等；属湿热者，可配龙胆、泽泻、车前子等。治湿热黄疸、胆结石，常配茵陈、金钱草、郁金等。

本品内服 1.5 ～ 2.5g，入丸散，不入汤剂。外用适量，干掺或调敷。因其苦寒，故脾胃虚寒者慎服。

绿 豆

【歌诀】绿豆甘寒，泄热利尿，清暑除烦，解毒最好。

【来源】豆科植物绿豆 *Phaseolus radiatus* L. 的干燥种子。

【药性】甘，寒。归心、胃经。

【性能特点】寒清甘益渗利，入心胃经。既善清心胃之火而解热毒、暑热，又益胃生津而止渴，还渗利水湿而利尿。药食兼用，能使热毒从内而解、从小便而出；既解暑热毒，又解药、食中毒。解暑又生津，利尿不伤津。凡热毒、暑热即可选用。

【功效应用】清热解毒，解暑止渴，利尿。治痈肿疮毒，单用研末敷，或配金银花等煎服。预防麻疹，常配紫草或芦根等煎汤服。治暑热烦渴、小便不利，单用或配荷叶等。预防中暑，单用煎汤代茶服。此外，还可解食物、药物中毒（轻症），单用或配甘草等。

本品内服 15～30g，大剂可用 120g，打碎入药。外用适量，研粉掺或调敷。因其性寒，故脾虚便溏者用量不宜过大。

西 瓜

【歌诀】西瓜甘寒，天生白虎，止渴利尿，清热解暑。

【来源】葫芦植物西瓜 *Citrullus lanatus*（Thunb.）Matsum. et Nakai 的果瓤。

【药性】甘，寒。归心、胃、膀胱经。

【性能特点】甘益渗利，寒能清解。既入心胃经，善清热解暑而生津、除烦、止渴，堪似白虎汤；又入膀胱经，善清利湿热而利尿。甘甜可口，食药兼用，服用方便。

【功效应用】清热解暑，除烦止渴，利尿。治暑热烦渴尿赤或热病津伤之烦躁口渴尿赤，轻者单用食瓜瓤，重者取汁并配梨汁、甘蔗汁、金银花露等混服。治口舌糜烂疼痛，小便黄赤，可用西瓜汁徐徐饮用。此外，醉酒者，可食用，有一定解

中医白话解读本丛书

酒作用。

本品内服生食，或取汁饮。因其甘寒，故中寒湿盛者忌服，脾胃虚寒者慎服。不宜过量食，以免伤脾胃。

荷　叶

【歌诀】荷叶苦平，清解暑热，升清治泻，散瘀止血。

【来源】睡莲科植物莲 *Nelumbo nucifera* Gaertn. 的新鲜或干燥叶。

【药性】苦、涩，平。归心、肝、脾经。

【性能特点】苦泄兼涩，平而偏凉，质轻升浮，入心肝脾经。既善清解暑热而除烦渴，升清气而助运化；又能散瘀而止血，止血而不留瘀。暑热、风热、瘀血出血皆宜。炒炭平而偏温，善收敛，略散瘀而止血，出血兼瘀可投。

【功效应用】清热解暑，升发清阳，化瘀止血。治暑热烦渴，可配西瓜翠衣、扁豆花、金银花等。治风热头痛眩晕，常配桑叶、菊花等。治雷头风之头面疙瘩肿痛、憎寒壮热，常配升麻、苍术等。治脾虚，症见腹胀饮食不化者，常配白术、枳实等；症见乏力泄泻者，常配人参、山药、白术等。治血热出血，症见吐血、咯血者，轻则单用研末服，重则常配生侧柏叶、生艾叶、生地黄汁等；症见崩漏者，常配蒲黄、茜草炭、仙鹤草等。此外，能降血脂，治高脂血症，常配茵陈、决明子、地骨皮等。

本品内服 3～10g，鲜品加倍，煎汤或入丸散。因其清散，气血虚者慎服。

第五节 清虚热药

青 蒿

【歌诀】青蒿苦寒，解暑除蒸，劳热疟疾，温邪伤阴。

【来源】菊科植物黄花蒿 *Artemisia annua* L. 的干燥地上部分。

【药性】苦，寒。芳香。归肝、胆经。

【性能特点】苦寒清泄，芳香轻透，入肝胆经。清透并具，以清为主，清中有透。故既退虚热，又清实热；既退虚热，又凉血热；既清解暑热，又清泄肝胆热；既除疟热，又透营热；既透阴分伏热，又透解表热。可谓五清三透，凡虚热、血热、肝热、暑热、疟热皆宜，须透散者也可。

【功效应用】退虚热，凉血，截疟，清肝，解暑。治热病后期阴虚发热，常配知母、鳖甲、牡丹皮等。治低热不退或兼表邪，常配白薇等。治久病伤阴骨蒸劳热兼表，常配秦艽、黄柏、知母等。治血热兼风之疹痒，常配白鲜皮、地肤子、牡丹皮等。治血热吐衄（辅），常配生地黄、白茅根、小蓟等。治疟疾寒热，单用鲜品绞汁服，或配常山、柴胡等。治湿热暑湿，常配滑石、生甘草、佩兰等。治肝胆湿热，常配黄芩、栀子、金钱草等。治暑热烦渴或兼表邪，常配佩兰、西瓜翠衣、绿豆等。此外，又治似表似里、类虚类实之无名热，常配白薇、地骨皮、黄芩等。治小儿麻疹不透发热，常配牛蒡子、芦根、钩藤等。

本品内服 6 ～ 12g，不宜久煎，或鲜品绞汁。外用适量，鲜品捣敷，或干品煎水洗。因其苦辛而寒，故脾虚肠滑者不宜服。

中医白话解读本丛书

白 薇

【歌诀】白薇咸寒，除烦凉血，温邪伤营，阴虚发热。

【来源】萝藦科植物白薇 *Cynanchum atratum* Bge. 等的干燥根及根茎。

【药性】苦、咸，寒。归肝、胃经。

【性能特点】苦泄降，咸入血，寒清凉，兼透散，略补益，入肝胃经。清透并具，以清为主，清中兼透，略兼益阴。故既退虚热，又凉血热，兼除烦；既透营分热，又透阴分伏热，还透解表热；并能解热毒而疗疮，利小便而通淋。清泄透利而不伤阴，略兼益阴而不恋邪，凡虚热、血热、热毒皆宜，湿热淋痛也可。

【功效应用】清虚热，兼透散，清热凉血，利尿通淋，解毒疗疮。治热病伤阴之阴虚发热，常配青蒿、知母、黄柏等。治久病伤阴之骨蒸劳热，常配青蒿、秦艽、胡黄连等。治阴虚外感，常配玉竹等。治热入营血分，属营分证，常配生地黄、金银花、牡丹皮等；属血分证，常配水牛角、大青叶、板蓝根等。治月经先期、经前发热，属肝郁化火者，常配栀子、牡丹皮、柴胡、赤芍等；属阴虚血热者，常配生地黄、牡丹皮、地骨皮等。治胎前产后发热，属胎前热毒蕴结者，常配黄芩、栀子等；属产后血虚有热者，常配黄芩、当归等。治热淋涩痛，常配车前子、木通、瞿麦等。治血淋涩痛，常配石韦、海金沙、小蓟等。治疮痈肿痛，常配蒲公英、金银花、野菊花等。治咽喉肿痛，常配桔梗、牛蒡子、生甘草等。治蛇咬伤，常配半边莲、徐长卿等。

本品内服 3 ~ 12g，煎汤或入丸散。外用适量，研末调敷。因其性寒，略兼益阴，故脾虚食少便溏者不宜服。

地骨皮

【歌诀】地骨皮寒，凉血清热，骨蒸有汗，吐衄热咳。

【来源】茄科植物枸杞 *Lycium chinense* Mill. 或宁夏枸杞 *Lycium barbarum* L. 的干燥根皮。

【药性】甘，寒。归肺、肝、肾经。

【性能特点】甘寒清降而益润，入肺肝肾经。既入血分，又入气分，清降不透，略兼滋润。善退虚热（除蒸）、凉血热、泻肺火，兼生津，不透散。凡虚热、血热、肺火、津伤皆宜，治有汗骨蒸最佳。

【功效应用】退虚热，凉血，清肺火，生津。治阴虚发热，常配青蒿、生地黄、知母、黄柏等。治有汗骨蒸，常配知母、黄柏、胡黄连等。治血热吐衄尿血，常配白茅根、栀子、小蓟等。治月经先期或经前发热，属血热者，常配生地黄、当归、牡丹皮等；属肝郁化火者，常配柴胡、栀子、牡丹皮等。治肺热咳嗽，常配桑白皮等。治内热消渴，常配生葛根、生地黄、知母等。此外，兼清肝火，治高血压属肝阳上亢或肝火上炎，常配夏枯草、生牡蛎、钩藤、天麻等。治高血压、高血糖、高脂血症，可酌情配入复方等。

本品内服 6 ～ 15g，煎汤或入丸散。外用适量，研末调敷或鲜品捣敷。因其甘寒清润，故脾虚便溏及表邪未解者不宜用。又因凉血益润而有留瘀之弊，故在将其用于月经先期或经前发热时，须与凉血化瘀之品同用，以防凝滞经血，影响月经的畅顺。

银柴胡

【歌诀】银柴胡寒，凉血除疳，清退虚热，骨蒸最擅。

【来源】石竹科植物银柴胡 *Stellaria dichotoma* L. var. lanceolata Bge. 的干燥根。

【药性】甘，微寒。归肝、胃经。

【性能特点】甘益寒清，入肝胃经。既退虚热，又凉血热，还益阴。退热而不苦泄，理阴而不升腾，虚热、血热皆宜。

【功效应用】退虚热，除疳热，凉血热。治阴虚发热，常配青蒿、鳖甲、地骨皮等。治骨蒸劳热，常配黄柏、知母、秦艽等。治小儿疳热，常配胡黄连、使君子、雷丸等。治虚火吐衄等，可配栀子、白茅根、生地黄等。

本品内服 3～9g，煎汤或入丸散。因其微寒，故外感风寒及血虚无热者忌服。

胡黄连

【歌诀】胡黄连寒，除蒸消疳，下痢痔疮，湿热可戡。

【来源】玄参科植物胡黄连 *Picrorhiza scrophulariiflora* Pennell 的干燥根茎。

【药性】苦，寒。归肝、胃、大肠经。

【性能特点】苦寒清泄而燥，入肝胃大肠经。既退虚热，又清实热，还燥湿。功似黄连而力缓，长于退虚热；又偏于走下，善治中下焦湿热。

【功效应用】退虚热，清热燥湿。治骨蒸劳热，常配秦艽、青蒿、鳖甲等。治小儿疳热，可配银柴胡、使君子、鸡内金等。治湿热泻痢，常配黄柏、黄芩、木香等。治痔疮便血，常配地榆、炒枳壳、槐角等。治淋痛尿血，常配车前草、白茅根、小蓟等。

本品内服 3～9g，煎汤，或入丸散。因其苦寒，故脾虚中寒者忌服。

第三章

泻下药

凡以引起腹泻或滑利大肠、促进排便为主要功效的药物，称为泻下药。

本类药物主能通大便、排除胃肠积滞或毒物、泻实热、攻逐水饮，部分药物兼能破瘀消癥。主治大便不通、胃肠积滞或毒物、实热火毒、水肿（胸水、腹水、肢体水肿）、痰饮、二便不利。兼治瘀血经闭、癥瘕等。

本类常分为三小类，其中攻下药味多苦，性均寒，多归胃与大肠经。长于攻下实热燥结，药力猛，伤正气，适用于邪实正不虚。体弱孕妇慎用。

润下药味甘，性多平，多归脾与大肠经。长于润肠通便，力缓无毒，适用于体弱、久病、老人、胎前产后经期便秘。

峻下逐水药味多苦、辛，性多寒少温，毒大，多归大肠、肺或肾经。药力峻猛，长于峻下逐水，适用于水肿、痰饮。易伤正气，用时宜慎。应严格炮制，严控用量、用法、禁忌，以确保安全用药。

使用本类药时，表里同病者，当先解表后攻里，或表里双解。里实正虚，攻补兼施，绝不能图一时之快，而专执攻下一法。病急、病重、需急下者，当用攻下、峻下药，用量酌增，并宜制成最易发挥药效的剂型；病缓、病轻、需缓下者，当用润下、攻下药，用量酌减，并宜制成丸剂服用。中病即止，避免过用，以防伤正气。一般说，便通、里实清除即停用力强的

中医白话解读本丛书

泻下药。

峻下药毒烈，当慎用。久病体虚、年迈体弱、月经过多、孕妇不宜使用作用强烈的泻下药。并据病情恰当选择本章药与配伍他章药。

第一节 攻下药

大 黄

【歌诀】苦寒大黄，泻热通肠，破积行瘀，虚证勿尝。

【来源】蓼科植物掌叶大黄 *Rheum palmatum* L.、唐古特大黄 *Rheum tanguticum* Maxim. ex Balf. 等的干燥根和根茎。

【药性】苦，寒。归脾、胃、大肠、心、肝经。

【性能特点】苦寒沉降，清泄通利，既入脾胃大肠经，又入心肝血分。内服善荡涤胃肠实积实热而泻热通便，导湿热之邪从大便出而利胆退黄，釜底抽薪与除血分热毒而解热毒，泄散血分热毒与瘀血而活血化瘀、凉血止血、消肿。外用善清火、消肿、止痛、解毒而疗疮痈烫伤。泻热通便力甚强，素有"将军"之号。生用泻下力猛，熟用药力较缓，炒炭清散兼收敛。凡便秘属实证或里实证虚者即可酌投，热结便秘兼瘀者尤宜。凡血瘀有热之肿痛或出血者亦可酌投，兼便秘或不爽者尤佳。

【功效主治】泻下攻积，泻火解毒，凉血止血，破血祛瘀，利胆退黄；外用清火消肿。治大便秘结，兼热尤宜，症轻可单用（3～6g），稍重常配枳实、厚朴，再重常配枳实、厚朴、芒硝。治里实正虚，属热结伤阴，常配生地黄、玄参等；属气血亏虚，常配人参、当归等；属阳虚里寒，常配干姜、巴豆。治湿热积滞泻痢腹痛，常配黄连、木香、芍药等。治食积胀满泄泻，常配木香、槟榔、茯苓等。治肠粘连，常配木香、郁金、大腹皮等。治实热迫血妄行之吐衄便尿血，单用或配栀子、小蓟等。治上消化道出血（肝硬化除外），单用每次1g研末服。治实热火毒，属上攻头目之头痛目赤牙痛，常配栀子、金银花、黄芪等；属外犯肌肤之疖疮痈疔便秘，常配金银花、连翘等；属内蕴败腑之肠痈腹痛，常配蒲公英、牡丹皮等。治瘀血阻滞兼热或便秘尤宜，新、旧瘀皆效，属瘀血痛经经闭或产后瘀阻腹痛，常配当归、川芎、红花、丹参等；属癥瘕积聚，常配土鳖虫、丹参、三棱等；属跌打伤肿，常配当归、穿山甲等。治湿热黄疸，常配茵陈、栀子等。治新生儿溶血性黄疸，常配茵陈、栀子、柴胡、郁金等。治热毒疮肿，单用或配蒲公英、黄芩、黄柏等。治水火烫伤，常配地榆、虎杖、羊蹄等。此外，少量内服（1～3g）能健脾胃，常配健脾胃药。治胸水，常配防己、椒目、葶苈子等。治腹水，常配牵牛子、大戟等。治肝胆结石，常配金钱草、海金沙、郁金、木香等。

　　本品内服煎汤，一般用5～10g，热结重症用15～20g，散剂酌情减量。外用适量，研末敷。生大黄泻下作用强，欲攻下者宜生用，入汤剂不宜久煎，应后下，以免减弱泻下力；亦可用开水泡服，或研末吞服。酒大黄，取酒上行之性，多用于上部火热之证。制大黄，泻下力减弱，活血作用较好，多用于瘀血证或不宜峻下者。炒炭则凉血化瘀止血。因其苦寒泄降破血，故非实证不宜服，津亏血少内服忌单用，孕妇慎服，虽有适应证可用，但量宜小不宜大，以防堕胎。妇女产后、哺乳期、月经期慎服。泻后有致便秘的副作用，停用时要酌情选用缓泻药，以防引发便秘。

中医白话解读本丛书

芒　硝

【歌诀】芒硝咸寒，泻热通便，消肿回乳，润软燥坚。

【来源】硫酸盐类矿物芒硝族芒硝经加工精制而成的结晶体。主含含结晶水的硫酸钠（$Na_2SO_4 \cdot 10H_2O$）。

【药性】苦、咸，寒。归胃、大肠、三焦经。

【性能特点】苦寒沉降，咸能软润，入胃大肠三焦。内服泻热通便，润软燥屎，加速排便；外用能软散坚硬肿块、回乳、清火。泻热通便力甚强，为溶积性泻药。功似大黄，泻热通肠，长于润软、燥结粪便与肿块。既稀软燥结之便，又促肠蠕动而泻热排便，善治里热燥结之便秘。

【功效主治】内服泻热通便，润燥软坚；外用清火消肿，回乳。治实热积滞燥结便秘，或谵语发狂，或热结旁流下利如水，常配大黄、枳实、厚朴。治水饮与热互结之大结胸证，常配甘遂、大黄。治乳痈肿痛，大量单用沸水溶解，热敷患处。治痔疮肿痛，大量单用沸水溶解，先熏洗，后坐浴。治咽喉肿痛、口疮，常配玄明粉或西瓜霜吹敷。治目赤肿痛，单用本品或玄明粉沸水化后待凉，点或洗患眼。用于断奶，大量单用热水溶解，热敷双侧乳房。

本品内服煎汤，10～15g，冲入药汁内或开水溶化，或入丸散。外用适量，喷撒，漱口，点眼，化水坐浴。因其咸寒攻下，故脾胃虚寒及孕妇忌服。哺乳妇女患乳痈外敷时，见效即停，以免敷用太过，乳汁减少。

【附注】天然芒硝，主含 $Na_2SO_4 \cdot 10H_2O$，兼含 $MgSO_4$、NaCl、$CaSO_4$。水溶过滤，去杂质后，置容器中，水分蒸发析出结晶，结于上面有芒刺者称芒硝；沉于下面者称朴硝。芒硝之芒刺形同马牙，故又名马牙硝，简称牙硝；风化失去结晶水即风化硝（Na_2SO_4）。芒硝、朴硝、风化硝，均可用于熟牛马羊皮，故又名皮硝；入水即消，又名皮消。芒硝与白萝卜（100∶10）同煮，去渣滤净，待冷析出结晶，风化脱水或炒脱水，即玄明粉，因避讳又名元明粉。纳西瓜中（西瓜一个 6～7斤，入硝 1 斤）放通风处析出结晶即西瓜霜（白）。

番泻叶

【歌诀】番泻叶寒，服用方便，泻热通肠，效捷价廉。

【来源】豆科植物狭叶番泻 *Cassia angustifolia* Vahl 等的干燥小叶。

【药性】甘、苦，寒。归大肠经。

【性能特点】苦寒清泄沉降，味甘质黏滑润，入大肠经。大量用（＞3g）既泻热通便，导水湿热毒外出，又行水而退水肿；少量用（＜3g）则助消化、消食积。功似大黄，泻热通肠力亦强，长于滑润大肠，具验、廉、便、简、味不苦易服等优点。

【功效主治】泻热通肠，消积化滞，行水消肿。治热结便秘，单用 6～10g，沸水泡服，或配他药。用于术前或透视前清肠则有利于手术或透视，用于术后通便则有利于胃肠功能早日复常，用于产褥便秘则既治便秘又利于子宫复原，用于肠粘连轻症则有利于缓解症状，均可单用沸水泡服，或配他药。治消化不良，常配陈皮、焦神曲等。治腹水水肿，常配大腹皮、厚朴等。

本品内服，缓下 1.5～3g；攻下 5～10g。开水泡服，入汤剂应后下。因其泻下力强，易伤正堕胎，故孕妇忌服，体虚者慎服。

中医白话解读本丛书

芦 荟

【歌诀】芦荟苦寒，杀虫疗疳，通便清热，并治惊痫。

【来源】百合科植物库拉索芦荟 *Aloe barbadensis* Miller 或其他同属近缘植物叶汁的浓缩干燥物。

【药性】苦，寒。归肝、心、胃、大肠经。

【性能特点】苦寒泄降清凉。内服入胃大肠经，既泻热通肠，导热毒与湿热外出，又杀肠道寄生虫、促进糟粕与虫体排出；入肝心经，能凉肝而定惊。外用能清火、杀皮肤寄生虫而止痒。泻热通肠与大黄相似，长于凉肝定惊，兼除肠胃湿热而杀虫疗疳，尤以肝经实火、肝郁化火或惊抽兼便秘者用之为佳，小儿疳积兼湿热者尤宜。

【功效主治】泻热通肠，凉肝定惊，杀虫疗疳。治热结便秘，轻者单用或配朱砂，重者常配龙胆、当归等。治肝火惊抽，常配朱砂等。治小儿疳积，常配胡黄连、使君子、鸡内金等。治疥疮癣痒，可配甘草同研末外敷。此外，治高血压属肝火上犯兼便秘者，常配钩藤、夏枯草、炒枳壳、天麻、车前子等。

本品内服 0.6～1.5g，不入汤剂，入丸剂，或研末装入胶囊服。外用适量，研末干撒，或调敷。因其寒通泻，故脾胃虚寒、食少便溏及孕妇忌服。

第二节　润下药

火麻仁

【歌诀】麻仁甘平，润燥滑肠，津枯便秘，用之最当。

【来源】桑科植物大麻 *Cannabis sativa* L. 的干燥成熟果实。

【药性】甘，平。归脾、大肠经。

【性能特点】甘平油润，香美可口，入脾大肠经。润燥滑肠兼补虚，体虚肠燥者最宜。

【功效主治】润肠通便。治体虚、年老、久病之津枯肠燥便秘，常配相应的补虚药。治妇女产后或月经期之津枯肠燥便秘，常配补血调经之品。此外，以其油炸铅丹即为黑膏药（油酸铅）的基质原料。

本品内服 10～15g，生用打碎入煎，或捣取汁煮粥，或入丸散。因其虽无毒，但大量食入，也能引起中毒，引发恶心、呕吐、腹泻、四肢麻木、失去定向力、抽搐、精神错乱、昏迷及瞳孔散大等，故不宜大量服用。

郁李仁

【歌诀】郁李仁平，润燥通便，下气利水，退肿亦善。

【来源】蔷薇科植物郁李 *Prunus japonica* Thunb. 等的干燥成熟种子。

【药性】辛、苦、甘，平。归脾、大肠、小肠经。

【性能特点】辛散苦降，甘平油润，入脾大肠小肠经。既润燥滑肠又利尿，兼下气，水肿兼肠燥便秘者最宜，肠燥便秘兼气滞者亦可。

【功效主治】润肠通便，利水消肿，兼下气。治气滞肠燥便秘，轻者常配苦杏仁、柏子仁等，重者常配炒枳实、姜厚朴、苦杏仁等；兼热者，常配炒枳壳、黄芩、瓜蒌仁、决明子等。治水肿胀满、小便不利，常配白术、茯苓、槟榔等。治癃闭便秘，常配甘遂、大黄、牵牛子等。治脚气浮肿兼便秘，可配土茯苓、萆薢、生薏苡仁、川牛膝等。

中医白话解读本丛书

本品内服 5 ～ 12g，生用打碎煎汤，或入丸散。因其利尿有伤阴之虞，《珍珠囊》云其"破血"，故孕妇及阴虚津亏者慎服。

第三节　峻下逐水药

甘　遂

【歌诀】甘遂苦寒，泻水逐痰，悬饮肿胀，服之俱安。

【来源】大戟科植物甘遂 *Euphorbia kansui* T. N. Liou ex T. P. Wang 的干燥块根。

【药性】苦，寒。有毒。归肺、肾、大肠经。

【性能特点】苦寒清泄沉降，毒大力强，入肺肾大肠经。既通利二便而泻水逐饮，又攻毒、消肿、散结。"能行经隧之水湿"，服后常引起峻泻，使体内水饮得以排出。凡身面浮肿、大腹水肿及胸胁停饮正气未衰者皆可酌用，尤宜大腹水肿，生用力峻猛而毒大，醋制则泻下力与毒性均减。有效成分不溶于水，研末服泻水力佳。

【功效主治】泻水逐饮，消肿散结。治身面浮肿、大腹水肿，轻者单用，肾炎水肿每服 0.5g，日不过 3 次；重者常配牵牛子、大戟、大黄等。治胸胁停饮咳喘，常配大戟、芫花、大枣等。治水饮与热邪互结之大结胸证，常配大黄、芒硝等。治痰迷癫痫，常研末入猪心煨过后配朱砂为丸服，或配大戟、白芥子、神曲为丸服。治顽痰癫狂，可配代赭石、半夏、大黄等。治恶疮肿毒（纤维肉瘤），单用鲜品捣烂外敷。治瘰疬痰核，单用或入复方，内服或外用。

本品内服每次 0.5 ～ 1g，研末或入丸散。外用生品适量，捣敷。醋制可减其毒，内服宜醋制用。因其苦寒峻泻有毒，故用量宜小，一般不超过 3g。不可过量，中病即止。孕妇及虚寒阴水者忌服，体弱者慎服。又对消化道有较强的刺激性，服后易出现恶心呕吐、腹痛等副作用，用枣汤送服或研末装胶囊吞服，可减轻反应。水肿而体虚者不宜连续服用，或配服扶正药。反甘草，不宜与甘草同用。

大　戟

【歌诀】大戟苦寒，泻水通便，肿胀可消，痰饮能蠲。

【来源】大戟科植物大戟 *Euphorbia pekinensis* Rupr. 的干燥根。

【药性】苦、辛，寒。有毒。归肺、肾、大肠经。

【性能特点】苦寒清泄沉降，辛散毒大力强，入肺肾大肠经。既通利二便而泻水逐饮，又攻毒、消肿、散结。"能泄脏腑之水湿"，服后常引起峻泻，使体内水饮得以排出。凡身面浮肿、大腹水肿及胸胁停饮正气未衰兼二便不利者可用。功似甘遂而力稍弱，生用力峻猛而毒大，醋制则泻下力与毒性均减。

【功效主治】泻水逐饮，消肿散结。治身面浮肿、大腹水肿，轻者单用，研末装胶囊；重者常配牵牛子、甘遂、大黄等。治胸胁停饮咳喘，常配甘遂、芫花、大枣等。治痰迷癫痫，常配甘遂、芥子、神曲等。治疮痈肿毒，可配甘遂、甘草、黄丹等制成消核膏外用。治瘰疬痰核，可配甘遂、芥子、朱砂等为丸服，也可外用。

本品内服，汤剂 1.5 ～ 3g；散剂 0.5 ～ 1g。外用适量，研末调敷。醋制可减其毒，内服宜醋制用。因其苦辛而寒，峻泻有毒，故用量宜小，一般不超过 3g。不可过量，中病即止。孕妇及虚寒阴水者忌服，体弱者慎服。又对消化道有较强的刺激

中医白话解读本丛书

性，服后易出现恶心呕吐、腹痛等副作用，用枣汤送服或研末装胶囊吞服，可减轻反应。水肿而体虚者不宜连续用药，或配服扶正药。反甘草，不宜与甘草同用。

红大戟

【歌诀】 红大戟寒，泻水通便，功似大戟，散结尤擅。

【来源】 茜草科植物红大戟 *Knoxia valerianoides* Thorel et Pitard 的干燥根。

【药性】 苦，寒。有小毒。归肺、肾、大肠经。

【性能特点】 苦寒清泄而降，毒较小而力缓，入肺肾大肠经。既通利二便而泻水逐饮，又解毒、消肿、散结。服后常引起较强腹泻，使体内水饮得以排出。凡身面浮肿、大腹水肿及胸胁停饮正气未衰兼二便不利者皆可酌用。功似大戟而力弱，长于解毒散结，生用力强而毒较大，醋制则泻下力与毒性均减。

【功效主治】 泻水逐饮，消肿散结。治身面浮肿、大腹水肿，轻者单用，研末或水煎服；重者可配芫花、甘遂、大黄等。治胸胁停饮喘急，单用研末服，或配甘遂、芫花、大枣等。治痰迷癫痫，常配麝香、山慈菇、雄黄、朱砂等。治疮痈肿毒、瘰疬痰核，轻者单用或入复方，内服外用均宜；重者常配麝香、山慈菇、雄黄等，如紫金锭。

本品内服，煎汤 1.5～3g；研末 0.3～1g，或入丸散。外用适量，捣敷，或煎汤洗。因其有小毒而泻下，故孕妇忌服，体虚者慎服。

芫　花

【歌诀】 芫花苦温，逐水之品，善消停痰，又除伏饮。

【来源】 瑞香科植物芫花 *Daphne genkwa* Sieb. et Zucc. 的干

燥花蕾。

【**药性**】辛、苦，温。有毒。归肺、肾、大肠经。

【**性能特点**】苦能泄降，辛温行散，毒大力强，入肺肾大肠经。善通利二便而峻下泻水逐饮，温肺祛痰而止咳喘，杀体内、外寄生虫与致病真菌而杀虫疗癣，攻毒、消肿、散结。功似甘遂而力稍弱，"能直达水饮窠囊"，凡身面浮肿、大腹水肿及胸胁停饮正气未衰兼二便不利者皆可酌用，尤善除胸胁水饮。生用力猛而毒较大，醋制则泻下力与毒性均减。

【**功效主治**】泻水逐饮，祛痰止咳，杀虫疗疮，消肿散结。治身面浮肿，可配牵牛子、甘遂、陈皮等。治大腹水肿，常配牵牛子、甘遂、大黄等。治胸胁停饮，常配甘遂、大戟、大枣等。治痰饮咳喘，属卒得咳嗽者，可与大枣同煮，去滓吃枣；属咳嗽有痰者，取适量煎汁去滓，加饴糖适量，熬膏服。治虫积腹痛，可配雄黄、鹤草芽、雷丸等。治顽癣秃疮，单用研末，熟猪油调涂。治疮痈肿毒，单用为末外敷。治瘰疬痰核，以芫花粉 0.6g 配甜酒 60g，晚间服下，并配雷米封。治冻疮，配甘草煎汤，乘热泡洗患处；或配红花 3g 泡酒，一周后，涂患处。

本品内服，汤剂 1.5 ～ 3g；散剂每次 0.5 ～ 1g。外用适量，研末调敷。内服宜醋制。因其峻泻有毒，故用量宜小，一般不超过 3g。不可过量，中病即止。孕妇、体虚，或患严重心脏病、溃疡病、消化道出血者忌服。反甘草，不宜与甘草同用。

牵牛子

【**歌诀**】牵牛子寒，泻下杀虫，下气行水，实证可攻。

【**来源**】旋花科植物裂叶牵牛 *Pharbitis nil*（L.）Choisy 等的干燥成熟种子。

【**药性**】苦，寒。有毒。归肺、肾、大肠经。

【性能特点】苦寒泄降，峻下有毒，入肺肾大肠经。既善通利二便而泻下逐水，又善驱杀肠道寄生虫，药力较强。少则动大便，多则下水饮。功似遂、戟、芫，虽泻下逐水，使水邪从二便出，但药力与毒性均稍缓。传统认为，皮有收涩之性，故泻下逐水宜去皮用。

【功效主治】泻下，逐水，去积，杀虫。治身面浮肿或大腹水肿兼便秘者尤宜，单用研末服即可，或配大戟、甘遂、大黄、轻粉等。治痰饮喘满，可配葶苈子、苦杏仁、陈皮等。治食积腹痛便秘，单用或配炒莱菔子、焦神曲等。治虫积腹痛，属蛔虫者，常配槟榔等；属蛲虫者，常配雷丸、大黄等；属绦虫者，常配槟榔、南瓜子、雷丸等。此外，治癫痫，可单用研末制成蜜丸（每丸重6g，含牵牛子粉3g）服。治肾炎水肿与肝硬化腹水，卢氏肾炎丸以其配老姜汁、红糖、大枣（去核去皮）为丸服，有逐水而不增加肾脏负担之妙。

本品内服，汤剂3～10g，打碎入煎；散剂每次1.5～3g。生用或炒用，炒用药性较缓，副作用较小。因其峻泻有毒，故孕妇忌服，体虚者慎服；中病即止，不宜过量或久服。畏巴豆，不宜与巴豆同用。服用大剂量牵牛子，除对胃肠的直接刺激引起呕吐、腹痛、腹泻与黏液血便外，还可能刺激肾脏，引起血尿，重者尚可损及神经系统，发生语言障碍、昏迷等。

商　陆

【歌诀】商陆苦寒，逐水通便，退肿效捷，疮毒立散。

【来源】商陆科植物商陆 *Phytolacca acinosa* Roxb. 等的干燥根。

【药性】苦，寒。有毒。归肺、肾、大肠经。

【性能特点】苦寒泄降，有毒峻下，入肺肾大肠经。既通利二便而泻下逐水，又攻毒、消肿、散结。功似遂、戟而力缓，能使水邪从二便出，利尿力较强，水肿兼二便不利者宜用，尤以腰腹以下水肿者用之为佳。民间有"生打熟补"之说。

【功效主治】泻下利水，消肿散结。治水肿胀满，单用或配泽泻、赤小豆、木通等。治恶疮肿毒，多鲜用，和盐少许，捣敷，也可入复方用。此外，近代临床以其久蒸内服，治带下日久、寒痰喘咳、乳腺增生，不少患者服药后畏寒症状得到一定改善。

本品内服 5 ~ 10g，大多入汤剂，醋制以减低毒性。久煎也可减缓其毒性。外用适量，鲜根捣敷。因其峻泻有毒，故孕妇忌服，体虚者慎服；中病即止，不宜过量或久服。过量服用可引起中毒，出现恶心呕吐、腹泻、头痛、语言不清、躁动、肌肉抽搐等症；严重者血压下降、昏迷、瞳孔散大、心脏和呼吸中枢麻痹而死亡。

中医白话解读本丛书

巴　豆

【歌诀】巴豆辛热，泻下峻烈，寒积能除，水肿可决。

【来源】大戟科植物巴豆 *Croton tiglium* L. 的干燥成熟果实。

【药性】辛，热。有大毒。归胃、大肠、肺经。

【性能特点】辛热泻散，大毒峻烈。内服入胃与大肠经，善峻下寒积、逐水退肿；入肺经，善祛痰利咽而治白喉。外用腐蚀力强而善蚀肉腐疮，喷撒于咽部而能除白喉伪膜，敷于恶疮而能溃脓、去腐肉。生用力猛，虽峻下寒积，但因毒大，故临床几乎不用；熟用毒稍缓而药力强，临床少用；去油制霜即巴豆霜，药力虽较缓和但毒性却大减，故临床常用。

【功效主治】泻下冷积，逐水水肿，祛痰利咽，蚀腐疗疮。治寒积便秘，常配大黄、干姜等。治乳食停积，常以巴豆霜配焦神曲等。治大腹水肿，可配杏仁或配绛矾（含巴绛矾丸）等为丸服。治寒实结胸之痰饮喘满，可配川贝母、桔梗等。治喉痹、白喉（痰多），可以巴豆霜吹喉（慎用）。治疮疡脓成不溃，常配乳香、木鳖子等外用，如拔头膏。治疥疮、顽癣，可配他药外用。

本品内服0.1～0.3g，入丸散或装入胶囊服，不入汤剂。止泻必须炒炭服。外用适量，研末敷。大多制成巴豆霜用，以降低毒性。因其辛热大毒峻下，故孕妇及体弱者忌用，以免堕胎或再伤脾胃。服巴豆时，不宜食热粥、饮开水等热物，以免加剧泻下。服巴豆后如泻下不止者，用黄连、黄柏煎汤冷服，或食冷粥可缓解。畏牵牛子，不宜同用。

千金子

【歌诀】千金子温，攻下峻猛，逐水通经，破血消癥。

【来源】大戟科植物续随子 *Euphorbia lathyris* L. 的成熟种子。

【药性】辛，温。有毒。归肝、肾、大肠经。

【性能特点】辛散温通，毒大峻下。入肾大肠经，峻下而逐水退肿；入肝经，破血而通经。虽能通利二便，却以通利大便为主。功似巴豆，长于破血通经。生用力猛，峻下寒积，但因毒大，故临床几乎不用；去油制霜（千金子霜），药力虽较缓和但毒性却大减，故临床常用。

【功效主治】逐水退肿，破血通经。治水肿兼二便不利，可配大黄等。治痰饮喘满兼二便不利，可配葶苈子等。治经闭癥瘕，可配丹参、红花、桃仁等。此外，还可治恶疮、顽癣、赘疣、黑痣及毒蛇咬伤等。

本品内服0.5～1g，制霜，入丸散或装胶囊；若装入肠溶胶囊服，可减轻对胃的刺激。外用适量，研末外敷。因其辛温毒大，泻下力猛，故孕妇、体质虚弱，以及严重溃疡病、心脏病患者忌用，不可连续或过量服用。

乌桕根皮

【歌诀】乌桕根皮，微温有毒，峻下杀虫，退肿颇速。

【来源】大戟科植物乌桕 *Sapium sebiferum*（L.）Roxb. 去掉栓皮的干燥根皮。

【药性】苦，微温。有毒。归肝、胃、大肠经。

【性能特点】苦能泄降，微温而通，入肝胃大肠经。既峻下逐水而退肿，又杀虫、攻毒而疗疮肿、蛇伤、脚癣。功似巴豆而力缓，兼杀虫解毒，多用于血吸虫病与肝硬化腹水。

【功效主治】泻下逐水，杀虫解毒。治水肿二便不通，单用水煎服或配槟榔、木通等以增其效。治脚气肿痛瘙痒，单用研末敷，或配土茯苓、地肤子、川牛膝等。治疗疮，取鲜内皮捣烂，和冰片少许，外敷患处。治毒蛇咬伤，单用鲜品30g或干品15g捣烂，米酒适量和匀，去渣饮酒至微醉，并将药渣敷于伤口周围。

本品内服 10～15g，鲜品 30～60g，水煎或入丸散。外用适量，捣敷或研末调敷。因其有毒力猛，故老弱体虚、孕妇及溃疡病患者忌服；中病即止，不宜过量服用。中毒后可见恶心、呕吐、腹泻、腹痛等，严重者可有四肢、口唇发麻、面色苍白、心慌、胸闷等。一般经对症治疗后即可恢复。

中医白话解读本丛书

第四章

祛风湿药

凡以祛除风湿，治风湿痹证为主要功效的药物，称为祛风湿药。

本类药味多辛或苦，性多温平寒，多归肝、脾经。主能祛风除湿、散寒或清热、舒筋通络、止痛，兼能发表、利湿、活血、补肝肾、利胆。主治风寒湿痹、热痹、久痹、血痹、表证夹湿、风湿痹证兼肝肾亏虚，兼治风疹、湿疹、脚气浮肿、黄疸、毒蛇咬伤等。

本类药大多辛散苦燥，能伤阴耗气，故阴亏血气虚者慎用；久病、病缓宜酒剂、丸剂；新病、病急宜汤剂；并据病情恰当选择本章药与配伍他章药。

独　活

【歌诀】独活微温，除湿散风，伏风头痛，腰膝痹疼。

【来源】伞形科植物重齿毛当归 Angelica pubescens Maxim. f. biserrata Shan et Yuan 的干燥根。

【药性】辛、苦，微温。归肾、膀胱、肝经。

【性能特点】辛散苦燥，微温能通，主入肾经，兼入膀胱肝经。功似羌活而主里、主下，力稍缓，善治腰以下风寒湿痹及伏风头痛。

【功效应用】散风除湿，止痛，兼发表。治风寒湿痹，腰以下者常配桑寄生、牛膝等；全身者常配羌活、防风等。治表证夹湿，属风寒者，常配羌活、防风、荆芥等；属风热者，可配金银花、秦艽、连翘等。治伏风头痛，常配川芎、细辛、白芷、藁本等。

本品内服 3 ～ 10g，煎汤，入丸散或浸酒。因其辛温苦燥，易伤气耗血，故素体阴虚血燥或气血亏虚，以及无风寒湿邪者慎服，内风者忌服。

【附注】独活，始于汉代。《神农本草经》称独活一名羌活，说明当时独活与羌活相混而未分，唐《药性本草》始将二药分用。

丁公藤

【歌诀】丁公藤温，除湿散风，发汗解表，止痛消肿。

【来源】旋花科植物丁公藤 *Erycibe obtusfolia* Benth. 的干燥藤茎。

【药性】辛，温。有小毒。归肝、脾、肺经。

【性能特点】辛温燥散，有小毒，力较强。既入肝脾经，能祛风湿、散瘀肿而止痛；又入肺经，发汗而解表。痹痛有寒或兼表实无汗者宜用。

【功效应用】祛风除湿，消肿止痛，发汗解表。治风寒湿痹，常配羌活、独活、海风藤等。治半身不遂，常配黄芪、川芎、赤芍、蕲蛇等。治跌打肿痛，常配当归、丹参、红花等。治风寒表实无汗，可配荆芥、紫苏、防风等。

本品内服 3 ～ 6g，煎汤，或浸酒。外用适量，煎水洗。因其辛温燥烈有小毒，发汗力强，故孕妇忌服，体虚多汗者慎服。

秦　艽

【歌诀】秦艽微寒，通络舒筋，散风除湿，退热除蒸。

中医白话解读本丛书

【来源】龙胆科植物秦艽 *Gentiana macrophylla* Pall. 等的干燥根。

【药性】辛、苦，微寒。归胃、大肠、肝、胆经。

【性能特点】辛散苦泄，微寒能清，既入胃大肠经，又入肝胆经。既散风除湿、兼透表邪而疏通经络，又兼利二便，导湿热外出而利胆、退黄，还退虚热。治痹证通用，无论寒热新久虚实兼表与否皆可；治湿热黄疸兼风湿、虚热兼风或湿者均可酌情投用。药力平和，无燥烈伤阴耗气之弊。

【功效应用】散风除湿，通络舒筋，祛湿热，退虚热。治痹证，属风湿热痹者，常配忍冬藤、络石藤、防己等；属风寒湿痹者，常配防风、羌活、独活等。治表证夹湿，属风热夹湿者，常配金银花、连翘等；属风寒夹湿者，常配荆芥、防风等。治湿热黄疸，常配白鲜皮、青蒿、栀子等。治骨蒸劳热夹湿，常配黄柏、胡黄连等。治小儿疳热，常配胡黄连、黄柏、鸡内金等。

本品内服 5～10g，煎汤，或入丸散。外用适量，研末敷。因其微寒而无补虚之功，故久病虚羸，溲多、便溏者慎服。

川 乌

【歌诀】家种川乌，辛热有毒，药力峻猛，风寒湿除。

【来源】毛茛科植物乌头 *Aconitum carmichaelii* Debx. 的干燥母根。

【药性】辛、苦，热。有大毒。归心、脾、肝、肾经。

【性能特点】辛苦燥散，热而温化，大毒力猛，入心脾肝肾经。善祛风除湿、散寒止痛，药力峻猛，治寒痹、顽痹痛重者尤佳。为去其毒，宜先下久煎。

【功效应用】祛风除湿，散寒止痛。治风寒湿痹，常配草

148

乌、威灵仙、徐长卿、羌活等。治瘫痪麻木，常配天麻、威灵仙、防风、蕲蛇等。治心腹冷痛，常配干姜、桂枝、川芎、当归等。治寒疝腹痛，常配乌药、青皮、木香、延胡索等。治手足厥冷，可配干姜、甘草、桂枝、白芍等。治外伤肿痛，可配草乌、洋金花、细辛等酒浸外涂。此外，可用于局麻，常以生品配生半夏、生天南星（三生饮）等泡酒外涂。

本品内服 1.5 ～ 3g，煎汤或入丸散。宜炮制后用（三生饮除外）。入汤剂应先煎 30 ～ 60 分钟，以减低毒性。外用适量，煎汤洗或泡酒涂。因其性热有毒，故孕妇忌服，不宜过量或久服。反半夏、瓜蒌、天花粉、川贝母、浙贝母、白蔹、白及，畏犀角，均不宜同用。酒浸毒性增强，故不宜浸酒饮用。

草 乌

【歌诀】野生草乌，辛热有毒，温燥祛风，寒湿皆逐。

【来源】毛茛科植物北乌头 *Aconitum kusnezoffii* Reichb. 的干燥块根。

【药性】辛、苦，热。有大毒。归心、脾、肝、肾经。

【性能特点】辛苦燥散，热而温化，大毒力猛，入心脾肝肾经，善祛风、除湿、散寒而止痛。药力较川乌峻猛，治寒痹、顽痹痛重者尤佳。为去其毒，宜先下久煎。

【功效应用】祛风除湿，散寒止痛。治风寒湿痹，常配川乌、威灵仙、徐长卿等。治瘫痪麻木，常配天麻、蕲蛇、威灵仙等。治心腹冷痛，常配干姜、桂枝、川芎、当归等。治寒疝腹痛，配乌药、青皮、木香、延胡索等。治手足厥冷，可配干姜、甘草、桂枝、白芍等。治外伤肿痛，可配川乌、洋金花、细辛等酒浸外涂。此外，可用于局麻，常以生品配生半夏、生天南星等泡酒外涂。

本品内服 1.5 ～ 3g，煎汤或入丸散。宜炮制后用。入汤剂应先煎 30 ～ 60 分钟，以减低毒性。外用适量，煎汤洗或泡酒涂。因其性热有毒，故孕妇忌服，不宜过量或久服。反半夏、瓜蒌、天花粉、川贝母、浙贝母、白蔹、白及，畏犀角，均不宜同用。酒浸毒性增强，故不宜浸酒饮用。

闹羊花

【歌诀】闹羊花温，除湿祛风，散瘀止痛，毒大力猛。

【来源】杜鹃花科植物羊踯躅 *Rhododendron molle* G. Don 的干燥花。

【药性】辛，温。有大毒。归肝经。

【性能特点】辛温燥散，大毒力猛，专入肝经。善祛风除湿散瘀，止痛力亦强，治寒痹、顽痹拘挛痛重者尤佳。麻醉止痛时与洋金花同用，既能增强洋金花的麻醉效果，又能抵消或减少洋金花的副作用。

【功效应用】祛风除湿，散瘀消肿，止痛。治风湿顽痹，单用或配羌活、蕲蛇、威灵仙等。治瘫痪麻木，可配天麻、乌梢蛇、鸡血藤、全蝎等。治跌打伤痛，可配泽兰、丹参、红花、乳香等。手术麻醉，单用制成 3% 注射液穴位注射，或配洋金花等。此外，治脱发，常配生姜、补骨脂，浸酒外涂。治疥疮，以新鲜闹羊花全株切碎煎汤，待温洗浴全身。

本品内服 0.3 ～ 0.6g，煎汤，浸酒或入丸散。外用适量，煎水洗或鲜品捣敷。因其辛温燥烈毒大，故内服宜慎，不宜过量或久服，体虚及孕妇忌服。过量中毒，可见恶心呕吐、腹泻、心跳缓慢、血压下降、动作失调、呼吸困难，严重者因呼吸麻痹而死亡。

松 节

【歌诀】松节苦温，燥湿祛风，兼能活血，除痹止痛。

【来源】松科植物油松 *Pinus tabulaeformis* Carr. 等枝干的结节。

【药性】苦，温。归肝、肾经。

【性能特点】苦温燥散，入肝肾经。善祛筋骨间风寒湿邪，兼活血、止痛。治寒湿痹痛尤佳。

【功效应用】祛风湿止痛。治风寒湿痹，单用浸酒或配桂枝、独活、伸筋草等。治瘫痪麻木，可配天麻、乌梢蛇、威灵仙、全蝎等。此外，治跌打损伤，单用或入复方泡酒外用或内服。

本品内服 10～15g，煎汤或浸酒。外用适量，浸酒涂搽或煎水洗。因其苦温燥散，能伤阴血，故阴虚血燥者慎服。

防 己

【歌诀】防己苦寒，行水祛风，水肿脚气，关节痹疼。

【来源】防己科植物粉防己 *Stephania tetrandra* S. Moore 的干燥根。

【药性】苦、辛，寒。归膀胱、肾、脾经。

【性能特点】苦泄降，辛行散，寒能清，入膀胱肾脾经。祛风湿止痛力强，并能清热，治湿热痹痛尤佳。又清热利水，除下焦湿热，治湿热疮疹、水肿兼热可投。防己有汉、木之分，性效略有差别。另有广防己则源于马兜铃科植物（*Aristolochia fangchi*），虽止痛力强，但因含马兜铃酸而有较强的肾毒性，今已不提倡使用，用当审慎。

【功效应用】祛风湿，止痛，清热利水。治痹痛，属湿热

中医白话解读本丛书

者，常配秦艽、豨莶草、桑枝、忍冬藤等；属寒湿者，常配羌活、独活、威灵仙、海风藤等。治瘫痪麻木，可配天麻、防风、乌梢蛇、全蝎等。治水肿兼热，常配车前子、泽泻、冬瓜皮、桑白皮等。治痰饮，常配茯苓、泽泻、猪苓、椒目等。治脚气浮肿，常配木瓜、土茯苓、川牛膝等。治小便不利，常配茯苓、猪苓、泽泻等。治湿热疮疹，常配黄柏、苍术、土茯苓等。

本品内服 5～10g，煎汤，或入丸散、片剂。汉防己长于利水湿，木防己长于祛风止痛。因其苦寒伤胃，故不宜大量内服、脾胃虚寒、食欲不振、阴虚及无湿热者忌服。

徐长卿

【歌诀】徐长卿温，止痛祛风，通络止痒，疗癣常用。

【来源】萝藦科植物徐长卿 *Cynanchum paniculatum*（Bge.）Kitag. 的干燥根及根茎。又名寮刁竹。

【药性】辛，温。芳香。归肝、胃经。

【性能特点】辛香行散温通，入肝胃经，行散力强。善祛风通络、活血而止痛、止痒，治风痹窜痛或兼筋脉拘挛、风疹瘙痒，兼寒者尤佳。又兼利水消肿、止咳、解蛇毒。止痛力强，还治胃痛、牙痛、痛经及伤痛等。

【功效应用】祛风通络，活血止痛，止痒，解蛇毒。治风寒湿痹痛，常配羌活、独活、海风藤等。治筋脉拘挛，常配木瓜、威灵仙、鸡血藤等。治牙痛，单用煎汤含漱或口服，或配伍他药。治胃痛腹痛，可配木香、煅瓦楞、延胡索等。治痛经，可配川芎、当归、香附、月季花等。治跌打损伤，常配丹参、川芎、苏木等。治风疹瘙痒，可配荆芥穗、炒苍耳子、防风等。治顽癣，可配白鲜皮、地肤子、苦参、露蜂房等。治毒蛇咬伤，常配蛇王藤、半边莲、七星剑等。此外，还能利水、止咳、治水肿、腹水，可配茯苓皮、桑白皮、大腹皮等。治咳喘日久不愈，可配百部、仙鹤草、当归等。

本品内服煎汤，3～10g，不宜久煎；散剂，1.5～3g；或浸酒。外用适量，研末敷，或煎汤熏洗。

路路通

【歌诀】路路通平，通络祛风，消肿利水，下乳通经。

【来源】金缕梅科植物枫香树 *Liquidambar formosana* Hance 的干燥成熟果序。

【药性】辛、苦，平。归肝、胃、膀胱经。

【性能特点】辛散苦泄，平而少偏，入肝胃膀胱经，既走血分，又入气分。善祛风、通经络、利水而通痹、止痒、消肿。治痹证无论寒热均宜，兼筋脉拘挛者尤佳。治风疹瘙痒，无论寒热或兼否瘀血皆宜。

【功效应用】祛风通络，利水消肿，通经下乳，散风止痒。治风湿痹痛、筋脉拘挛，兼寒者，常配木瓜、威灵仙等；兼热者，常配防己、络石藤等。治水肿、小便不利，可配茯苓、猪苓、车前子等。治经闭，常配当归、川芎、丹参、红花等。治乳房胀痛，常配柴胡、香附、玫瑰花、丝瓜络等。治缺乳，属肝郁气滞者，常配柴胡、当归、香附、王不留行等；属气血双亏者，常配黄芪、当归、党参、猪蹄甲等。治风疹瘙痒，可配荆芥穗、防风、蒺藜等。

本品内服5～10g，煎汤。外用适量，研末敷。因其通经下乳，故孕妇忌服。

丝瓜络

【歌诀】丝瓜络平，通络祛风，化痰解毒，滞气可行。

【来源】葫芦科植物丝瓜 *Luffa cylindrica*（L.）Roem. 干燥成熟果实的维管束。

【药性】甘，平。归肺、胃、肝经。

【性能特点】属络能通，甘解力缓，平而偏凉，入肝肺胃经。既祛风通络，又行气化痰、解毒。治痹证不论寒热皆宜，治胸胁痛无论风湿还是肝郁或痰浊所致者皆可，兼热而不盛者尤佳。因力缓，多做辅助品用。

【功效应用】祛风通络，化痰解毒，兼行气。治风湿痹痛、筋脉拘挛，兼寒者，常配木瓜、威灵仙等；兼热者，常配秦艽、络石藤、防己等。治肝郁气滞胸胁痛，常配柴胡、香附、路路通等。治咳喘胸痛，常配桔梗、竹茹、炒枳壳、前胡等。治乳痈，常配蒲公英、金银花、瓜蒌等。治乳汁不下，可配通草、路路通、漏芦、猪蹄甲等。治疮肿，常配黄芩、蒲公英、金银花等。

本品内服 6～10g，或至 60g，煎汤。外用适量，煅后研末调敷。

桑　枝

【歌诀】桑枝苦平，行水祛风，痹痛拘挛，脚气有功。

【来源】桑科植物桑 *Morus alba* L. 的干燥嫩枝。

【药性】苦，平。归肝经。

【性能特点】苦能泄散，横走肢臂，平而偏凉，专入肝经。既祛风通络，又利水消肿。治痹证无论寒热皆宜，肩臂痛或兼水肿者尤佳。

【功效应用】祛风通络，利水消肿。治风湿痹痛、筋脉拘挛，兼热者，常配秦艽、络石藤等；兼寒者，常配木瓜、威灵仙等。治肩臂痛，常配桂枝、葛根、羌活、川芎等。治水肿小便不利，常配茯苓、泽泻、车前子、桑白皮等。

本品内服 10～30g，煎汤。外用适量，煎汤熏洗。

络石藤

【歌诀】络石微寒，祛风清热，通络止痛，消痈凉血。

【来源】夹竹桃科植物络石 *Trachelospermum jasminoides*（Lindi.）Lem. 的干燥带叶藤茎。

【药性】苦，微寒。归心、肝经。

【性能特点】苦微寒而清泄，属藤类而善走，入心肝经。能祛风通络、凉血消肿，善治热痹红肿或风寒湿痹有化热倾向者。

【功效应用】祛风通络，凉血消肿。治热痹红肿，常配忍冬藤、秦艽、赤芍、防己等。治风寒湿痹有化热倾向者，可配苍术、黄柏、羌活、独活等。治咽喉肿痛，常配桔梗、生甘草、金银花等。治疮肿，可配蒲公英、野菊花、金银花等。

本品内服 6～15g，煎汤，入丸散或浸酒。外用适量，捣敷或绞汁涂。因其苦而微寒，故阳虚畏寒、脾虚便溏者忌服。

蕲 蛇

【歌诀】蕲蛇性温，痹痛瘫痪，惊痫不宁，麻风疥癣。

【来源】蝰科动物五步蛇（尖吻蝮）*Agkistrodon acutus*（Güenther）除去内脏的干燥全体。

【药性】甘、咸，温。有毒。归肝经。

【性能特点】甘咸而温，搜剔走窜，有毒力猛，专入肝经。内走脏腑，外达皮肤。既祛外风而通络止痒，又息内风而止痉定惊，重症、顽症每用。今之临床用其全体，内服兼补虚强壮，顽痹兼体虚者尤宜。

【功效应用】祛风通络，攻毒止痒，息风定惊。治风湿顽痹、拘挛麻木，可配威灵仙、乌梢蛇、地龙等。治中风口蜗、半身不遂，可配乌梢蛇、金钱白花蛇、全蝎等。治麻风，单用或配他药泡酒服。治瘰疬结核，单用或配全蝎、蜈蚣、夏枯草、僵蚕等。治恶疮肿毒，可配全蝎、蜈蚣、麝香、蟾酥等。治破伤风，常配蜈蚣、全蝎、天南星等。治小儿惊风，属肝热急惊者，常配僵蚕、胆南星、天竺黄等；属脾虚慢惊者，常配天麻、全蝎、党参、白术等。治疥癣瘙痒，可配白鲜皮、苦参、露蜂房等。

本品内服，煎汤 3 ～ 10g，研末 0.5 ～ 1g。去头、尾、皮、骨，用肉，多入丸散或泡酒服。因其性温，故阴虚血热者慎服。

乌梢蛇

【歌诀】乌梢蛇平，无毒走窜，功同蕲蛇，作用较缓。

【来源】游蛇科动物乌梢蛇 *Zaocys dhumnades*（Cantor）除去内脏的干燥全体。

【药性】甘，平。归肝经。

【性能特点】甘平无毒力缓，虫类搜剔走窜，专入肝经。药力较缓，内走脏腑，外达皮肤。既祛外风而通络止痒，又息内风而止痉定惊，治痹痛、中风、惊风与疹痒常用。今之临床用其全体，内服兼补虚强壮，痹痛与疹痒兼体虚者尤佳。

【功效应用】祛风通络，止痒，息风定惊。治风湿痹痛，属风胜窜痛者，常配防风、羌活、秦艽等；属寒胜痛重者，常配川乌、细辛、徐长卿等；属日久拘麻者，常配威灵仙、蕲蛇、当归等。治中风口蜗、半身不遂，常配蕲蛇、金钱白花蛇、全蝎等。治麻风，单用或配他药泡酒即可。治破伤风，常配蜈蚣、全蝎、天南星等。治小儿惊风，属肝热急惊者，可配僵蚕、胆南星、天竺黄等；属脾虚慢惊者，可配天麻、全蝎、党参、白术等。治白癜风，可配天麻、熟地黄、蒺藜、鸡血藤等。治疹痒，属风疹瘙痒者，可配荆芥穗、蝉蜕、赤芍等；属湿疹痒痛者，可配炒苍耳、土茯苓、地肤子等。治疥癣瘙痒，可配白鲜皮、苦参、露蜂房等。

本品内服，煎汤 9 ～ 12g，研末 1 ～ 2g，或入丸剂，或泡酒。外用烧灰调敷。

马钱子

【歌诀】马钱子寒，消肿定痛，通络散结，毒大慎用。

【来源】马钱科植物马钱 *Strychnos nux-vomica* L. 等的干燥成熟种子。

【药性】苦，温。有大毒。归肝、脾经。

【性能特点】苦泄温通，毒大力强，入肝脾经。善通络散结、消肿定痛，凡痹痛拘挛或麻木或痿软无力者皆可选用，顽久不愈者尤佳。

【功效应用】通络止痛，散结消肿。治痹痛拘挛麻木，单用或入复方，如风湿关节炎片。治半身不遂肢麻，单用或随证配入复方。治小儿麻痹痿软，常配杜仲、桑寄生等。治面瘫口㖞麻木，单用润透切片，辨证循经取穴贴敷。治重症肌无力（痿证），单用或配黄芪、党参、当归等。治痈疽肿痛，常配炮山甲、僵蚕为丸服。治恶疮癌肿，常配雄黄、全蝎、蜈蚣等，如神农丸。治跌打伤肿，常配麝香、乳香、自然铜等，如八厘散。此外，还治遗尿、狂犬病、丹毒等。

本品内服 0.3 ～ 0.6g，炮制后入丸散用。外用适量，研末吹喉或调敷，或醋磨涂。因其有毒，服用过量可致肢体颤动、惊厥、呼吸困难，甚则昏迷，故内服应严格炮制，切不可过量，孕妇忌服。服药后应避风，否则可致震颤。中毒后可用香油、猪油、五倍子解。

成人1次服5～10mg 士的宁可致中毒，30mg 可致死亡。有报道用马钱子治白喉，总剂量达50.54mg 时引起中毒。另报有服马钱子7粒中毒致死的病例。

威灵仙

【歌诀】威灵仙温，祛湿散风，通行经络，痰水能攻。

【来源】毛茛科植物威灵仙 *Clematis chinensis* Osbeck 等的干燥根及根茎。

【药性】辛、咸，温。归膀胱经。

【性能特点】辛散咸软温通，入膀胱经（或云十二经）。善走窜，力强效快。善祛风湿、通经络，兼消痰水或软坚。最宜风湿痹痛、拘挛麻木、屈伸不利者，兼寒者尤佳。古云能"软骨"，善治骨鲠咽喉，并配糖醋等同煎服。

【功效应用】祛风湿，通经络，消痰水。治风湿痹痛之拘挛麻木、屈伸不利，古人常单用，研末或泡酒服；今人常配蕲蛇、乌梢蛇、当归等。治痰饮积聚，常配半夏、厚朴、茯苓、陈皮等。治噎膈，大剂量单用或配旋覆花、沉香等。此外，有云能软骨，治骨鲠咽喉，常单用或配糖、醋等，水煎慢慢吞咽。治骨刺，常在辨证基础上以本品配砂仁、青果、薏苡仁、地榆、老茄根等，收到了一定的效果。

本品内服，煎汤5～10g，治骨鲠30g，或入丸散。外用适量，捣敷。因其辛散走窜，久服易伤正气，故体弱者慎用。不宜与茶叶水同服。

伸筋草

【歌诀】伸筋草温，祛风止痛，寒痹每选，筋舒络通。

【来源】石松科植物石松 *Lycopodium japonicum* Thunb. 的干燥全草。

【药性】苦、辛，温。归肝经。

【性能特点】苦泄辛散温通，专入肝经。善祛风除湿、舒筋通络、活血消肿，治风寒湿痹、骨节酸痛、屈伸不利者最宜。

【功效应用】祛风除湿，舒筋通络，活血消肿。治风湿痹痛，拘挛屈伸不利，常配威灵仙、羌活、桂枝等；日久兼筋脉失养，常配当归、熟地黄、续断等。治中风半身不遂，常配黄芪、当归、天麻、鸡血藤等。治小儿麻痹后遗症，常配杜仲、桑寄生、狗脊、威灵仙等。治跌打瘀肿，常配苏木、土鳖虫、红花、当归等。

本品内服 6～15g，煎汤，入丸散或浸酒。外用适量，研末敷。因其能活血，故孕妇及月经过多者慎服。

蚕　沙

【歌诀】蚕沙辛温，痹痛酸重，吐泻转筋，亦疗隐疹。

【来源】蚕蛾科昆虫家蚕 *Bombyx mori* L. 幼虫的干燥粪便。

【药性】甘、辛，温。归肝、脾、胃经。

【性能特点】辛散温化，甘而力缓，入肝脾胃经。既祛筋骨风湿，又祛肌肤风湿，还能化中焦湿浊而和胃，治湿痹重痛、风湿疹痒（隐疹）、湿阻中焦常用。药力平和，虚人最宜。

【功效应用】祛风除湿，舒筋活络，化浊和胃。治痹证，属湿胜酸重痛者，常配羌活、独活、威灵仙、木瓜等；属湿热红肿痛者，常配防己、络石藤、秦艽、豨莶草等。治皮肤顽麻、半身不遂，可单用布包蒸热外熨。治风湿疹痒，可单用或配地肤子、蛇床子、白鲜皮等煎汤外洗。治湿滞脘痞、吐泻转筋，常配木瓜、生薏苡仁、半夏、黄芩等。

本品内服 5 ～ 10g，布包煎汤，或入丸散。外用适量，研末调敷或煎汤洗。

八角枫

【歌诀】八角枫温，除湿祛风，止痛散瘀，活络通经。

【来源】八角枫科植物八角枫 *Alangium chinense*（Lour.）Harms. 的干燥根、须根及根皮。

【药性】辛，温。有毒。归肝经。

【性能特点】辛散温通，有毒力强，专入肝经。既祛风湿、通经络，又散瘀止痛，善治寒痹及顽痹痛重者。

【功效应用】祛风湿，通经络，散瘀止痛。治风寒湿痹、筋骨疼痛，或瘫痪麻木、半身不遂，单用配入复方水煎，也可泡酒服。治跌打伤痛，单用根水煎服或嫩茎叶捣敷。此外，还用于手术麻醉，单用煎服。治精神分裂症，单用研粉服。

本品内服 2 ～ 6g，煎汤或浸酒。外用适量，捣敷或煎汤洗。与猪肉炖服可提高疗效。因其辛燥有毒，故孕妇、月经过多、小儿及体虚者忌服。

海风藤

【歌诀】海风藤温，除湿祛风，通经活血，寒痹伤痛。

【来源】胡椒科植物风藤 *Piper kadsura*（Choisy）Ohwi 的干燥藤茎。

【药性】辛、苦，微温。归肝经。

【性能特点】辛散苦泄，微温而通，专入肝经。既祛风湿、通经络，又兼活血，走散力不及威灵仙，风寒湿痹最宜。

【功效应用】祛风湿，通经络，兼活血。治风寒湿痹、屈伸不利，常配羌活、独活、威灵仙、秦艽等。治中风半身不遂，可配生黄芪、赤芍、天麻、威灵仙等。治跌打损伤，可配川芎、苏木、土鳖虫、骨碎补等。

本品内服 5 ～ 10g，煎汤，入丸散或浸酒。外用适量，煎汤熏洗。

海桐皮

【歌诀】海桐皮苦，风湿皆除，通络止痛，疥癣外涂。

【来源】豆科植物刺桐 *Erythrina variegata* L. var. *orientalis*（L.）Merr. 等的干燥树皮。

【药性】苦、辛，平。归肝经。

【性能特点】苦泄辛散，性平少偏，专入肝经。既祛风湿、通经络，又杀虫止痒。长于通络，直达病所，寒热痹皆宜，疥癣疹痒皆可。

【功效应用】祛风湿，通经络，杀虫止痒。治痹痛拘挛麻木，属风胜窜痛者，常配羌活、防风、独活、川芎等；属湿胜酸重者，常配木瓜、蚕沙、土茯苓等；属湿热红肿者，常配秦艽、络石藤、忍冬藤等。治疥癣，可配硫黄、枯矾、苦参等。治癣痒，可配土槿皮、蛇床子、羊蹄等。治风虫牙痛（龋齿），单用煎汤漱口。此外，治时行赤眼，单用煎汤外洗。治乳腺炎初起，配红糖煎服。

本品内服 6 ～ 12g，煎汤或入丸散。外用适量，煎汤熏洗或研末调涂。

寻骨风

【歌诀】寻骨风平，风湿宜用，兼治损伤，长于止痛。

【来源】马兜铃科植物绵毛马兜铃 *Aristolochia mollissima* Hance 的干燥根茎或全草。

【药性】辛、苦，平。归肝经。

【性能特点】辛苦泄散，平而少偏，专入肝经。能祛风湿、通经络、止疼痛。祛风湿力虽较弱，但止痛力却较强，痹痛无论寒热皆宜。

【功效应用】祛风湿，通经络，活血止痛。治风湿痹痛、拘挛麻木，属寒者，可配羌活、威灵仙、桂枝、伸筋草等；属热者，可配忍冬藤、桑枝、秦艽、络石藤等。治跌打损伤，可配丹参、苏木、徐长卿等煎服；或捣敷。治胃脘疼痛，单用或配陈皮、海螵蛸、甘草等。治妇女痛经，可配当归、川芎、香附、益母草等。

本品内服，煎汤 5 ～ 10g，或入丸散、浸酒、制膏。因其辛香苦燥，含马兜铃酸，有一定肾毒性，故不能大量或长期服用，阴虚内热及肾病患者忌服。

青风藤

【歌诀】青风藤平，通络止痛，祛除风湿，利尿消肿。

【来源】防己科植物青藤 Sinomenium acutum（Thunb.）Rehd. et Wils. 等的干燥藤茎。

【药性】苦、辛，平。归肝、脾经。

【性能特点】苦泄辛散，性平少偏，入肝脾经。既祛风湿、通经络，又利水湿。祛风湿、通经络力虽较威灵仙弱，但长于利尿，治痹痛无论寒热皆宜。

【功效应用】祛风湿，通经络，利水湿。治风湿痹痛、拘挛麻木，属热者，常配忍冬藤、桑枝、秦艽、络石藤等；属寒者，常配独活、海风藤、桂枝、伸筋草等。治水肿尿少，常配防己、茯苓皮、泽泻、车前子等。治脚气浮肿，常配防己、土茯苓、川牛膝等煎服，或煎汤洗。此外，治痈肿疮毒，可配忍冬藤、连翘、蒲公英等。

本品内服 6～12g，煎汤，入丸散或浸酒。外用适量，煎汤洗、敷。

老鹳草

【歌诀】老鹳草平，除湿祛风，解毒止痢，活络舒筋。

【来源】牻牛儿苗科植物牻牛儿苗 *Erodium stephanianum* Willd 或老鹳草 *Geranium wilfordii* Maxim. 及其同属若干植物的干燥地上部分。

【药性】辛、苦，平。归肝、大肠经。

【性能特点】辛散苦泄，平而偏凉。入肝经，祛风湿、通经络、活血化瘀；入大肠经，解毒止痢。祛风湿力较强，痹证无论寒热新久皆宜。

【功效应用】祛风除湿，活血通络，解毒止痢。治风湿痹痛麻木，单用或配当归、独活、威灵仙等。治跌打损伤瘀肿，常配苏木、红花、川芎、当归等。治湿热泻痢，单用或配马齿苋、地锦草、黄连等。

本品内服 10～30g，煎汤或入丸散。外用适量，煎汤熏洗。

穿山龙

【歌诀】穿山龙苦，风湿可除，化痰止咳，血活筋舒。

【来源】薯蓣科植物穿龙薯蓣 *Dioscorea nipponica* Makino 的干燥根茎。

【药性】苦、辛，平。归肝、肺经。

【性能特点】苦辛泄散，性平偏凉。入肝经，能祛风除湿、活血通络；入肺经，能祛痰止咳。善舒筋，力较强，顽痹、久痹宜用。

【功效应用】祛风除湿，活血通络，祛痰止咳。治风湿痹痛拘麻，可配当归、威灵仙、伸筋草等。治胸痹心痛，可配川芎、红花、丹参、赤芍等。治血瘀经闭，可配当归、红花、桃仁、香附等。治跌打损伤，可配苏木、当归、土鳖虫等。治疮肿，鲜品捣烂外敷。治咳嗽痰多，单用或配桔梗、化橘红、川贝母、前胡等。

本品内服 10～15g，煎汤，或入丸散。

钻地风

【歌诀】钻地风凉，通络效彰，活血有功，祛风湿良。

【来源】虎耳草科植物钻地风 *Schizophragrma igrifolia*（Franch.）Oliv. 的干燥根或茎藤。

【药性】淡、辛，凉。归肝经。

【性能特点】辛散凉清，淡渗属藤，专入肝经。能祛风除湿、舒筋活络、活血，力弱于威灵仙，长于除湿活血，主治热痹，兼治寒痹，湿重兼瘀者尤宜。

【功效应用】祛风除湿，活血通络。治风湿痹痛、酸重麻木，属热痹者，常配络石藤、防己、秦艽、忍冬藤等；属寒痹者，常配威灵仙、独活、海风藤等。治脚气肿痛，可配川牛膝、生薏苡仁、赤芍、土茯苓等。治跌打肿痛，常配苏木、丹参、徐长卿、当归等。此外，还可用治丝虫病。

本品内服 10～30g，煎汤、浸酒或入丸散。外用适量，煎汤熏洗。

雷公藤

【歌诀】雷公藤凉，大毒力强，风湿瘀除，顽痹沉恙。

【来源】卫矛科植物雷公藤 *Tripterygium wilfordii* Hook. f. 干

燥根的木质部。

【药性】辛、苦，凉。有大毒。归心、肝经。

【性能特点】辛散苦燥，凉能清解，毒大峻烈，入心肝经。善祛风除湿、活血通络、消肿止痛、攻毒杀虫，毒大而作用强烈，尤善治顽痹。

【功效应用】祛风除湿，活血通络，消肿止痛，攻毒杀虫。治顽痹拘挛疼痛，单用捣敷，或配羌活、威灵仙、当归等内服。治疗疮肿毒，单用浸酒外涂。治麻风疼痛，单用煎服或白酒泡饮，或入复方。治湿疹瘙痒，单用或入复方水煎敷。治疥癣，单用，或入复方研末调涂。治癌肿，单用或配射干、山豆根、半枝莲等。此外，将本品制成片剂或雷公藤总苷片等，内服还可治坐骨神经痛、各型肾炎、肾病综合征、红斑狼疮、银屑病、白塞氏病等。

本品内服：煎汤 10～25g（带根皮者减量），文火煎 1～2 小时；制粉或胶囊，每次服 0.5～1.5g。外用适量，鲜品捣敷，时间不超过半小时；或制成酊剂及软膏用。宜久煎去毒或提取雷公藤多苷服用。因其毒剧，故内服宜慎，孕妇忌服，患有心、肝、肾器质性病变或白细胞减少症者慎服。又抗生育，故未生育者忌服。外敷不可超过半小时，否则起疱。

中医白话解读本丛书

臭梧桐

【歌诀】臭梧桐凉，通络效彰，除湿祛风，兼平肝阳。

【来源】马鞭草科植物海州常山 *Clerodendron trichotomum* Thunb. 的干燥嫩枝及叶。

【药性】辛、苦，凉。归肝经。

【性能特点】辛散苦泄，凉清而降，专入肝经。善祛风湿、通经络、平肝阳（降血压），兼截疟。主治热痹，兼治寒痹，痹痛兼高血压者尤宜。

【功效应用】祛风湿，通经络，平肝阳。治痹痛麻木，属热痹者，常配络石藤、防己、秦艽、钻地风等；属寒痹者，常配威灵仙、独活、桑枝、海风藤等。治风疹瘙痒，常单用或配地肤子、蛇床子等煎汤外洗。治高血压属肝阳上亢，常配豨莶草（固定）等。此外，能抗疟，治疟疾寒热，单用或配青蒿、草果、常山、知母等。

本品内服 5～15g。用于降血压不宜高温久煎。外用适量，煎汤熏洗。因其辛散苦泄有异臭味，故无风湿及胃气上逆者慎用，内服不宜大量使用。

豨莶草

【歌诀】豨莶草辛，生寒熟温，祛风除湿，利骨与筋。

【来源】菊科植物豨莶 *Siegesbeckia orientalis* L. 等的干燥地上部分。

【药性】苦、辛，寒。归肝、肾经。

【性能特点】苦燥辛散，寒能清解，入肝肾经。既祛风湿、通经络，又清热解毒、降血压。药力平和，善祛筋骨间风湿，治各种痹证均可，腰膝疼痛兼热或血压高者最宜。生用性寒而清解力强，制用寒性减而清解力缓。

【功效应用】祛风湿，通经络，降血压，清热解毒。治风湿痹痛，属热痹者，常配臭梧桐、防己、秦艽、络石藤等；属寒痹者，常配威灵仙、独活、海风藤等。治中风半身不遂，常配黄芪、当归、丹参、牛膝、天麻等。治湿疹瘙痒，常配地肤子、白鲜皮、苦参、土茯苓。治高血压属肝阳上亢者，常与臭梧桐同用。治痈肿疮毒，可配金银花、大蓟、黄芩、连翘等。

本品内服 10～15g，煎汤，或入丸散。外用适量，捣敷。

治风湿痹证多制用；治热痹、痈肿、湿疹宜生用。药力平和，宜大量久服。因其辛苦散泄，故无风湿者慎用。生用或过大剂量用易致呕吐。

木　瓜

【歌诀】木瓜酸温，吐泻转筋，湿痹脚气，腰膝酸痛。

【来源】蔷薇科植物贴梗海棠 *Chaenomeles speciosa*（Sweet）Nakai 等的干燥近成熟果实。

【药性】酸，温。归肝、脾经。

【性能特点】酸温祛邪扶正两相兼，舒筋祛湿生津而不燥不敛，酸生津而不敛湿邪，温化湿而不燥烈伤阴。入肝经，益筋血而平肝舒筋；入脾经，生津开胃、祛湿和中。治湿痹与脚气浮肿尤宜，治吐泻转筋、血痹肢麻与津亏食少可投。

【功效应用】平肝舒筋，祛湿和中，生津开胃。治湿痹酸重痛麻，常配蚕沙、萆薢、土茯苓等。治血痹肢麻拘挛，常配当归、鸡血藤、夜交藤等。治脚气肿痛，属湿脚气者，常配槟榔、紫苏叶、土茯苓等；属干脚气者，可配当归、地黄、牛膝等；属脚气攻心、腹胀闷者，可配吴茱萸、紫苏叶等。治吐泻转筋，症轻者，常配陈仓米等；症重者，常配吴茱萸、紫苏叶、小茴香、生姜。治胃津不足食欲不振，常配乌梅、山楂、稻芽等。

本品内服 6～12g，煎汤，入丸散或浸酒。外用适量，煎汤熏洗。因其酸温，故阴虚腰膝酸痛及胃酸过多者忌服。

桑寄生

【歌诀】桑寄生平，强筋养血，止漏安胎，腰痛莫缺。

【来源】桑寄生科植物桑寄生 *Taxillus chinensis*（DC.）Danser 的干燥带叶茎枝。

【药性】苦、甘，平。归肝、肾经。

【性能特点】苦燥甘补，性平不偏，入肝肾经。既长于养血而补肝肾、强筋骨、安胎，又祛风湿，善治血虚或肝肾亏虚兼风湿痹痛，以及肝肾虚之胎漏、胎动不安。

【功效应用】祛风湿，补肝肾，强筋骨，安胎。治痹痛兼肝肾虚，常配独活、地黄、秦艽等。治肝肾虚腰膝酸软，常配熟地黄、当归、杜仲、牛膝等。治肝肾虚胎漏胎动，常配阿胶、菟丝子、续断、杜仲等。此外，还能降血压，治高血压属肝肾亏虚，常配天麻、钩藤、杜仲、牛膝、茯苓、当归、磁石等。治小儿麻痹症，可配淫羊藿、杜仲等。

本品内服 10～20g，煎汤，入丸散，或浸酒，或鲜品捣汁服。

石楠叶

【歌诀】石楠叶平，肾衰脚弱，风湿痹痛，堪为妙药。

【来源】蔷薇科植物石楠 *Photinia serrulata* Lindl. 的干燥叶片。

【药性】辛、苦，平。有小毒。归肝、肾经。

【性能特点】辛散苦燥，平而不偏，有小毒，力较强，入肝肾经。既祛风湿、止痒，又补肝肾、强筋骨。长于祛风邪而止痛止痒，治肾虚兼风湿痹痛，以及头风头痛、风疹瘙痒者最宜。

【功效应用】祛风湿，补肝肾，强筋骨，止痒。治痹痛兼肝肾虚，常配独活、杜仲、桑寄生、狗脊等。治肝肾虚腰膝酸软，常配熟地黄、当归、续断、牛膝等。治头风头痛，常配川芎、白芷、蔓荆子等。治风疹瘙痒，常配荆芥、防风、蝉蜕、地肤子等。此外，又治干脚气，常配黄精、木瓜、川牛膝、薏苡仁、萆薢等。

本品内服 10～15g，煎汤，入丸散或浸酒。外用适量，煎水熏洗。因其辛散苦燥，有小毒，故用量不宜过大，阴虚火旺者忌服。

五加皮

【歌诀】五加皮温，能壮腰膝，坚骨强筋，祛风除湿。

【来源】五加科植物细柱五加 *Acanthopanax gracilistylus* W. W. Smith 的干燥根皮。习称南五加皮。

【药性】辛、苦、微甘，温。归肝、肾经。

【性能特点】辛散苦燥，微甘温补兼利，入肝肾经。扶正与祛邪兼顾，既善补肝肾、强筋骨而扶正，又兼祛风除湿、利水而祛邪。痹痛兼肝肾虚或肝肾亏虚腰膝酸软者宜用。古有"宁得一把五加，不用金玉满车"之誉。《桂香室杂记》赞曰："白发童颜叟，山前逐骊騧，问翁何所得？常服五加茶。"

【功效应用】祛风湿，补肝肾，强筋骨，利水。治痹痛兼肝肾虚，单用泡酒或配独活、桑寄生、杜仲等。治肝肾虚腰膝酸软，常配熟地黄、桑寄生、续断、牛膝等。治下肢瘫痪，属迟缓性者，常配黄芪、玉竹、黄精等；属痉挛性者，常配地龙、防风、全蝎等。治水肿小便不利，常配茯苓皮、生姜皮等。治脚气浮肿，常配木瓜、防己、土茯苓、川牛膝等。

本品内服 5～10g，煎汤，入丸散或浸酒。因其辛苦温燥，故阴虚火旺者不宜服，孕妇慎服。

刺五加

【歌诀】刺五加温，补益肝肾，健脾补气，养心安神。

【来源】五加科植物 *Acanthopanax senticosus*（Rupr. et Maxim.）Harms 的干燥根及根茎或茎。又名南五加。

中医白话解读本丛书

【药性】甘、辛、微苦，温。归脾、肾、肝、心经。

【性能特点】甘补辛散，苦泄温通。入肝肾经，善祛风湿、补肝肾、强筋骨；入脾心经，善补气健脾、养心安神。补虚强壮作用良好，可与人参相媲美，年老或久病体弱者用之为佳。

【功效应用】祛风湿，补肝肾，强筋骨，补气健脾，养心安神。治痹痛兼肝肾虚，单用泡酒或配独活、桑寄生、杜仲等。治肝肾虚腰膝酸软，常配熟地黄、桑寄生、续断、牛膝等。治下肢瘫痪，属迟缓性者，常配黄芪、玉竹、黄精等；属痉挛性者，常配地龙、防风、全蝎等。治脾肾阳虚、体虚乏力，常配黄芪、白术、枸杞子等。治气血亏虚、失眠多梦，常配黄芪、当归、炒酸枣仁等。此外，近年用刺五加注射液治疗心脑血管病取效。

本品内服 6 ～ 15g，煎汤，或制成散剂、片剂或泡酒服。因其甘苦辛温，伤阴助火，故热证、实证忌服，阴虚火旺者慎用。

香加皮

【歌诀】香加皮温，除湿祛风，强筋利水，有毒用慎。

【来源】萝藦科植物杠柳 *Periploca sepium* Bge. 的干燥根皮。又名北五加皮。

【药性】辛、苦，温。有毒。归肝、肾、心经。

【性能特点】辛散苦燥温通，有毒药力较强，入肝肾心经，含强心苷。既祛风湿、强筋骨，又强心利水而消肿，善治风湿痹痛兼水肿或心衰性水肿。

【功效应用】祛风湿，强筋骨，利水消肿。治痹痛兼肝肾虚，单用泡酒或配独活、桑寄生、杜仲等。治肝肾虚腰膝酸软，可配桑寄生、杜仲、狗脊、熟地黄等。治风心病心衰水肿，常配茯苓、猪苓、桂枝、黄芪等。治脚气浮肿，常配土茯苓、槟榔、川牛膝、薏苡仁等。

本品内服 4 ~ 9g，水煎，浸酒或入丸散。外用适量，煎汤洗浴。因其苦辛温燥，能伤阴助火，故阴虚火旺者慎服。所含强心苷有毒，大剂量可引起心律失常，全身震颤，甚则死亡，故不宜过量或长期服用，不宜与西药地高辛等强心苷类药同用。

千年健

【歌诀】千年健温，健骨强筋，祛风除湿，尤宜老人。

【来源】天南星科植物千年健 *Homalomena occulta*（Lour.）Schott 的干燥根茎。

【药性】苦、辛，温。归肝、肾经。

【性能特点】苦燥辛散，温通兼补，入肝肾经。能祛风湿、强筋骨，药力较缓，最宜老人泡酒服。

【功效应用】祛风湿，强筋骨。治痹痛兼肝肾虚，单用泡酒或配独活、桑寄生、杜仲等。治肝肾虚腰膝酸软，可配桑寄生、杜仲、狗脊、熟地黄等。

本品内服 5 ~ 10g，酒浸，入丸散或煎汤。外用适量，研末敷。

鹿衔草

【歌诀】鹿蹄草温，除湿祛风，强筋壮骨，补肺调经。

【来源】鹿蹄草科植物鹿蹄草 *Pyrola calliantha* H. Andres 或普通鹿蹄草 *Pyrola decorata* H. Andres 的干燥全草。

【药性】甘、苦，温。归肝、肾、肺经。

【性能特点】甘温补虚，苦温燥泄。入肝肾经，能祛除风湿、强健筋骨、调经止血；入肺经，能补肺止咳，民间常用。

【功效应用】祛风除湿，强筋健骨，调经止血，补肺止咳。

中医白话解读本丛书

治痹痛兼肝肾虚，常配独活、桑寄生、杜仲、千年健等。治肝肾虚腰膝酸软，常配桑寄生、杜仲、狗脊、熟地黄等。治崩漏经多，常配地榆炭、当归、熟地黄、仙鹤草等。治白带不止，可配苍术、白术、芡实、海螵蛸等。治劳伤吐血，可配仙鹤草、三七、藕节炭、百草霜等。治外伤出血，单用研末或鲜品捣敷，或配三七等。治肺虚久咳，可配五味子、百部、川贝母等。治肺痨咳血，可配百部、百合、白及、阿胶等。

本品内服 10～30g，煎汤，或入丸散。外用适量，研末敷或鲜品捣敷。因其煎剂有避孕作用，故备孕妇女忌用，孕妇慎用。

雪莲花

【歌诀】雪莲花温，除湿祛风，通经活血，强腰温肾。

【来源】菊科植物绵头雪莲花 *Saussurea laniceps* Hand. –Mazz.、水母雪莲花 *Saussurea medusa* Maxim. 等的干燥带花全草。

【药性】甘、微苦，温。归肝、肾经。

【性能特点】甘温补通，微苦泄燥，入肝肾经。既祛风湿、强筋骨、温肾阳，又活血通经、止血。药力较强，风寒湿痹兼肾阳虚衰者尤宜。

【功效应用】祛风湿，强筋骨，温肾壮阳，活血通经。治痹痛兼肝肾虚，常配独活、桑寄生、杜仲、千年健等。治肝肾虚腰膝酸软，可配桑寄生、杜仲、狗脊、熟地黄等。治肾虚阳痿、宫冷不孕，可配淫羊藿、仙茅、胡芦巴等。治月经不调、痛经，可配当归、川芎、白芍、香附等。治带下清稀，可配白术、苍术、海螵蛸等。治跌打损伤，可配当归、苏木、乳香等。此外，能止血，治外伤出血，单用或配三七等研末外敷。

本品内服 3～9g（天山雪莲花与水母雪莲花 0.6～1.5g），

煎汤，或浸酒。外用适量，研末敷或鲜品捣敷。因其温燥助热，过量可致大汗淋漓，故用量不宜过大，阴虚有热者忌服。又因善活血调经，能终止妊娠，有堕胎之虞，故孕妇禁服。据文献记载，各地作雪莲花入药的有多个品种，其中天山雪莲花（*Saussurea involucrata*）有毒，用当慎重，服用量宜小。

第五章

芳香化湿药

凡气味芳香，以化湿运脾为主要功效的药物，称为芳香化湿药。

本类药味多辛与芳香；性多温，个别平；均入脾、胃经，少数兼入肺与大肠经。辛香温燥，主能芳化湿浊，疏畅气机，或燥湿而健脾、和中、止呕。兼能解表、祛风、解暑等。主治湿浊中阻、脾为湿困，症见脘腹痞满、呕吐吞酸、大便溏泻、倦怠、纳呆、口甜、口淡或多涎，脉滑濡，苔白腻等；以及湿温与暑湿证等。兼治表证夹湿，湿浊带下，风湿痹痛，痰湿咳喘，脚气浮肿等。

本类药多芳香含挥发油，入汤剂当后下；多辛香温燥，能耗气伤阴，阴虚血燥、气虚津亏者当慎用；注意恰当选择本章药，并配伍他章药。

苍 术

【歌诀】苍术苦温，燥湿发汗，健脾宽中，秽浊皆散。

【来源】菊科植物茅苍术 *Atractylodes lancea*（Thunb.）DC. 等的干燥根。

【药性】味辛、苦，性温。芳香。归脾、胃经。

【性能特点】苦燥辛散，芳香温化，入脾胃经。能燥湿、化湿而健脾，祛风湿而通痹，发汗而解表。凡湿邪致病，无论在里在表在上在下皆宜。兼寒者径用，兼热者当配苦寒之品。

【功效应用】燥湿健脾，祛风湿，发汗。治湿阻脾胃，常配陈皮、厚朴等。湿浊带下，常配白术、陈皮、车前子等。治水肿痰饮，可配茯苓、猪苓、泽泻等。表证夹湿，常配防风、荆芥、紫苏等。治风寒湿痹，常配羌活、独活、威灵仙等。治湿热下注之阴痒痛、足膝肿痛、脚气浮肿，常配黄柏、薏苡仁、牛膝等。此外，能辟秽气、疫气，常配艾叶、雄黄、冰片等制成空气消毒剂燃烟。

本品内服 5～10g，煎汤，或入丸散。外用适量，烧烟熏。生品燥散之性较强，祛风湿、解表多用；制后则燥散性减缓，燥湿健脾多用。因其辛苦温燥，故阴虚内热、气虚多汗者忌服。

厚　朴

【歌诀】厚朴苦温，下气散满，燥湿消痰，兼可平喘。

【来源】木兰科植物厚朴 *Magnolia officinalis* Rehd. et Wils. 等的干燥干、根、枝皮。

【药性】苦、辛，温。归脾、胃、肺、大肠经。

【性能特点】苦温燥降，辛能行散，略带芳香，既入脾胃经，又入肺与大肠经。燥湿力强于苍术，又善行气、消积、平喘。既除无形之湿满，又除有形之实满。凡湿、食、痰所致气滞胀满、咳喘皆宜，兼寒者径用，兼热者当配寒凉之品。

【功效应用】燥湿，行气，消积，平喘。治湿阻中焦，常配苍术、陈皮等。治食积便秘，常配枳实、大黄、芒硝等。治痰饮喘咳，常配杏仁、麻黄等。治梅核气，常配法半夏、茯苓、紫苏、绿萼梅等。

本品内服 3～10g，煎汤或入丸散。因其苦降下气，辛温燥烈，故内热津枯、体虚及孕妇慎服。

广藿香

【歌诀】藿香微温，止呕和中，理气开胃，化浊神功。

【来源】唇形科植物广藿香 *Pogostemon cablin*（Blanco）Benth. 的干燥地上部分。

【药性】辛，微温。芳香。归肺、脾、胃经。

【性能特点】辛散芳化，微温除寒。入脾胃经，芳化湿浊、理气而开胃、止呕、解暑；入肺经，宣化湿浊而发表。芳香辛散而不峻烈，微温化湿而不燥热，善化湿理气解暑发表。凡湿浊内停，不论有无表证或兼否虚、实、寒、热，皆可酌投。最宜内伤于湿或暑湿，并外感于风寒者。

【功效应用】化湿开胃，理气止呕，发表解暑。治湿阻中焦，常配佩兰，属寒湿者，再配苍术、厚朴等；属湿热者，再配黄芩、黄连、滑石等。治寒湿中阻之呕吐，轻者单用，重者常配半夏、生姜、陈皮等。治胃热呕吐，常配黄芩、竹茹、芦根等。治胃虚呕吐，常配党参、茯苓、白术等。治气滞之呕吐，常配紫苏梗、陈皮等。治妊娠之呕吐，常配砂仁、紫苏梗、竹茹等。治湿温暑湿，常配佩兰、滑石、黄芩等。治寒性表证，属风寒者，常配紫苏、荆芥等；属风寒夹湿者，常配防风、羌活等；属阴寒闭暑者，常配白芷、紫苏等。治气滞兼表，常配紫苏梗、陈皮等。治热性表证，属风热夹湿者，常配连翘、金银花；属暑热兼表者，常配滑石、金银花等。治似寒似热之表证，常配金银花、防风等。

本品内服 5～10g；鲜品加倍，煎汤、入丸散或泡茶饮，入汤剂当后下。其叶偏于发表，梗偏于和中，鲜品化湿解暑力强。因其芳香辛散，故阴虚火旺者慎服。

佩 兰

【歌诀】佩兰辛平，芳香辟秽，祛暑和中，化湿开胃。

【来源】菊科植物佩兰 *Eupatorium fortunei* Turcz. 的干燥或新鲜地上部分。

【药性】辛，平。芳香。归脾、胃经。

【性能特点】辛散芳化，平而偏凉，入脾胃经。化湿浊、升清阳而醒脾、醒头目、解暑，并兼发表。功似藿香而性平偏凉，善化湿浊而醒脾。凡脾胃有湿，不论兼表与否皆宜，兼热者最宜，为治湿热脾瘅口甜腻或口臭多涎之良药。

【功效应用】芳化湿浊，醒脾开胃，发表解暑。治湿浊中阻兼寒，常配藿香、厚朴、苍术等。治湿热困脾，轻者单用，重者配滑石、生甘草、黄芩等。治湿温暑湿，常配石菖蒲、郁金、滑石、黄芩等。治暑天外感，常配薄荷、滑石、生甘草、西瓜翠衣等。

本品内服 5 ～ 10g，鲜者酌加，煎汤或入丸散，不宜久煎。外用适量，装囊佩戴。

白豆蔻

【歌诀】白豆蔻温，芳化温散，偏于中上，除湿散寒。

【来源】姜科植物白豆蔻 *Amomun kravanh* Pirre ex Gagnep. 的干燥成熟果实。

【药性】辛，温。芳香。归肺、脾、胃经。

【性能特点】辛香温化行散，入肺脾胃经。化湿、温中、行气而止呕、止泻。功似砂仁，作用偏于中上二焦，善去肺脾经湿浊寒邪，理肺脾经气滞。长于止呕，尤善治寒湿呕吐。

【功效应用】化湿行气，温中止呕。治寒湿气滞，症见脘腹胀满者，常配厚朴、木香、陈皮等；症见呕吐反胃者，常配半夏、丁香等；症见泄泻者，常配厚朴、陈皮、白术等。治饮酒过度，常配葛花、砂仁、泽泻等。治湿温初期胸闷苔腻，常配薏苡仁、通草、竹叶等。治湿热蕴结，常配黄芩、滑石、大腹皮等。

本品内服 3～6g，煎汤或入丸散，入汤剂当打碎后下。因其辛香温燥，故火升作呕及阴虚血燥者忌服。

砂 仁

【歌诀】砂仁辛温，行气宽中，胎动不饥，吐泻腹痛。

【来源】姜科植物阳春砂 *Amomum villosum* Lour.、绿壳砂 *Amomum villosum* Lour. var. *xanthioides* T. L. Wu et Senjen、海南砂 *Amomum longiligulare* T. L. Wu 等的干燥成熟果实。

【药性】辛，温。芳香。归脾、胃、肾经。

【性能特点】辛香温化行散，入脾胃肾经。化湿、温中、行气而止泻、安胎。功似白豆蔻，作用偏于中下二焦，善去脾胃经之湿浊寒邪，理中焦之气，凡脾胃湿阻及气滞证可用，兼寒者尤宜。长于止泻、安胎，尤善治寒湿泄泻及妊娠中焦虚寒或寒湿气滞之恶阻、胎动不安。

【功效应用】化湿行气，温中止泻，安胎。治湿阻气滞，常配木香，属湿阻者，再配厚朴、苍术、陈皮等；属气滞者，再配枳实或枳壳、紫苏梗等。治脾虚气滞泄泻，常配木香、人参、白术、陈皮等。治中寒泄泻，单用研末服，或配干姜、附子等。治饮酒过度，常配葛花、白豆蔻、泽泻、茯苓等。治中焦虚寒或寒湿气滞之妊娠恶阻、胎动不安，常配紫苏梗、白术等。

本品内服 3～6g，煎汤或入丸散，入汤剂当打碎后下。因其辛香温燥，故阴虚火旺者慎服。

草豆蔻

【歌诀】草豆蔻温，燥湿散寒，行气温中，胃痛可安。

【来源】姜科植物草豆蔻 *Alpinia katsumadai* Hayata 的干燥近成熟种子。

【药性】辛，温。芳香。归脾、胃经。

【性能特点】辛香温燥行散，入脾胃经。燥湿、温中、行气而止呕。功似白豆蔻，作用偏于中焦，善去脾胃经之湿浊寒邪，理中焦之气，凡脾胃湿阻及气滞证可用，兼寒者尤宜。功又似草果，但气味芳香，燥烈之性不及草果，能理气止呕。治中焦寒湿，可代白豆蔻。

【功效应用】燥湿散寒，温中行气。治寒湿中阻之胃痛呕泻，常配厚朴、苍术、陈皮、半夏等。治湿温暑湿，常配黄芩、滑石、藿香等。

本品内服 3～6g，煎汤或入丸散，入汤剂当打碎后下。因其辛香温燥，故阴虚火旺者忌服。

草　果

【歌诀】草果性温，除痰截疟，燥湿散寒，瘟疫能却。

【来源】姜科植物草果 *Amomum tsao-ko* Crevost et Lemaire 的成熟果实。

【药性】辛，温。臭香。归脾、胃经。

【性能特点】辛香温燥行散，入脾胃经。善燥湿、散寒而除痰截疟。功似草豆蔻，但有特殊臭气与辣味，燥烈之性较强。又能截疟，治寒湿偏盛或山岚瘴气、秽浊湿邪之疟疾；除瘟疫，治外感疫疠、寒湿内壅之瘟疫。

【功效应用】燥湿散寒，除痰截疟。治寒湿中阻，常配厚朴、苍术、陈皮、半夏等。治寒湿疟疾，常配常山、柴胡、知母等。治外感疫疠、寒湿内壅之瘟疫，常配槟榔、知母等，如达原饮。

本品内服 3～6g，煎汤，或入丸散。因其温燥伤津，故阴虚血少者忌服。

第六章

利水渗湿药

　　凡以通利水道、渗泄水湿为主要作用的药，称为利水渗湿药。因能使尿量不同程度的增多，将体内蓄积之水湿从小便排出，故又名利尿（水）药。

　　本类药味多甘淡或苦；性多寒凉，或平而偏凉，少数温；多归肺、脾、肾、膀胱经，兼归心、肝、小肠经。主能利水渗湿，通利小便，导水湿之邪从小便出。兼能清热、利胆、通淋、退黄、排石、祛风止痒，极个别兼补虚。主治水湿内停之水肿、痰饮，湿热内停之淋痛、带下、黄疸、水泻及湿疮湿疹等。

　　本类药可分三类，其中甘淡渗利药味多甘、淡，性平或凉寒，长于利水消肿。利尿通淋药味多苦，少数甘、淡，性多寒凉，长于清热利尿通淋，善治湿热淋痛（热、血、沙、石、膏）、白浊等。利胆退黄药味多苦，或甘、咸，性寒凉，长于利胆、利尿、排石，善治湿热黄疸、肝胆或泌尿系结石等。

　　本类药有伤阴之弊，故阴虚者不宜单用；部分利尿药有毒或有堕胎之虞，故孕妇慎用或禁用；使用时要恰当选择本章药，并配他章药，尤常与行气药同用，以促进水液代谢。

茯　苓

【歌诀】茯苓甘平，渗湿利尿，补益心脾，安神莫少。

【来源】多孔菌科茯苓 *Poria cocos*（Schw.）Wolf 的干燥菌核。

【药性】甘、淡，平。归脾、肾、肺、心经。

【性能特点】甘淡渗利兼补，性平不偏。既入脾肾肺，利水渗湿而消除水肿与痰饮，健脾而促进水湿运化；又入心经，宁养心神而安神。药食兼用，凡水湿内停，无论寒热或兼否脾虚皆宜，脾虚水肿或湿盛者尤佳。

【功效应用】利水渗湿，健脾，宁心安神。治水肿，常配猪苓、白术、泽泻、桂枝等。治小便不利，常配车前子、猪苓、泽泻等。治痰饮，停于胸胁之支饮，可配黄芪、防己、桂枝等；停于心下之水气凌心，常配桂枝、白术等；停于胃之呕逆眩悸，常配茯苓、泽泻、半夏等；停于肺之咳嗽痰喘，可配陈皮、半夏等。治脾虚湿盛，常配人参、白术、甘草。治心神不宁、惊悸失眠，属心脾两虚者，常配人参、当归、龙眼肉等；属心气不足者，常配人参、龙骨、牡蛎、远志等；属心肾不交者，常配远志、石菖蒲、莲子肉等；属气阴两虚者，常配人参、麦冬、五味子等。

本品内服 10～15g，煎汤或入丸散。

猪　苓

【歌诀】猪苓甘平，利尿通淋，退肿除湿，久服伤阴。

【来源】多孔菌科真菌猪苓 *Polyporus umbellatus*(Pers.)Fries 的干燥菌核。

【药性】甘、淡，平。归肾、膀胱经。

【性能特点】甘淡渗利，平稍偏凉，入肾与膀胱经。利水渗湿而消除水肿与痰饮。利水力强于茯苓，凡水湿内停无论兼寒兼热皆宜。

【功效应用】利水渗湿。治水肿、小便不利，常配茯苓、泽泻、桂枝等。治痰饮，常配泽泻、白术、半夏等。治湿浊带下，常配苍术、白术、山药等。治湿浊淋痛，常配车前子、泽泻、土茯苓、滑石等。此外，治阴虚有热之小便不利或水肿，常配阿胶、滑石、泽泻等，如猪苓汤。治肺癌、食管癌，将猪苓制成注射液（主含多糖）肌肉注射。

本品内服 5～10g，煎汤或入丸散。

薏苡仁

【歌诀】苡仁甘淡，渗湿健脾，清热利尿，排脓亦宜。

【来源】禾本科植物薏苡 *Coix lacryma-jobi* L. var. *mayuen*（Roman.）Stapf 的干燥成熟种仁。

【药性】甘、淡，微寒。归脾、胃、肺经。

【性能特点】甘淡渗利兼补，微寒能清，入脾胃肺经。生用甘淡微寒，祛邪兼扶正，既清利湿热、除痹排脓，又兼健脾。炒用甘淡而平，扶正兼祛邪，既健脾又利湿而止泻。药食兼用，药力平和。功似茯苓而力较缓，祛邪又扶正。生用长于清热、利湿、除痹、排脓，炒用长于健脾止泻。

【功效应用】清利湿热，除痹，排脓，健脾止泻。治水肿，常配茯苓、猪苓、泽泻、白术等。治小便不利兼热，轻者可单用，重者可配木通、车前子等。治脚气浮肿，常配黄柏、苍术、牛膝等。治湿痹身痛，属外感风湿者，常配麻黄、杏仁、甘草等；属湿痹兼热者，常配秦艽、防己、威灵仙等。治湿疹湿疮，常配土茯苓、萆薢、防己、白鲜皮等。治肺痈吐脓，常配鱼腥草、金荞麦、芦根、冬瓜子等。治肠痈腹痛，常配大黄、牡丹皮、红藤、败酱草等。治脾虚溏泻，常炒用并配茯苓、人参、砂仁等。此外，治扁平疣，以生薏苡仁碾（研）粉，每次 15g，一日 3 次。抗癌，可制成注射液。

本品内服 10～30g，煎汤或入丸散。亦可作羹、煮粥饭食。其力缓，用量须大，并久服。清热利湿、除痹排脓宜生用，健

中医白话解读本丛书

脾止泻宜炒用。因其虽平和，但能利湿，故津液不足者慎服。

泽泻

【歌诀】泽泻甘寒，清热利尿，水肿癃淋，痰饮眩冒。

【来源】泽泻科植物泽泻 *Alisma orientalis*（Sam.）Juzep. 的干燥块茎。

【药性】甘、淡，寒。归肾、膀胱经。

【性能特点】甘寒渗利清泄，入肾膀胱经，既清泻肾（相）火，又除膀胱之湿热。凡属中下焦湿热、痰饮及肾火之证皆可选用。若为湿浊、痰饮而热不明显或有寒者宜炒用。

【功效应用】利水渗湿清热，清相（肾）火。治水肿、小便不利兼热，常配茯苓、猪苓等。治尿闭，常配木通、茯苓、瞿麦等。治水泻，常配茯苓、车前子、滑石等。治痰饮眩晕，常配茯苓、半夏、生姜等。治相火妄动之梦多遗精梦交，单用或配黄柏、地黄等。治阴虚火旺，常配黄柏、知母、熟地黄、牡丹皮等。

本品内服 5～10g，煎汤或入丸散。因其性寒而泻肾火，故阳虚滑精者慎服。

车前子

【歌诀】车前子寒，清利小便，渗湿止泻，明目化痰。

【来源】车前科植物车前 *Plantago asiatica* L. 等的干燥成熟种子。

【药性】甘，寒。归肾、膀胱、肝、肺经。

【性能特点】甘寒滑利清化。入肾膀胱经，既清热利尿渗湿而通淋，又实大便而止泻。入肝经，清泻肝火而明目。入肺经，清肺化痰而止咳嗽。凡湿热、肝热、痰热所致病证均可酌投；

善治水泻，兼热者最宜。

【功效应用】清热利尿，渗湿止泻，清肝明目，清肺化痰。治淋证涩痛，常配木通、山栀子、瞿麦、萹蓄等。治水肿兼热，常配泽泻、冬瓜皮、猪苓、茯苓等。治小便不利兼热，可配泽泻、防己、淡竹叶、乌药等。治水湿泄泻，轻者单用或配薏苡仁、泽泻、茯苓等；重者可配滑石、泽泻、白术、金银花等。治肝热目赤肿痛，常配菊花、桑叶、青葙子等。治肝肾亏虚目暗不明（内盲、青盲），常配熟地黄、枸杞子等。治痰热咳嗽，常配黄芩、芦根、浙贝母、竹茹等。此外，用于降血压，治高血压属肝火者，常配菊花、川芎、炒杜仲、泽泻、牛膝等。

本品内服 5～10g。布包煎汤，或入丸散。因其甘寒清利，故无湿热者慎服。

中医白话解读本丛书

滑　石

【歌诀】滑石甘寒，滑利通窍，解暑除烦，渗湿利尿。

【来源】硅酸盐类矿物滑石族滑石。水飞后名飞滑石。主含含水硅酸镁 $[Mg_3(Si_4O_{10})(OH)_2]$。

【药性】甘，寒。归膀胱、肺、胃。

【性能特点】甘寒滑利，清解兼收敛，既入膀胱经，又入肺胃经。内服主清利，既清利膀胱湿热而利尿通淋、实肠止泻，又清解暑热，治湿热、暑热或暑湿常投。外用主清敛，既收湿敛疮，又清热，治湿热疮疹与暑热痱疮每用。

【功效应用】利尿通淋，清热解暑，收湿敛疮。治热淋，常配木通、车前子、萹蓄、栀子等。治血淋，常配石韦、海金沙、白茅根、栀子等。治脚气浮肿，内服常配生薏苡仁、黄柏、槟榔、川牛膝等，外用常配枯矾、黄柏、冰片、苦参等。治暑热烦渴尿赤，常配生甘草（6:1），即六一散。治暑湿水泻，常配车前子、泽泻、生薏苡仁、茯苓等。治湿疹湿疮，可配冰片、煅石膏、炉甘石或枯矾等外用。此外，治暑热痱疮，可配干枣叶、冰片、枯矾等，研极细粉外扑。

本品内服 10 ～ 15g，块者打碎先煎，细粉者纱布包煎；或入丸散。外用适量，研细粉敷。因其寒滑清利，故脾虚气弱、精滑及热病津伤者忌服。

木 通

【歌诀】木通苦寒，泻火利尿，行血通经，下乳要药。

【来源】木通科植物五叶木通 *Akebia quinata*(Thunb.)Decne. 等的干燥藤茎。

【药性】苦，寒。归心、小肠、膀胱经。

【性能特点】苦寒通利清降，既入膀胱经，又入心与小肠经。既清心与小肠之火，又清利膀胱湿热而使湿热火毒从小便出，还通利血脉关节而通经、下乳，为治心火、湿热及缺乳之要药。与通草相比，虽均为寒凉通利之品，但苦寒清利力强，善通经而下乳。

【功效应用】清热泻火，利尿通淋，行血通经，下乳。治心火上炎，常配黄连、竹叶、生甘草、栀子等。治心火移热小肠，常配栀子、生地黄、竹叶等。治湿热淋痛，常配车前子、栀子、萹蓄、泽泻等。治水肿兼热，常配茯苓、猪苓、泽泻、车前子等。治脚气浮肿，常配土茯苓、生薏苡仁、川牛膝、黄柏等。治热痹肿痛，常配忍冬藤、络石藤、豨莶草、秦艽等。治瘀血经闭，常配当归、赤芍、红花、桃仁等。治缺乳，属气虚血少者，常配党参、黄芪、当归、猪蹄甲等；属肝郁气滞者，常配柴胡、当归、白芍、穿山甲等。

本品内服 3 ～ 6g，煎汤，或入丸散。因其苦寒通利，故滑精、气弱、津伤及妇女月经期慎服，孕妇及脾胃虚寒者忌服。

【附注】木通、通草古名实混淆。汉，《神农本草经》仅有通草之名。唐初，甄权《药性论》始有木通之名。唐中期，《本草拾遗》有通脱木之名。宋代，《证类本草》将三者合而为一。明代，《本草纲目》将通脱木定为通草，通草、木通合称木通。清代，将《本草纲目》之约定付诸实践。今之木通为《神农本草经》之通草，今之通草为《本草拾遗》之通脱木。

通 草

【歌诀】通草淡寒，清肺利尿，导热下行，通乳有效。

【来源】五加科植物通脱木 *Tetrapanax papyriferus*(Hook.)K. Koch 的干燥茎髓。

【药性】甘、淡，微寒。归肺、胃经。

【性能特点】甘淡渗利，微寒清泄，轻浮色白。入肺经，引热下行而清热利尿；入胃经，通气上达而下乳。与木通相比，虽均为寒凉通利之品，但气味俱薄，清利力缓，既主清肺胃热而利湿，又通气上达而下乳，为治肺胃热、气分湿热及缺乳的常用药。

【功效应用】清热利尿，通气下乳。治湿温尿赤而涩，常配薏苡仁、苦杏仁、滑石等。治热淋涩痛症轻，常配木通、连翘、车前草、芦根等。治产后缺乳，属气虚血少者，常配黄芪、当归、木通、猪蹄甲等；属肝郁气滞者，常配柴胡、当归、白芍、路路通等。

本品质轻，故量宜少用，内服 2 ～ 5g，煎汤，或入丸散。因其淡渗清利，故内无湿热、气阴两虚及孕妇慎服。

中医白话解读本丛书

灯心草

【歌诀】灯草微寒，清心除烦，清利湿热，夜啼可安。

【来源】灯心草科植物灯心草 *Juncus effusus* L. 的干燥茎髓。

【药性】甘、淡，微寒。归心、肺、小肠经。

【性能特点】甘淡渗利，微寒能清，入心肺小肠经。既清利湿热，又清心与小肠之火而除烦。其性效介于通草与木通之间而力缓，治湿热、烦热轻症每用。

【功效应用】清利湿热，清心除烦。治热淋涩痛，常配车前草、海金沙等。治热扰心神之烦躁，常配竹叶、栀子等。治小儿夜啼，常配蝉蜕等。此外，可用于灯火灸，即灸法中的神灯照。

本品内服 1.5～2.5g，煎汤或入丸散。外用适量，煅存性研末用；或生品蘸油点燃作灯火灸，即"神灯照"法。

葫 芦

【歌诀】葫芦苦甘，通利小便，退肿效著，兼除心烦。

【来源】葫芦科植物瓠瓜 *Lagenaria siceraria*（Molina）Standl. var. *depressa*（Ser.）Hara 等的干燥果皮。

【药性】甘、苦，平。归心、小肠经。

【性能特点】甘淡渗利，苦泄而平，入心小肠经。善利小便，唯利水消肿，力弱于冬瓜皮，凡水肿无论热寒均宜。或云能除烦，兼心烦者尤佳。

【功效应用】利水消肿。治水肿、小便不利，常配茯苓皮、冬瓜皮、泽泻等。

本品内服 10～30g，煎汤。陈久者为佳。

冬瓜皮

【歌诀】冬瓜皮寒，利水功专，水湿胀满，服之能蠲。

【来源】葫芦科植物冬瓜 *Benincasa hispida*（Thunb.）Cogn. 的外果皮。

【药性】甘、淡，微寒。归肺、脾经。

【性能特点】甘淡渗利，微寒而清，入肺脾经。善利水消肿，力强于葫芦，兼清热，水肿兼热者尤宜。

【功效应用】利水消肿。治水肿、小便不利，常配茯苓皮、桑白皮、车前子、泽泻等。治脾湿泄泻，常配茯苓、炒白术、泽泻、陈皮等。

本品内服 10～30g，煎汤。阴虚者不宜用。

泽　漆

【歌诀】泽漆微寒，止咳化痰，攻毒散结，水肿尤擅。

【来源】大戟科植物泽漆 *Euphorbia helioscopia* L. 的干燥或新鲜全草。

【药性】辛、苦，微寒。有毒。归肺、大肠、小肠经。

【性能特点】辛能行散，苦寒清泄，有毒力强，入肺大肠小肠经。既善通利二便，使水邪从二便排出，治水肿重症宜用，兼二便不利或热邪者尤佳。又善攻毒散结抗癌，治疗瘰疬肿可选，兼二便不利或热者尤宜。

【功效应用】利水消肿，化痰止咳，攻毒散结。治水肿腹水，较轻者可配茯苓、赤小豆等；较重者可配大黄、葶苈子等。治痰饮咳喘，脉沉者，可配紫菀、半夏、白前、人参等；兼水肿者，可配桑白皮、郁李仁、苦杏仁等。治瘰疬瘘管，单用水煎熬膏，外敷或消毒纱布蘸膏塞入瘘管。治无名肿毒，单用或入复方水煎熬膏外敷。治癌肿，单用或配半枝莲、山慈菇等。治癣疮，单用干品研末调敷，或鲜品外擦或煎汤洗。此外，临床以其单用或入复方，治淋巴结核、肺结核取效。

本品内服 5 ～ 10g，煎汤。外用适量，熬膏外敷。因其有毒，故气血虚弱和脾胃虚者慎服。误服鲜草或乳白汁液后，可导致口腔、食管、胃黏膜发炎、糜烂、灼痛、恶心、呕吐、腹痛、腹泻水样便，甚或脱水、酸中毒等不良反应。

蝼蛄

【歌诀】蝼蛄咸寒，排石利尿，淋痛能安，水肿擅消。

【来源】蝼蛄科动物非洲蝼蛄 *Gryllotalpa africana* Palisot et Beauvois 及华北蝼蛄 *Gryllotalpa unispina* Saussure 的干燥全虫。

【药性】咸，寒。有小毒。归膀胱、大肠、小肠经。

【性能特点】咸寒清利走窜，小毒药力较强，入膀胱大肠小肠经。善利水通淋消肿，兼排石解毒。水肿重症每用，兼热或泌尿系结石（石淋、砂淋）者尤宜。

【功效应用】利水消肿，排石通淋，解毒。治水肿、小便不利，单用焙干研末服，体虚者配黄芪等。治石淋，单用研末服，或配猫须草、石韦、乌药等煎服。治瘰疬，可配猫爪草、夏枯草、浙贝母等。治恶疮，单用研末外敷或内服。此外，能出拔刺，治铁钉、竹木刺、玻璃入肉，单用鲜品捣敷，或干品研末调敷。

本品内服煎汤 3 ～ 5g，研末每次 1 ～ 2g。外用适量，捣或研末敷。因其有小毒，善下行，故体虚者慎服，孕妇忌服。

冬瓜子

【歌诀】冬瓜子寒，滑痰排脓，清热利湿，通肠消痈。

【来源】葫芦科植物冬瓜 *Benincasa hispida*（Thunb.）Cogn. 的干燥种子。

【药性】甘，寒。归肺、胃、大肠、小肠经。

【性能特点】甘淡渗利，寒清滑润，入肺胃大肠小肠经。既清热利湿兼滑肠，治白浊、带下，兼便秘者最宜；又清肺化痰兼消痈，治痰热咳嗽、肺痈、肠痈可用。与冬葵子相比，虽均能甘寒滑润清利，但清利力较弱，长于化痰消痈。

【功效应用】清热利湿，清肺化痰，消肿排脓，兼滑肠。治淋浊，常配萆薢、土茯苓、车前子等。治水肿，可配茯苓皮、冬瓜皮、泽泻、车前子等。治带下，常配黄柏、白术、芡实、山药等。治脚气浮肿，可配苍术、黄柏、土茯苓、川牛膝等。治痰热咳嗽，常配浙贝母、瓜蒌、桔梗、前胡等。治咽喉肿痛，常配连翘、桔梗、生甘草、射干等。治肺痈，常配生薏苡仁、桃仁、苇茎等。治肠痈，常配大黄、牡丹皮、桃仁等。此外，治产后缺乳，民间常取本品 1 把，与鲤鱼 1 条同煮，吃鱼喝汤。古人研末外用作面脂药，有润泽肌肤之效。

本品内服 15～30g，煎汤，或入丸散。外用适量，煎水洗，或研膏涂敷。因其性寒滑利，故脾虚便溏者慎服。

冬葵子

【歌诀】冬葵子寒，润燥通便，利尿滑胎，催乳立见。

【来源】锦葵科植物冬葵 *Malva verticillata* L. 的干燥成熟种子。

【药性】甘，寒。归大肠、小肠、膀胱经。

【性能特点】甘淡渗利，寒清滑润，入膀胱大肠小肠经。既利尿通淋、滑肠，治水肿、小便不利、淋痛多用，兼便秘者尤佳；又通乳，缺乳宜用。与冬瓜子相比，虽均能甘寒滑润清利，

中医白话解读本丛书

但清利力较强，又兼通乳。

【功效应用】利尿通淋，滑肠通乳。治淋痛，单用或配木通、瞿麦、车前子等。治石淋，常配金钱草、海金沙、乌药、广金钱、猫须草等。治水肿，可配茯苓皮、冬瓜皮、泽泻、车前子等。治肠燥便秘，常配郁李仁、火麻仁、决明子、炒枳壳等。治产后缺乳，属气亏血少者，常配当归、黄芪、通草、王不留行等；属肝郁气滞者，常配柴胡、香附、炒白芍、路路通等；属乳汁壅滞胀痛者，常配王不留行、蒲公英、漏芦等。

本品内服 10～15g，煎汤，或入丸散。因其性寒滑利，古人云其能滑胎，故孕妇及脾虚便溏者慎服。

萆 薢

【歌诀】萆薢苦平，利湿分清，腰膝痹痛，白浊数频。

【来源】薯蓣科植物粉背薯蓣 *Dioscorea collettii* Hook. f. var. *hypoglauca*（Palibin）Pei et Ting 或绵萆薢 *Dioscorea septemloba* Thunb. 等的干燥根茎。

【药性】苦、甘，平。归肝、胃、膀胱经。

【性能特点】苦泄下行，甘淡渗利，性平不偏。入膀胱经，利湿浊而通淋；入肝胃经，祛风湿而除痹。作用偏于下焦，治湿最长，治风次之，治寒或热再次，湿浊膏淋最宜。

【功效应用】利湿去浊，祛风除痹。治湿浊膏淋、白浊，常配乌药、石菖蒲、茯苓等。治腰膝痹痛，属风寒湿者，常配独活、威灵仙等；属风湿热者，常配忍冬藤、防己等；兼肾虚者，常配桑寄生、牛膝等。治焦湿热疮疹，可配防己、黄柏、龙胆等。治脚气浮肿，常配土茯苓、苍术、黄柏等。

本品内服 10～15g，煎汤，或入丸散。因其有伤阴之虞，故肾阴虚者慎服。

地肤子

【**歌诀**】地肤子寒，清利味甘，皮肤湿痒，淋沥能痊。

【**来源**】藜科植物地肤 *Kochia scoparia*（L.）Schrad. 的干燥成熟果实。

【**药性**】甘、苦，寒。归肾、膀胱经。

【**性能特点**】甘寒清利，苦能泄降，入肾膀胱经。既清利湿热而通淋，又祛风除湿而止痒。为治湿热疮疹瘙痒之要药，常与蛇床子相须为用。药力平和而不伤阴，湿热下注兼阴虚者也宜。

【**功效应用**】清热利湿，祛风止痒。治热淋涩痛、小便不利，属实证者，可配木通、车前子、瞿麦等；兼阴虚者，可配熟地黄、车前子、楮实子等。治疮疹瘙痒，属湿热者，可配白鲜皮、苦参、地肤子等；属风湿者，可配蛇床子、炒苍耳子、土茯苓等。

本品内服 10 ～ 15g，煎汤，或入丸散。外用适量，煎汤洗或敷，或研末敷。

萹　蓄

【**歌诀**】萹蓄微寒，湿疮黄疸，并治虫痛，热淋最验。

【**来源**】蓼科植物萹蓄 *Polygonum aviculare* L. 的干燥或新鲜地上部分。

【**药性**】苦，微寒。归膀胱、胃经。

【**性能特点**】苦泄降燥，微寒能清，入膀胱胃经。既清热利尿、缓通便，导湿热外出而通淋、退黄；又杀肠道与体表寄生虫。湿热淋痛、水肿兼热宜用，兼便秘或虫积者尤佳。

【**功效应用**】清热利尿通淋，除湿杀虫止痒。治热淋，常

中医白话解读本丛书

配瞿麦、车前子、木通等。治血淋，常配白茅根、栀子、小蓟、海金沙等。治石淋，常配猫须草、金钱草、乌药、积雪草等。治水肿兼热，常配泽泻、冬瓜皮、车前子等。治湿热黄疸，常配茵陈、栀子、金钱草、垂盆草等。治蛔蛲虫积，属蛔虫者，大量单用醋煮，或配乌梅、川椒等；属蛲虫，大量单用或配榧子、槟榔、百部等。治湿疹瘙痒，可配土茯苓、苦参、白鲜皮、地肤子等。治疥癣瘙痒，单用煎汤外洗，或鲜品捣汁涂；或配他药。此外，取其清利杀虫之功，治妇女阴蚀痛痒，可配北刘寄奴、地肤子、蛇床子、黄柏等，煎汤内服或外洗。治湿热痢疾，单用大量水煎服或配他药。

本品内服 10 ~ 15g，煎汤或入丸散。外用适量，煎汤洗，或绞汁涂。因其苦寒而缓通大便，故脾虚便溏者慎服。

瞿　麦

【歌诀】瞿麦苦寒，利尿清热，破血通经，通淋莫缺。

【来源】石竹科植物瞿麦 *Dianthus superbus* L. 等的干燥地上部分。

【药性】苦，寒。归心、小肠、膀胱经。

【性能特点】苦寒泄降清利。入心小肠经，既善清心与小肠火，又通畅血脉而破血通经。入膀胱经，善清利膀胱湿热而清热利尿、通淋止痛。药力较强，淋证火盛痛重、水肿或瘀血经闭兼火者宜用。

【功效应用】利尿通淋，破血通经。治热淋，常配木通、栀子、车前子等。治血淋，常配白茅根、栀子、小蓟、海金沙等。治石淋，常配猫须草、金钱草、乌药、海金沙等。治水肿兼热，常配车前子、泽泻、冬瓜皮等。治瘀血经闭，可配桃仁、当归、红花、牡丹皮等。治瘀血痛经，可配当归、赤芍、丹参、益母草等。此外，治疮肿未脓，鲜品捣敷，或煎汤外洗。

本品内服 5 ～ 10g，煎汤，或入丸散。外用适量，煎水洗或捣敷。因其苦寒泄降，能破血通经，故脾胃虚寒者慎用，孕妇忌服。

石 韦

【歌诀】石韦微寒，淋痛能安，血热可除，止咳化痰。

【来源】水龙骨科植物庐山石韦 Pyrrosia sheareri（Bak.）Ching 等的干燥叶。

【药性】苦、甘，微寒。归肺、膀胱经。

【性能特点】苦甘泄利，微寒能清，入肺与膀胱经。上清肺热而清化热痰止咳，下利膀胱而利尿通淋、止血、排石。血淋最宜，热淋、石淋亦佳。

【功效应用】利尿通淋，凉血止血，化痰止咳。治血淋，常配白茅根、小蓟、栀子、海金沙等。治石淋，常配猫须草、金钱草、鸡内金、乌药等。治热淋，常配瞿麦、萹蓄、木通等。治水肿兼热，可配车前子、冬瓜皮、桑白皮等。治血热出血，属尿血者，常配小蓟、海金沙、栀子、白茅根等；属吐衄者，可配焦栀子、桑白皮、黄芩等；属咳血者，可配白及、紫珠、黄芩等；属崩漏者，可配棕榈炭、蒲黄炭、三七、茜草炭等。治痰热咳嗽，常配桑白皮、浙贝母、竹茹等。此外，用于消尿蛋白，治慢性肾炎尿蛋白不退，常配生黄芪、山药、茯苓、桔梗、鱼腥草、丹参等。治肺癌，可配鱼腥草、重楼、瓜蒌皮等；治膀胱肿瘤，可配八月札、连翘、仙鹤草、川牛膝等。

本品内服 5 ～ 10g，煎汤或入丸散。因其苦甘泄利，故阴虚口渴者慎用。

海金沙

【歌诀】海金沙寒，淋证包煎，湿热即除，止痛尤善。

【来源】海金沙科植物海金沙 *Lygodium japonicum*（Thunb.）Sw. 的干燥成熟孢子。

【药性】甘，寒。归膀胱、小肠经。

【性能特点】甘寒清利，入膀胱小肠经。既清利膀胱湿热而利尿通淋、兼排石，又清小肠与血分热而止尿道痛。为治淋痛之要药，血淋、石淋每用。

【功效应用】利尿通淋，止痛。治血淋，常配白茅根、小蓟、栀子、石韦等。治石淋，常配猫须草、金钱草、鸡内金、乌药等。治热淋，常配瞿麦、萹蓄、木通、生甘草等。治膏淋，常配土茯苓、萆薢、乌药、冬瓜子等。治水肿兼热，可配车前子、冬瓜皮、桑白皮等。此外，治肝胆结石，常配茵陈、郁金、金钱草、鸡内金、木香等。

本品内服 6～15g，入汤剂，包煎。

猫须草

【歌诀】猫须草凉，淋痛宜尝，热淋能愈，石淋效彰。

【来源】唇形科植物肾茶 *Clerodendranthus spicatus*（Thunb.）C. Y. Wu. 的干燥全草。

【药性】甘、淡、微苦，凉。归肾、膀胱经。

【性能特点】甘淡渗利，微苦凉而清泄，入肾与膀胱经。主清利肾与膀胱湿热而通淋、排石，善治泌尿系结石，无论结石在肾、在输尿管或膀胱者皆宜。

【功效应用】清热利尿，通淋排石。治石淋，单用或配石韦、鸡内金、蝼蛄、乌药等。治热淋，常配瞿麦、萹蓄、木通等。治水肿，单用或配茯苓、猪苓、泽泻、车前子等。

本品内服 30 ～ 60g，鲜者加倍。因其甘淡渗利，有伤阴之虞，故阴虚津亏者慎服。

广金钱草

【歌诀】广金钱凉，清利膀胱，通淋排石，利胆退黄。

【来源】豆科植物广金钱草 *Desmodium styracifolium*（Osbeck）Merr. 的枝叶。

【药性】甘、淡，凉。归肝、肾、膀胱经。

【性能特点】甘淡渗利，性凉能清，清利下焦。既入肾膀胱经，清热利尿而通淋排石；又入肝经，清利肝胆而利胆退黄。治淋痛无论热淋、石淋皆效，治体内结石无论肝胆或泌尿系者皆宜，治黄疸无论属阴属阳皆可。

【功效应用】清热利尿，通淋排石，利胆退黄。治石淋，常配猫须草、石韦、鸡内金、乌药等。治血淋，常配白茅根、小蓟、栀子、石韦等。治热淋，常配瞿麦、萹蓄、木通等。治膏淋，可配萆薢、土茯苓、乌药、冬瓜子等。治水肿，常配茯苓、猪苓、车前子等。治湿热黄疸，常配茵陈、栀子、虎杖、垂盆草等。治肝胆结石，常配金钱草、郁金、木香等。此外，治痈肿疮毒，单用鲜品或配鲜蒲公英捣敷。

本品内服 15 ～ 30g，大剂可用 60g，鲜者加倍。外用适量，鲜品捣敷。因其甘淡渗利，有伤阴之虞，故阴虚津亏者慎服。

金钱草

【歌诀】金钱草咸，利尿软坚，通淋消肿，结石可痊。

【来源】报春花科植物过路黄 *Lysimachia christinae* Hance 的干燥或新鲜全草。

【药性】甘、咸，微寒。归肝、胆、肾、膀胱经。

【性能特点】甘淡渗利，咸软入肾，微寒清解。入肝胆经，清利肝胆而退黄、排石；入肾膀胱经，清热利尿而通淋止痛；还清解热毒而消肿疗疮。最善排石止痛，肝胆与泌尿系结石皆宜，泥沙状者尤佳；各种淋痛皆可，痛重者尤宜。

【功效应用】清热利尿，通淋排石，利胆退黄，解毒消肿。治砂、石淋，常配猫须草、石韦、鸡内金、乌药等。治热淋，常配瞿麦、萹蓄、木通等。治水肿，常配茯苓、车前子、冬瓜皮等。治湿热黄疸，常配茵陈、栀子、大黄、垂盆草等。治肝胆结石，单用大量煎汤代茶，或配柴胡、海金沙、郁金等。治痈肿疮毒，单用鲜品或配鲜蒲公英、鲜紫花地丁捣敷。治水火烫伤，取鲜花与叶捣汁涂，或配虎杖、地榆等。此外，能降转氨酶，治肝炎转氨酶升高，单用或配茵陈、垂盆草、五味子等。

本品内服 15～30g，大剂可用 60g，鲜者加倍。外用鲜品适量，捣敷。因其甘淡微寒，故阴虚津伤及脾胃虚寒者慎服。

茵　陈

【歌诀】茵陈微寒，专治黄疸，湿热郁蒸，服之皆散。

【来源】菊科植物茵陈蒿 *Artemisia capillaris* Thunb. 等的干燥地上部分。

【药性】苦，微寒。芳香。归肝、胆、脾经。

【性能特点】苦泄微寒清利，芳香质轻疏理。入肝胆脾经，主清利湿热兼疏理而退黄。为治黄疸要药，无论阳黄阴黄皆宜。兼止痒，治疮疹湿痒。

【功效应用】清利湿热，退黄。治黄疸，属湿热（阳黄）者，常配栀子、大黄等；属寒湿（阴黄）者，常配附子、肉桂、茯苓等。治湿温、暑湿，常配滑石、黄芩等。此外，兼止痒、降脂，治湿疹、湿疮，单用或配地肤子、蛇床子等，内服或外洗。治脂肪肝，可配泽泻、决明子、丹参等。

本品内服 10～30g，煎汤，或入丸散。外用适量，煎汤熏洗。因其苦寒清利，故脾虚或气血不足，以及食滞、虫积所致的虚黄、萎黄均不宜服。

地耳草

【歌诀】地耳草凉，清热解毒，利湿退黄，瘀肿可除。

【来源】藤黄科植物地耳草 *Hypericum japonicum* Thunb. ex Murray 的干燥全草。

【药性】苦、甘，凉。归肝、胆经。

【功效应用】苦凉清泄，甘淡渗利，入肝胆经。既清利湿热而退黄，又清解热毒、活血化瘀而消肿。治湿热黄疸、热毒疮肿及伤损瘀肿宜用。

【功效应用】清热利湿，解毒退黄，活血消肿。治湿热黄疸，常配金钱草、积雪草、蒲公英、垂盆草等。治痈肿疮毒，鲜品捣烂外敷或配金银花、蒲公英等煎服。治肠痈，可配蒲公英、败酱草、虎杖、牡丹皮等。治肺痈，常配鱼腥草、桔梗、金荞麦、冬瓜子、芦根等。治跌打肿痛，可配接骨木、丹参、红花、川芎等。此外，治毒蛇咬伤，可配半边莲、徐长卿等。

本品内服 15～30g，鲜品加倍，煎汤或捣汁。外用适量，捣敷。

积雪草

【歌诀】积雪草寒，利湿清热，消肿解毒，止痛活血。

【来源】伞形科植物积雪草 *Centella asiatica*（L.）Urban 的干燥全草。

中医白话解读本丛书

【药性】苦、辛，寒。归肝、脾、肾经。

【性能特点】苦寒泄降，辛能行散，入肝脾肾经。既清利湿热退黄排石，又解毒活血消肿止痛。既治水湿之肿，又治热毒瘀肿。既除肝胆结石，又除泌尿系结石。

【功效应用】清热利湿，退黄通淋，解毒消肿，活血止痛。治湿热黄疸，常配茵陈、地耳草、栀子、蒲公英等。治肝胆结石，常配柴胡、金钱草、郁金、木香等。治砂淋，常配猫须草、海金沙、石韦、鸡内金等。治热淋，常配木通、瞿麦、萹蓄等。治中暑腹泻，常配滑石、生甘草、车前子等。治咽喉肿痛，可配桔梗、生甘草、牛蒡子等。治痈肿疮毒，鲜品捣烂外敷，或配蒲公英、连翘等内服。治跌打肿痛，单用晒干研末，每日 5g，分 3 次服；也可外用。此外，还治丹毒、带状疱疹、硬皮病等。

本品内服 15 ～ 30g，鲜品加倍，煎汤，或研末服。外用适量，捣敷。因其苦寒，故脾胃虚寒者慎服。

溪黄草

【歌诀】溪黄草寒，清利肝胆，解毒退黄，肿消瘀散。

【来源】唇形科植物溪黄草 *Rabdosia serra*（Maxim.）Hara 等的干燥全草。

【药性】苦，寒。归肝、胆、脾、胃经。

【性能特点】苦寒泄降清利，入肝胆脾胃经。清利退黄解毒散瘀之品。既清肝胆湿热，又除脾胃湿热，还解毒散瘀，药力较强。凡湿热无论属肝胆或脾胃，或脾胃湿热扰及肝胆均宜，兼黄疸者尤佳。

【功效应用】清热利湿，解毒退黄，散瘀消肿。治湿热黄疸，常配茵陈、金钱草、栀子等。治湿热下痢，鲜品捣汁服或配马齿苋、白头翁等。治湿热淋痛，常配车前草、石韦、瞿麦等。治小便不利，常配车前子、茯苓、泽泻等。治痈肿疮毒，鲜品捣敷，或配蒲公英、连翘等煎服。治跌打瘀肿，可配茜草、丹参、赤芍、苏木等。

本品内服 3～5g，鲜品 10～15g，煎汤。外用适量，捣敷。因其苦寒，故脾胃虚寒者慎服。

赤小豆

【歌诀】赤小豆平，利水退肿，散血排脓，缺乳莫恐。

【来源】豆科植物赤小豆（茅柴赤）*Phaseolus calcaratus* Roxb. 等的成熟种子。

【药性】甘，凉。归心、脾、小肠经。

【性能特点】甘淡渗利，甘凉清解，入心脾小肠经。药食同源，功力缓和，主祛邪兼扶正。既健脾益胃、去除脾之湿热，又清利小便、导湿热从小便出，故而除湿退黄。凡黄疸，无论阳黄、阴黄皆可，治疗与善后均宜。兼解毒排脓，内痈外痈皆可。

【功效应用】利水消肿，除湿退黄，解毒排脓。治水肿鼓胀，常配泽泻、木通、槟榔等。治小便不利，常配茯苓、猪苓、车前子等。治脚气浮肿，常配木瓜、槟榔、防己、川牛膝等。治肾炎浮肿，初起者（急性），常配麻黄、连翘、白茅根等；日久者（慢性），常配生黄芪、防己、茯苓等。治黄疸，属阴黄者，常配附子、茵陈、茯苓等；属阳黄者，常配茵陈、栀子、黄柏、溪黄草等。治疮肿，轻者研末调敷，重者可配金银花、连翘等煎服。治肠痈，常配大黄、牡丹皮、蒲公英等。此外，还能健脾益胃，治脾虚夹湿，可配薏苡仁、茯苓等，煎汤服。治产妇缺乳，单用煮粥食。治跌打损伤，单用研末调敷。

本品用量 10～30g，久服方效。外用适量，研末调敷。

玉米须

【歌诀】玉米须甘，利尿何难，淋病水肿，湿热黄疸。

【来源】禾本科植物玉蜀黍 *Zea mays* L. 的干燥或新鲜花柱。

【药性】甘，平。归肝、胆、膀胱经。

【性能特点】甘淡渗利，性平偏凉，药力和缓，入肝胆膀胱经。既清利肝胆湿热，又清利膀胱湿热，凡黄疸、水肿，无论体虚体实皆可，多做辅助药用，尤宜病后调理或兼体虚者。

【功效应用】利水消肿，利胆退黄，通乳止血。治水肿、小便不利，常配茯苓、猪苓、车前子等。治淋浊、带下，可配土茯苓、冬瓜子、萆薢、乌药等。治黄疸，属阴黄者，常配茵陈、桂枝、茯苓、猪苓等；属阳黄者，常配茵陈、栀子、虎杖、金钱草等。治乳汁不通，可配路路通、漏芦、王不留行等。治多种出血，可配栀子、白茅根、小蓟、仙鹤草等。此外，治慢性肾炎尿蛋白不退证属脾肾两虚、湿热未清，单用或配生黄芪、山药、石韦、桔梗、鱼腥草、乌药等。

本品用量 10～30g，久服方效。

第七章

温里药

凡药性温热，以治疗里寒证为主要功效的药物，称为温里药。

本章药味辛或苦，性温热，多归心、脾、肾经，兼入肺、肝经等。主能温里散寒、补火助阳、回阳救逆、温经通络止痛等，兼能祛风湿、杀虫、平喘、活血。主治寒邪直中、脾阳虚、脾肾阳虚、肾阳虚、心肾阳虚、阳虚水肿、胸痹冷痛、寒疝腹痛等，兼治阳虚外感、寒饮喘咳、风湿痹痛、虫积腹痛等。

本类药物多温燥伤阴，故阴虚津亏者不宜用；真热假寒忌用，热性病忌用；根据气候的寒暖、地域及饮食习惯之不同酌情增减用量；恰当选择本章药，并配他章药。

附 子

【歌诀】附子辛热，回阳救急，补火散寒，祛风逐湿。

【来源】毛茛科植物乌头 *Aconitum carmichaelii* Debx. 子根的干燥加工品。

【药性】辛，大热。有毒。归心、肾、脾经（或云十二经）。

【性能特点】辛散大热，燥烈纯阳，毒大力猛，入心肾脾经。上补心阳，中温脾阳，下助肾阳（补命门火）。补下焦命门之火，复散失之元阳，为回阳救逆第一要药。逐风寒湿而重在寒湿，彻里彻外，无所不到。凡阳衰、里寒或风寒湿重症每用，且有毒宜制。

中医白话解读本丛书

【功效应用】回阳救逆，补火助阳，散寒止痛，兼祛风湿。治亡阳欲脱，常配干姜、甘草；兼气脱者，常配人参；兼血脱者，可配黄芪、当归等；兼冷汗不止者，常配黄芪、山萸肉等。治肾阳虚证，常配肉桂、熟地黄、山萸肉等。治阳虚泄泻，常配白术、人参、干姜等。治阳衰水肿，常配茯苓、白术、芍药等。治阳虚自汗，常配黄芪、白术、龙骨等。治胸痹冷痛，可配川芎、红花、丹参等。治寒邪直中之脘腹痛，配干姜、高良姜、桂枝等。治风寒湿顽痹，可配威灵仙、蕲蛇、乌梢蛇等。治阳虚外感，常配麻黄、细辛。

本品内服 3～15g，煎汤或入丸散。生用毒大力强，制用毒小力缓，久煎可降低毒性。入汤剂宜制用，并应先煎 30～60 分钟，以减弱其毒性。因其辛热有毒，故阴虚内热、非阴盛阳衰者不宜服，孕妇忌服。反瓜蒌，不宜与半夏、瓜蒌（皮、仁、全）、天花粉、贝母（浙、川）、白蔹、白及同用。

肉　桂

【歌诀】肉桂辛热，益火消阴，散寒止痛，破血通经。

【来源】樟科植物肉桂 *Cinnamomum cassia* Presl 的干燥干皮或粗枝皮。

【药性】辛、甘，热。归肝、肾、脾、心经。

【性能特点】辛甘而热，温补行散，气厚纯阳。入肾经，缓补肾阳而补火助阳或引火归元。入肝心脾经，消沉寒痼冷而散寒止痛，温通经脉而活血散瘀。助阳不及附子，回阳救逆一般不用。长于益阳消阴、缓补肾阳与引火归元，亦为补火助阳之要药。又入血分，善温通经脉，改善微循环，血瘀有寒者宜用。

【功效应用】补火助阳，引火归元，散寒止痛，温通经脉。治肾阳虚衰，常配附子、熟地黄、山萸肉等。治脾肾阳虚，常配干姜、人参等。治阳虚水肿，常配茯苓、猪苓、白术等。治虚阳上浮，用小量并配生地黄、知母、炒黄柏等。治寒邪直中之脘腹痛，轻者单用，重者配干姜等。治寒痹腰痛，常配独活、桑寄生、威灵仙等。治寒疝腹痛，常配小茴香、青皮、荔枝核等。治经寒血滞痛经、月经不调，常配当归、香附等。治血瘀经闭有寒，常配当归、川芎、三棱、红花等。治癥瘕积聚，常配丹参、桃仁、土鳖虫等。治阴疽内陷，常配鹿角胶、麻黄、熟地黄等。此外，与补气血药同用，能促进气血生长，常配黄芪、当归、熟地黄等。

本品内服煎汤 2～5g，后下；散剂，每次 1～2g，冲服。外用适量，研末敷。用于引火归元时量宜小。官桂作用较弱，用量可适当增加。因其辛热助火动血，故孕妇、阴虚火旺、里有实热及血热妄行者忌服。畏赤石脂，不宜同用。

干 姜

【歌诀】干姜辛热，温中散寒，回阳通脉，燥湿消痰。

【来源】姜科植物姜 *Zingiber officinale* Rosc. 的干燥往年根茎。

【药性】辛，热。归脾、胃、肺、心经。

【性能特点】辛热温散燥烈。入脾胃经，善温中散寒而止痛；入心经，能回阳通脉，助附子回阳救逆；入肺经，善温肺、化寒饮而止咳喘。药食（调料）兼用，能守能走。助阳不及桂附，能回阳通脉，常辅助附子以回阳救逆。善温中散寒、温肺化饮，为治中寒、寒痰之要药。

【功效应用】温中散寒，回阳通脉，温肺化饮。治寒邪直中脘腹痛，单用为末服，或配高良姜等。治脾阳虚腹痛吐泻，常配白术、人参等。治亡阳欲脱，常配附子、甘草等。治寒饮咳喘，常配细辛、五味子等。此外，治冷痹作痛，内服可配乌头

中医白话解读本丛书

等，外用研末醋或酒调敷。

本品内服 3 ～ 10g，煎汤或入丸散。外用适量，研末调敷。因其燥热，故孕妇慎服，阴虚火旺、血热妄行者忌服。

高良姜

【歌诀】辛热良姜，止胃痛良，呕噫皆去，散寒效彰。

【来源】姜科植物高良姜 *Alpinia officinarum* Hance 的干燥根茎。

【药性】辛，热。归胃、脾经。

【性能特点】辛热燥散，入胃脾经。善温中散寒而止痛、止呕、止泻。功似干姜，长于散胃寒，为治脘腹冷痛之良药。

【功效应用】温中散寒，止痛止呕。治胃寒胀痛，常配香附等。治中焦虚寒脘腹冷痛，可配干姜、党参等。

本品内服 3 ～ 10g，煎汤；入丸散，每次 1 ～ 3g。因其辛热助火伤阴，故阴虚有热者忌服。

山柰

【歌诀】山柰辛温，专归胃经，健胃消食，温中止疼。

【来源】姜科植物山柰 *Kaempferia galanga* L. 的干燥根茎。

【药性】辛，温。归胃经。

【性能特点】辛温燥散，专入胃经。既散寒温中行气而止痛，又健胃而消食。药食兼用。功似高良姜，兼行气消食。

【功效应用】温中止痛，健胃消食。治脘腹冷痛兼胀满，可配木香、乌药、香附等。治食积不化兼寒，可配神曲、山楂、青皮等。

本品内服 3 ～ 10g，煎汤或入丸散。因其辛温燥散，故阴虚火旺、血热妄行者忌服。

中医白话解读本丛书

细 辛

【歌诀】细辛辛温，散风祛寒，通窍止痛，温肺化痰。

【来源】马兜铃科植物北细辛 *Asarum heterotropoides* Fr. Schmidt var. *mandshuricum*（Maxim.）Kitag.、华细辛 *Asarum sieboldii* Miq. 等的干燥根或根茎。

【药性】辛，温。芳香。有小毒。归心、肺、肾经。

【性能特点】香烈走窜，辛散温化，有小毒，力较强，入心肺肾经。散风寒，通关窍，化寒饮，善止痛。通彻表里上下，既散在里之阴寒，又散在表与筋骨之风寒。除少阴太阴经风寒，既通鼻窍与脑窍，又通心脉与关节之窍。凡风寒湿客体重症每用，尤善治少阴头痛、鼻渊头痛。

【性能特点】发表散风，祛寒，通窍止痛，温肺化饮。治风寒感冒之头痛鼻塞身痛，常配防风、荆芥等。治表证夹湿，常配羌活、秦艽等。治阳虚外感，常配麻黄、附子。治头风头痛，属风寒者，可配白芷、藁本、川芎等；属风热者，可配白芷、生石膏、蔓荆子等。治鼻渊头痛，属风寒者，可配白芷、苍耳子、辛夷等；属风热者，可配生石膏、黄芩、白芷等；属寒热交错者，可配白芷、生石膏、黄芩等。治牙痛，属风冷者，可配白芷、高良姜等；属风火者，可配黄芩、黄连、生石膏等；属寒热错杂者，可配白芷、黄芩、生石膏等。治口舌生疮，可取黄柏、细辛等量研末涂在患处。治胸痹冷痛（开心窍），常配荜茇、降香、麝香等。治风寒湿痹，常配羌活、独活、威灵仙、川乌等。治寒饮喘咳，常配五味子、干姜、麻黄等。此外，催嚏开窍，用于神昏急救，可配皂角、薄荷等。

本品内服煎汤，1～3g，超量用要先下久煎；粉末，0.5～1g。外用适量，研末调涂。亦可煎汤含漱。因其辛香温散，故气虚

中医白话解读本丛书

多汗、阴虚阳亢头痛、阴虚或肺热咳嗽者忌服。又有小毒，故用量不宜过大，尤其是研末服更须谨慎。反藜芦。

吴茱萸

【歌诀】吴萸大热，下气温中，散寒燥湿，止痛杀虫。

【来源】芸香科植物吴茱萸 *Evodia rutaecarpa*（Juss.）Benth. 等的干燥近成熟果实。

【药性】辛、苦，热。芳香。有小毒。归肝、胃、脾、肾经。

【性能特点】辛热香散，苦降而燥，有小毒，力较强。主入肝经，兼入脾胃肾经。善疏肝降厥阴上逆之寒气、暖肝散寒、温阳燥湿、和肝胃而制酸、止痛、止呃，并兼杀虫。外用既燥湿杀虫而止痒，又引火、引血下行而降血压。善治肝寒气逆（滞）夹湿兼阳虚诸证。药力强，内服外用皆宜。

【功效应用】内服：散寒止痛，燥湿温阳，疏肝下气，杀虫；外用：燥湿止痒。治肝胃虚寒、厥阴上逆之厥阴头痛，配人参、生姜等。治肝气上逆之呕吐吞酸，寒者常配白芍、半夏、煅龙骨等，热者常配黄连、白芍、陈皮等。治寒疝腹痛，常配香附、延胡索、炒川楝子等。治寒湿脚气，常配木瓜、蚕沙、防己、槟榔等。治阳虚泄泻，常配五味子、肉豆蔻、补骨脂。治经寒痛经、月经不调，常配当归、桂枝、川芎等。治蛲虫病腹痛，单用煎汤服。治湿疹、疥癣，常配地肤子、白鲜皮、苦参等外用。此外，敷涌泉穴，能引火下行，治口舌生疮、小儿鹅口疮，单用为末，醋调敷；能引血下行而降血压，治高血压，单用为末，醋调敷。敷神厥穴可散寒止痛止泻，治脘腹痛、泄泻，单用为末敷。

本品内服 1.5～5g，煎汤或入丸散。外用适量，研末调敷。

因其辛热燥烈，易损气动火，故不宜过量或久服，孕妇慎服，阴虚有热忌服。

花 椒

【歌诀】花椒热辛，散寒止痛，温中燥湿，下气杀虫。

【来源】芸香科植物花椒 *Zanthoxylum bungeanum* Maxim. 等的干燥成熟果皮。

【药性】辛，热。有小毒。归脾、肺、肾经。

【性能特点】辛热燥散，有小毒，力较强。内服入脾经，既散寒、燥湿、温中而止痛，又毒伏蛔、蛲而杀虫；入肺肾经，既补命门火而助阳，又温肺肾而纳气、平喘。外用除燥湿杀虫止痒外，又局麻止痛。药食兼用，治阳虚、寒凝、湿滞、虫痛均可酌选。

【功效应用】内服：散寒止痛，补火止喘，燥湿杀虫；外用：燥湿杀虫止痒。治胸腹冷痛，常配干姜、人参、饴糖。治寒性呃逆，单用煎汤即可。治阳虚喘息，可配熟地黄、山药、山萸肉等。治阳痿宫冷，可配附子、鹿茸等。治寒湿泄泻（痢），可配苍术、白术、肉豆蔻等。治蛔虫腹痛，单用或配干姜、乌梅、细辛、黄连等。治湿疹、脚气，可配白鲜皮、蛇床子、地肤子等外用。局麻，可配川乌、草乌、洋金花、延胡索等浸酒外涂。

本品内服 2～6g，煎汤或入丸散。外用适量，煎汤熏洗。因其辛热助火伤阴，故阴虚火旺者忌服，孕妇慎用。

丁 香

【歌诀】丁香辛温，壮阳温肾，温中降逆，虚寒呃神。

【来源】桃金娘科植物丁香 *Eugenia caryophyllata* Thunb. 的

干燥花蕾。

【药性】辛，温。芳香。归脾、胃、肾经。

【性能特点】辛香温散沉降，入脾胃肾经。既温中散寒、降逆而止呃、止痛，又补火助阳，为治虚寒呃逆之要药。

【功效应用】温中降逆，散寒止痛，补肾阳。治虚寒呃逆，常配柿蒂、刀豆等。治脘腹冷痛，可配高良姜、干姜、香附等。治阳痿宫冷，常配鹿茸、淫羊藿等。治湿带下，常配白术、苍术、山药等。此外，治手足癣，用丁香 15g，70% 酒精 100mL，泡两天，外涂患处。

本品内服 2～5g，煎汤，或入丸散。外用适量，研末敷，煎汤熏洗，浸酒涂。因其辛香温燥，能伤阴助火，故热证及阴虚内热者忌用。畏郁金。

小茴香

【歌诀】茴香辛温，寒疝有效，脘腹冷痛，呕吐食少。

【来源】伞形科植物茴香 *Foeniculum vulgare* Mill. 的干燥成熟果实。

【药性】辛，温。芳香。归肝、肾、脾、胃经。

【性能特点】辛香温散。既入肝肾经，散肝肾经寒邪而暖肝、温肾、止痛；又入脾胃经，理气散寒和中而开胃止呕。药食兼用，善散中、下焦寒邪与滞气，凡中、下焦之寒凝气滞均宜。功似八角茴香而力较弱。

【功效应用】散寒止痛，暖肝温肾，理气和中。治寒疝腹痛，常配荔枝核、山楂核、乌药等。治睾丸偏坠，常配荔枝核、橘核、炒川楝子等。治经寒痛经，常配当归、川芎、桂枝等。治宫冷不孕，常配艾叶、香附、当归等。治阳虚尿频，常配菟丝子、桑螵蛸、覆盆子等。治脾胃虚寒，轻者单用，重者配木香、砂仁、党参等。

本品内服 3 ～ 10g，煎汤或入丸散。外用适量，研末敷，或炒热熨。因其辛香温燥，能伤阴助火，故阴虚火旺者慎用。

八角茴香

【歌诀】八角辛温，散寒止痛，暖肝温肾，理气和中。

【来源】八角科植物八角茴香 *Illicium verum* Hook. F. 的干燥成熟果实。

【药性】辛、甘，温。芳香。归肝、肾、脾经。

【性能特点】辛香温散，甘温助阳。既入肝肾经，散肝肾经寒邪而暖肝、温肾、止痛；又入脾胃经，理气散寒和中而开胃、止呕、止痛。药食兼用，善散下、中焦寒邪与滞气，凡下焦中焦之寒凝气滞皆宜。功似小茴香而力较强。

【功效应用】散寒止痛，暖肝温肾，理气和中。治寒疝腹痛，常配吴茱萸、小茴香、乌药等。治睾丸偏坠，常配荔枝核、橘核、炒川楝子等。治肾虚腰痛，常配杜仲、川续断、桑寄生等。治胃寒呕吐，常配生姜、高良姜、丁香等。治脘腹冷痛，轻者单用，重者配陈皮、干姜等。治脾胃虚寒，轻者单用，重者配木香、砂仁、党参等。此外，治寒湿脚气，可配木瓜、吴茱萸、槟榔等。

本品内服 3 ～ 6g，煎汤或入丸散。因其辛香甘温而燥，能伤阴助火，故阴虚火旺者慎用。

胡　椒

【歌诀】胡椒热辛，散寒温中，止痛下气，调味常用。

【来源】胡椒科植物胡椒 *Piper nigrum* L. 的干燥近成熟或成熟果实。

中医白话解读本丛书

【药性】辛，热。归胃、大肠经。

【性能特点】辛热行散，入胃大肠经，善温暖胃肠而散寒止痛。药食兼用，但药力短暂，多做调味品。

【功效应用】温中散寒止痛。治脘腹冷痛、吐泻，内服单用或配荜茇、高良姜等；外敷单用研末置膏药中贴脐部。此外，可做调味品，少量使用，能增进食欲；烹调鱼时加少量，能去腥增鲜。治龋齿疼痛，取胡椒粉与等量蜡，化蜡制丸如麻子大，塞入龋齿孔中即可。

本品内服，煎汤 2～3g；散剂 0.5～1g，冲服。外用适量，研末调敷，或置膏药内外贴。因其辛热行散，有助火伤阴之弊，故热病及阴虚火旺者忌服，孕妇慎服。

荜 茇

【歌诀】荜茇辛热，散肠胃寒，冷痛吐泻，龋齿鼻渊。

【来源】胡椒科植物荜茇 *Piper longum* L. 的干燥近成熟或成熟果穗。

【药性】辛，热。归胃、大肠经。

【性能特点】辛热行散，入胃大肠经。善温中散寒、行气而止痛。药食兼用，功似胡椒，药力较强且持久，善散胃寒，兼行气，以止泻为优，多做药用。

【功效应用】温中散寒止痛。治脘腹冷痛吐泻，常配高良姜、木香、厚朴等。治虚寒腹痛久泻，常配煨诃子、肉豆蔻等。治龋齿疼痛，以荜茇粉涂于痛处即可。治鼻渊鼻塞流清涕，症轻者单用研末吹鼻，症重者配香附、大蒜杵成饼敷囟门。

本品内服 2～5g，煎汤或入丸散。外用适量，研末干掺或调敷。因其辛热行散，有助火伤阴之弊，故热病及阴虚火旺者忌服，孕妇慎服。

荜澄茄

【**歌诀**】荜澄茄温，脘腹胀痛，呕吐呃逆，寒疝可平。

【**来源**】胡椒科植物荜澄茄 *Piper cubeba* L. 的干燥近成熟或成熟果实。

【**药性**】辛，温。归脾、胃、肾、膀胱经。

【**性能特点**】辛温行散。既入胃脾经，温中散寒、行气而止痛、止呕，以止呕消胀痛为长；又入肾与膀胱经，温肾、散膀胱冷气而助膀胱气化，尤善治小儿寒湿郁滞之小便混浊。药力持久，多做药用。

【**功效应用**】温中行气，散寒止痛，散膀胱冷气。治中寒气滞之脘腹胀痛或呃逆呕吐，轻者单用即可，重者常配生姜、高良姜等。治寒疝腹痛，常配吴茱萸、乌药、小茴香、香附等。治虚寒性小便不利，可配乌药、茯苓、白术等。治寒湿郁滞之小便混浊，可配萆薢、茯苓、白术等。

本品内服 2～5g，煎汤或入丸散。外用适量，研末敷。因其辛温行散，有助火伤阴之弊，故热病及阴虚火旺者忌服，孕妇慎服。

中医白话解读本丛书

第八章

理气药

凡能疏畅气机，以治疗气滞或气逆证为主要功效的药物，称为理气药。

本类药性多温，少数平，个别寒凉；味多辛香，或兼苦；多入肺、脾、肝经。主能行气、降逆、疏肝、散结、止痛，兼能发表、化痰、燥湿、祛寒或清热、活血化瘀。主治肝郁气滞、脾胃气滞、肺气壅滞，肝气上逆、胃气上逆、肺气上逆；兼治癥瘕积聚、瘰疬、血滞、月经不调等。

本类药性多辛燥，易耗气伤阴，故气虚、阴亏者慎用。应用时据情选择恰当的本章药，并配相应的他章药。

陈 皮

【歌诀】橘皮性温，宽膈理气，燥湿化痰，消食健脾。

【来源】芸香科植物橘 *Citrus reticulata* Blanco 及其栽培变种的干燥成熟果皮。

【药性】辛、苦，温。芳香。归脾、肺经。

【性能特点】辛香行散，苦燥温化，入脾肺经。善理气、燥湿而调中、健脾、化痰。久存则燥气大消，故行气而不峻，温中而不燥。与青皮相比，温和不峻，作用偏于中上二焦，凡湿滞、食积、痰阻、寒凝所致的气滞皆宜。

【功效应用】理气调中，燥湿化痰。治脾胃气滞、脘腹胀满，常配香附、紫苏梗。治湿中阻、脘腹痞满，常配厚朴、苍术。治脾虚食少便溏，常配党参、白术、茯苓、甘草等。治肝气乘脾，常配炒白芍、防风、白术等。治痰湿咳喘，属寒者，常配半夏、茯苓、甘草；属热者，常配黄芩、桑白皮、石膏等。此外，又常与补虚药配伍，使补虚而不滋腻碍胃。

本品内服 3～9g，煎汤剂，或入丸散。因其辛苦燥散，温能助热，故舌红少津、内有实热及吐血者慎服，气虚及阴虚燥咳者不宜服。久服多服损人元气。

化橘红

【歌诀】化红辛香，化痰力强，理气燥湿，痰咳喉痒。

【来源】芸香科植物化州柚 *Gitrum grandis* 'Tomentos' 等的未成熟或近成熟果实的干燥外层果皮。

【药性】辛、苦，温。芳香。归脾、肺经。

【性能特点】辛香行散，苦燥温化，入脾肺经。功似陈皮，化痰力强，并兼消食，善治咳嗽痰多喉痒及食积伤酒。

【功效应用】理气宽中，燥湿化痰，消食。治咳嗽气喘、痰多喉痒，属湿痰者，常配半夏、紫苏子、苦杏仁等；属痰热者，常配黄芩、浙贝母、竹茹等。治脾胃气滞之脘腹胀痛，常配炒枳壳、紫苏梗、香附等。治食积脘腹胀痛，常配焦山楂、焦神曲、炒莱菔子等。治脾胃不和之气逆呕吐，常配半夏、旋覆花等。治妊娠恶阻，常配竹茹、黄芩等。

本品内服 3～9g，煎汤或入丸散。因其辛苦温燥，故舌红少津、内有实热者慎服，气虚及阴虚燥咳者不宜服。

青 皮

【歌诀】青皮性温，疏肝破气，散结止疼，消食化滞。

【来源】芸香科植物橘 *Citrus reticulata* Blanco 及其栽培变种

的干燥幼果或未成熟果实的干燥果皮。

【药性】苦、辛，温。归肝、胆、胃经。

【性能特点】苦降下行，辛温行散。入肝胆经，善疏肝破气而散结、止痛；入胃经，消积行气而除胀满。与陈皮相比，作用强烈，沉降下行，作用偏于下中二焦，凡肝郁、气滞、食积重症皆宜，兼寒或结块者尤佳。

【功效应用】疏肝破气，散结消积。治肝郁气滞，常配柴胡、香附、川芎等。治乳房胀痛，常配柴胡、橘核、瓜蒌等。治寒疝腹痛，常配香附、小茴香、乌药等。治癥瘕积聚，常配丹参、生牡蛎、土鳖虫等。治食积胀痛，可配焦神曲、焦山楂、焦麦芽、炒枳壳等。此外，治疟疾，常配柴胡、青蒿、黄芩、常山、知母、草果等。

本品内服 3～10g，煎汤或入丸散。疏肝宜醋炒。因其辛散苦泄，性烈耗气，故气虚津伤者慎服。

佛　手

【歌诀】佛手行散，辛温疏肝，理气止呕，痰咳可蠲。

【来源】芸香科植物佛手 *Citrus medica* L. var. *sarcodactylis* Swingle 的干燥果实。

【药性】辛、苦，温。芳香。归肝、脾、胃、肺经。

【性能特点】辛香行散，苦燥温通。入肝胃经，疏肝理气；入脾肺经，和中化痰。与香橼相比，虽均能疏肝理气、和中化痰，药力平和，但长于理肝胃之气，肝郁、肝胃不和者皆宜，兼寒者尤佳。

【功效应用】疏肝理气，和中化痰。治肝郁气滞，常配柴胡、香附、香橼等。治肝气犯胃之呕呃，常配香橼、柴胡、旋覆花、炒川楝子等。治痰湿壅滞之咳嗽痰多胸闷，常配法半夏、化橘红、厚朴等。

本品内服均为 3 ～ 10g，煎汤或入丸散，亦可泡茶饮。因其辛香温燥，能助火伤阴耗气，故阴虚火旺、无气滞者慎服。

香　　橼

【歌诀】辛温香橼，理气疏肝，善理脾胃，和中化痰。

【来源】芸香科植物枸橼 *Citrus medica* L.、香橼 *Citrus wilsonii* Tanaka. 的干燥成熟果实。

【药性】辛、微苦、酸，温。芳香。归肝、脾、肺经。

【性能特点】辛香行散，苦燥温通，又兼酸味，入肝脾肺经。既疏肝理气，又和中化痰。与佛手相比，虽均能疏肝理气、和中化痰，药力平和，但长于理脾胃之气，脾胃不和或肝气犯胃者皆宜，兼寒者尤佳。

【功效应用】疏肝理气，和中化痰。治肝郁气滞，常配柴胡、香附、佛手等。治肝气犯胃，常配佛手、柴胡、川楝子等。治脾胃气滞或夹湿，常配陈皮、木香、法半夏、厚朴等。治痰湿壅滞之咳嗽痰多胸闷，常配法半夏、化橘红、厚朴等。

本品内服均为 3 ～ 10g，煎汤或入丸散。因其辛香温燥，能助火伤阴耗气，故阴虚血燥及孕妇气虚者慎服。

橘　　络

【歌诀】橘络性平，通络与经，化痰理气，尤宜胸痛。

【来源】芸香科植物橘 *Citrus reticulata* Blanco 及其栽培变种的成熟果实中里皮的维管束。

【药性】甘、微苦，平。归肝、肺、脾经。

【性能特点】甘缓平凉，微苦泄散，属筋宣通，入肝脾肺经。既通经络滞气，又驱皮膜外之痰，还化肺经之痰，并兼解

中医白话解读本丛书

酒，尤善治痰滞经络或咳痰胸痛。

【功效应用】理气，通络，化痰。治咳嗽胸痛，属痰湿量多者，常配半夏、茯苓、化橘红等；属肺热痰黄者，常配瓜蒌、黄芩、浙贝母等；属痨嗽痰少带血者，常配白及、丝瓜络、川贝母等。治胸胁痛，属肝郁气滞者，常配柴胡、郁金、瓜蒌皮等；属风痰阻络兼口㖞者，常配钩藤、天麻、赤芍等；属扭挫伤者，常配柴胡、川芎、当归、香附等。此外，治伤酒口渴，常配葛花、车前子、陈皮等。

本品内服 3～6g，煎汤或入丸散。

橘　核

【歌诀】橘核苦平，滞气能行，散结止痛，疝痛佳品。

【来源】芸香科植物橘 *Citrus reticulata* Blanco 及其栽培变种的成熟种子。

【药性】苦，平。归肝、肾经。

【性能特点】苦泄散，平不偏，入肝肾经。善行气散结而止痛，药力平和，治肝气郁滞所致肿痛结块，无论兼寒兼热皆宜。

【功效应用】行气，散结，止痛。治疝气痛，属寒者，常配木香、延胡索、乌药等；属热者，常配川楝子、延胡索、香附等。治睾丸肿痛，常配夏枯草、荔枝核、川楝子等。治腹部癥瘕痞块，常配三棱、莪术、土鳖虫、厚朴等。治乳痈肿痛，常配蒲公英、青皮、瓜蒌等。治乳癖，常配天冬、漏芦等。

本品内服 3～10g，煎汤，或入丸散。因其苦泄，体虚者慎用。

橘　叶

【歌诀】橘叶苦平，疏肝首擅，解郁行气，散结化痰。

【来源】芸香科植物橘 *Citrus reticulata* Blanco 及其栽培变种的干燥叶。

【药性】苦、辛，平。归肝、胃经。

【性能特点】苦泄辛散，平而偏凉，入肝胃经。既疏肝理气，又化痰散结，治肝郁气滞或痰气相结，无论兼寒兼热皆宜。

【功效应用】疏肝行气，化痰散结。治肝郁气滞之胸胁胀痛，常配柴胡、香附、川芎等。治乳痈肿痛，常配蒲公英、连翘、赤芍、漏芦等。治乳房结块，常配夏枯草、猫爪草、穿山甲等。治疝气肿痛，常配荔枝核、橘核、山楂核等。

本品内服 6 ～ 10g。煎汤或入丸散，或鲜品捣汁服。外用适量，捣敷。

枳　实

【歌诀】枳实微寒，导滞消痰，沉降破气，痞除胸宽。

【来源】芸香科植物酸橙 *Citrus aurantium* L. 等的干燥幼果。

【药性】苦、辛，微寒。归脾、胃、大肠经。

【性能特点】苦降下，辛行散，微寒而不温燥，入脾胃大肠经。既破气、缓通大便而消积、除胀满，又化痰而除痞满。其为未成熟果实，气锐力猛，为破气消积、化痰除痞之要药。凡食、痰所致气滞皆宜，兼热者最佳，兼寒者应炒用以减其寒性。

【功效应用】破气消积，化痰除痞。治食积便秘胀痛，轻者常配厚朴、大黄，重者常配厚朴、大黄、芒硝等。治泻痢里急后重，可配大黄、木香、槟榔等。治痰湿阻滞之胸脘痞满，常配厚朴、陈皮、半夏等。治痰滞胸痹，常配陈皮、桂枝、瓜蒌、薤白等。治痰热虚烦不眠、惊悸不宁，常配竹茹、陈皮、茯苓、半夏等。此外，治脏器脱垂、胃扩张，常取大量并配黄芪、人参、柴胡、升麻等。制成注射液，静脉点滴，能升血压、抗休克。

本品内服 3 ～ 10g，大剂量可用 15g，煎汤或入丸散。外用适量，研末调涂或炒热熨。因其破气，故脾胃虚弱及孕妇慎服。

枳　壳

【歌诀】枳壳微寒，似实力缓，行气宽中，除痞化痰。

【来源】芸香科植物酸橙 *Citrus aurantium* L. 等的干燥成熟或将成熟果实。

【药性】苦、辛，微寒。归脾、胃、大肠经。

【性能特点】苦泄降，辛行散，微寒而不温燥，入脾胃大肠经。既行气、缓通大便而消积、宽中、除胀满，又化痰而除痞满。其为将成熟果实，功似枳实而缓和，长于理气宽中，凡食、痰所致气滞轻症皆宜，兼热者最佳，兼寒者当炒用以减寒性。原与枳实不分，南北朝《雷公炮炙论》始分出。

【功效应用】理气宽中，化痰除痞。治胸腹气滞诸证，属痰气壅结之喘嗽胸满者，常配桔梗、紫苏子、陈皮等；属肠胃停饮之痞满呕呃者，常配半夏、茯苓、生姜等；属饮食停滞之脘腹胀满者，常配厚朴、白术、焦三仙等；属肝郁气滞之胁肋刺痛者，常配柴胡、川芎、延胡索等。治热痢滞下里急后重，常配芍药、黄连、槟榔、马齿苋等。治虚劳气弱大便不爽，常配生白术、当归、阿胶等。治痰湿阻滞之胸脘痞满，可配厚朴、陈皮、半夏等。治痰滞胸痹，常配陈皮、桂枝、瓜蒌、薤白等。治痰热虚烦不眠惊悸不宁，可配竹茹、陈皮、茯苓、半夏等。此外，治肠风下血、痔肿便血，常配槐花、地榆、黄芩、防风炭等。治风疹瘙痒，常配荆芥穗、防风、苍耳子、地肤子等。治脏器脱垂、胃扩张，常取大量并配黄芪、人参、柴胡、升麻等。制成注射液，静脉点滴，能升血压、抗休克。

本品内服 3 ~ 10g，大剂量可用 30g，煎汤或入丸散。外用适量，煎水洗或炒热熨。因其行气，故脾胃虚弱及孕妇慎服。

木　香

【歌诀】木香性温，香燥行气，胸腹胀痛，呕吐泻痢。

【来源】菊科植物木香 *Aucklandia lappa* Decne. 等的干燥根。

【药性】辛、苦，温。芳香。归脾、胃、大肠、胆经。

【性能特点】辛散香燥，苦降温通，可升可降，主入脾胃经，兼入大肠与胆经。生用专于行散，能行气调中而止痛、消食、开胃、健脾。煨用行中有止，能实肠止泻。通理三焦，重在脾胃，尤善行胃肠气滞，为行气止痛之要药。凡食积、湿滞、寒凝导致的脾胃或胃肠气滞皆可选投。

【功效应用】行气调中，止痛，消食健脾。治脘腹胀痛，常配延胡索（即胃灵散）、陈皮等。治泻痢后重，常配黄连（即香连丸）、马齿苋等。治气滞不匀之胸膈痞闷，常配檀香、白豆蔻、藿香等，如《局方》匀气散。治寒疝腹痛，常配青皮、丁香、小茴香。治脾胃气虚不运，常配砂仁、人参、白术等。此外，常与补虚药同用，以促进补力吸收。

本品内服 3 ~ 10g，煎汤或入丸散。生用专行气，煨用行气兼止泻。因其辛温香燥，故阴虚、津亏、火旺者慎服。

香　附

【歌诀】香附性平，理气宜用，疏肝解郁，调经止痛。

【来源】莎草科植物莎草 *Cyperus rotundus* L. 的干燥根茎。

【药性】辛、微苦、微甘，平。芳香。归肝、三焦经。

【性能特点】辛香行散，微苦略降，微甘能和，性平不偏。入肝三焦经。善疏肝理气而止痛、调经，生用并兼发表。通理三焦气滞而作用偏于肝，气病之总司，妇科之主帅，为行气止痛之良药。凡气滞、肝郁诸证，无论兼寒兼热皆宜。

【功效应用】疏肝理气，调经止痛。治肝郁气滞，常配枳壳、柴胡、川芎等。治肝胃不和，常配柴胡、青皮、佛手等。治寒凝气滞之脘腹胀痛，常配高良姜等。治寒疝腹痛，常配乌药、青皮、小茴香等。治月经不调，常配柴胡、当归、白芍等。治痛经，常配川芎、当归、红花等。治乳房胀痛，常配柴胡、当归、橘叶等。治胎前产后诸疾，可据情酌配他药。此外，治表证兼气滞，常取生品配陈皮、紫苏梗。治扁平疣，大量生香附煎汤外洗。

本品内服6～12g，煎汤或入丸散。外用适量，研末撒、调敷或作饼热熨外用。醋炙止痛力增强。因其虽平和，但终属辛香之品，故气虚无滞及阴虚血热者慎服。

乌 药

【歌诀】乌药辛温，顺气散寒，胸腹胀痛，尿频能安。

【来源】樟科植物乌药 Lindera aggregata（Sims）Kosterm. 的干燥块根。

【药性】辛，温。芳香。归脾、肺、肾、膀胱经。

【性能特点】辛香温散，既入肺脾经，散寒疏理胸腹部邪逆之气；又入肾膀胱经，温肾、散膀胱冷气。通理三焦气滞而作用偏于下焦（肾、膀胱），尤善除膀胱冷气。为顺气散寒止痛之佳品，善治气滞兼寒者，兼阳虚者最宜。

【功效应用】行气止痛，温肾散寒。治寒郁气滞诸证，属胸闷胁胀者，常配柴胡、瓜蒌皮、枳壳等；属脘腹胀痛者，常配木香、陈皮、紫苏梗等；属寒疝腹痛者，常配木香、青皮、香附等；属痛经（得暖则舒）者，可配当归、川芎等。治七情郁结、复感寒邪之气逆喘息，常配人参、沉香、枳壳等。治阳虚膀胱虚寒之遗尿尿频，常配山药、益智仁。此外，治湿热下注膀胱之小便淋涩作痛，在选用大量的清热利湿药时加适量本品，可提高疗效。此乃单用苦寒通利之品，有伤阳之虞，用本品既护阳气，又顺气，以促进膀胱气化功能的复常。

　　本品内服 3～10g，煎汤或入丸散。因其辛温香燥，能耗气伤血，故气虚血亏或有内热者慎服。

沉　香

　　【歌诀】沉香微温，降气温中，助阳暖肾，平逆有功。

　　【来源】瑞香科植物白木香 *Aquilaria sinensis*（Lour.）Gilg 含树脂的干燥木材。

　　【药性】辛、苦，温。芳香。归肾、脾、胃、肺经。

　　【性能特点】芳香辛散温通，味苦质重下行。入脾胃经，既行气温中而止痛，又降逆气而止呕。入肾肺经，既温肾暖肺而纳气平喘，又温助肾阳而暖精、暖宫。温而不燥，行而不泄，理气而不耗气，无破气之害，为理气良药。既降逆气，又纳肾气，且不伤气，治气逆喘息虚实咸宜。

　　【功效应用】行气止痛，降逆止呕，温肾纳气。治寒凝气滞、冷气攻冲之胸腹胀痛，常配香附、砂仁等。胃寒气逆之呕吐呃逆，常配丁香、柿蒂、生姜等。治气逆喘息，实证属痰壅者，常配紫苏子、半夏、陈皮等；虚证属肾阳虚者，常配蛤蚧、八味地黄丸等；虚证属肾阴虚者，常配五味子、六味地黄丸等；虚实夹杂上盛下虚者，常配紫苏子、当归、半夏等。此外，治虚冷便秘，可配肉苁蓉、火麻仁等。治男子精冷，可配花椒、肉桂等。在利尿通淋药中少加沉香，有护阳降气，促进膀胱气化之妙。

中医白话解读本丛书

本品内服煎汤 1～3g，后下；研末冲，0.5～1.5g。亦可磨汁或入丸散。因其辛温助热，故阴虚火旺及气虚下陷者慎服。

檀 香

【歌诀】檀香辛温，散寒暖中，芳香理气，开胃止痛。

【来源】檀香科植物檀香 *Santalum album* L. 的干燥木质心材。

【药性】辛，温。芳香。归脾、胃、肺经。

【性能特点】辛香行散温通，入脾胃肺经。理脾肺之气、散寒、利胸膈而调中、止痛。调膈上诸气，畅脾肺，利胸膈，胸膈或胸腹气滞有寒者宜用。

【功效应用】理气调中，散寒止痛。治寒凝气滞之胸腹胀痛，常配沉香、木香等。治寒凝气滞之胸痹绞痛，常配荜茇、延胡索等，如宽胸丸。治噎膈食入即吐，常配赭石、沉香、丁香等。

本品内服 1～3g，煎汤，或入丸散。因其辛温香燥，能伤阴助火，故阴虚火旺、气热吐衄者忌服。

薤 白

【歌诀】薤白苦温，辛滑通肠，下气散结，胸痹宜尝。

【来源】百合科植物小根蒜 *Allium macrostemon* Bge. 等的干燥鳞茎。

【药性】辛、苦，温。归心、肺、胃、大肠经。

【性能特点】辛散温通，苦泄滑利。入心肺经，善散阴寒之凝结而通阳散结。入胃与大肠经，善行胃肠滞气而行气导滞。上开胸痹，下泄气滞，善条达凝郁，为治胸痹之要药。

【功效应用】通阳散结，行气导滞。治痰凝闭阻阳气被遏之胸痹疼痛，常配瓜蒌等。治胃肠气滞之下痢后重，属寒湿者，单用或配槟榔、木香等；属湿热者，常配黄连、马齿苋等。

本品内服 5～10g，煎汤或入丸散。外用适量，捣敷或捣汁涂。因其辛苦温散，并有蒜味，故气虚无滞、胃弱纳呆及不耐蒜味者慎服。

大腹皮

【歌诀】腹皮微温，下气宽中，行水渗湿，肿胀有功。

【来源】棕榈科植物槟榔 *Areca catechu* L. 的干燥果皮。

【药性】辛，微温。归脾、胃、大肠、小肠经。

【性能特点】辛微温行散。入脾胃大肠经，能行气除湿而宽中。入小肠经，能下气利水而消肿。功似厚朴而力缓，既行气又除水湿，三焦湿郁之胸腹胀闷、水肿脚气皆可选用。

【功效应用】行气宽中，利水消肿。治三焦湿郁之胸腹胀闷，可配藿香、厚朴等。治水肿轻症，常配茯苓皮、桑白皮、生姜皮等。治脚气浮肿，常配土茯苓、防己、木瓜等。

本品内服 5～10g，或入丸散。外用适量，煎水洗或研末敷。因其辛温行散，有耗气之虞，故气虚者慎服。

川楝子

【歌诀】楝实苦寒，止痛疗疝，清肝除湿，虫疾能痊。

【来源】楝科植物川楝 *Melia toosendan* Sieb. et Zucc. 的干燥成熟果实。

【药性】苦，寒。有小毒。归肝、胃、小肠、膀胱经。

【性能特点】苦泄散，寒能清，有小毒，力较强。主入肝胃经，善清火、行气、杀虫、止痛；兼入小肠膀胱经，能清利下焦湿热；外用能杀虫、清热而止痒。肝郁气滞或肝气犯胃宜用，有热者最宜，兼寒者当炒用，并常与延胡索相须为用。

中医白话解读本丛书

【功效应用】理气止痛，清泻肝火，清利湿热，杀虫止痒。治肝胃不和、胸腹胀痛，兼热者，常配延胡索、柴胡、栀子、香附等；兼寒者，常配延胡索、姜黄、香附、木香等。治疝气痛，属肝经有热者，常配夏枯草、昆布、泽泻等；属寒滞肝脉者，常配延胡索、木香、乌药等。治肝胆火盛急躁易怒，常配龙胆、栀子、地黄等。治虫积腹痛，常配槟榔、鹤虱、使君子等。治湿热小便不利，常配瞿麦、萹蓄、石韦等。治头癣，单用鲜品或干品开水浸润后捣敷。治疥疮，可配硫黄等研末外敷。

本品内服 3 ~ 10g，煎汤或入丸散。外用适量，研末调涂。因其味苦性寒有小毒，过量用可引起头晕呕吐、腹泻、呼吸困难、心跳加快、震颤、痉挛，甚则麻痹失去知觉，故不可过量服，脾胃虚寒者慎服。

青木香

【歌诀】青木香寒，苦燥辛散，理气止痛，湿热能戡。

【来源】马兜铃科植物马兜铃 *Aristolochia debilis* Sieb. et Zucc. 的干燥根。

【药性】苦、辛，寒。有小毒。归肝、胃经。

【性能特点】苦燥辛散，微寒清解，有小毒，力较强。入肝胃经，既行气止痛，又祛湿清热、解毒消肿。为清散止痛解毒之品，尤善止痛，肝胃气滞痛重偏热夹湿者最宜。含马兜铃酸，能损害肾功能，今之药典已不再收入。唐以前多指菊科木香，唐以降渐转本品，使用者当别。

【功效应用】理气止痛，祛湿清热，消肿解毒。治肝胃气滞之脘腹胀痛，可配延胡索、陈皮、香附等。治痧胀腹痛吐泻，单用鲜品捣汁服，或干品研末服。治湿热下痢腹痛，可配槟榔、黄连、白芍、生甘草等。治风湿痹痛，可配羌活、独活、威灵仙、海风藤等。治牙龈肿痛，单用少量，口嚼吐渣，或配他药。治湿疹湿疮，单用或配白鲜皮、苦参等，内服外用皆可。治蛇虫咬伤，可配半边莲、徐长卿、白花蛇舌草等。此外，能降血压，治高血压证属肝阳上亢，临床有单用者，也可入复方。

本品内服煎汤，3～10g；散剂，1.5～2g。外用适量，研末敷。因其有小毒，多服易引起恶心呕吐；又含马兜铃酸，能损害肾功能。故不宜过量或长期服用，脾胃虚寒患者慎服，肾功能不全或肾病患者忌服。

荔枝核

【歌诀】荔枝核温，理气散寒，疝瘕腹痛，服之俱安。

【来源】无患子科植物荔枝 *Litchi chinensis* Sonn. 的干燥成熟种子。

【药性】甘，温。归肝、胃经。

【性能特点】甘温行散，入肝胃经。善行气散寒而止痛，肝胃气滞有寒者宜用，为治寒疝腹痛之要药。

【功效应用】理气止痛，祛寒散滞。治寒疝腹痛，常配小茴香、青皮、橘核、延胡索等。治睾丸偏坠痛，常配夏枯草、昆布、川楝子、延胡索等。治经寒痛经，常配当归、小茴香、川芎、艾叶等。治产后腹痛，常配炮姜、当归、川芎等。治乳房胀痛，常配柴胡、香附、夏枯草、蒲公英等。治胃寒胀痛，可配高良姜、香附、紫苏梗等。此外，还能降血糖，治寒凝气滞兼血糖高者，大量单用或入复方。

本品内服 10～15g，煎汤，或入丸散。入汤剂打碎。

玫瑰花

【歌诀】玫瑰花温，疏肝解郁，理气调中，活血行瘀。

【来源】蔷薇科植物玫瑰 *Rosa rugosa* Thunb. 的干燥花蕾。

【药性】甘、微苦，温。芳香。归肝、脾经。

【性能特点】质轻味甘，微苦兼泄，香温行散，入肝脾经。善疏理肝脾经气滞而解郁、和胃、散瘀。其与绿萼梅虽均为芳香疏理之品，但性温兼散瘀和血，肝郁气滞兼瘀有寒者宜用。

【功效应用】疏肝解郁，理气和胃，散瘀和血。治肝胃不和、气机不畅之胁肋脘胀痛，常配炒川楝子、延胡索、香附等；兼纳食不香者，再配青皮、炒枳壳、麦芽等。治肝郁气滞血瘀，属月经不调者，常配柴胡、当归、香附、白芍等；属痛经者，常配当归、川芎、益母草、续断等。治跌打伤肿，轻者单用鲜品捣敷，重者配丹参、红花等。

本品内服 3～6g，煎汤，浸酒或熬膏。入汤剂不宜久煎。因其性温，故阴虚火旺及内热未清者忌服。

绿萼梅

【歌诀】绿萼梅平，解郁疏肝，理气和胃，功力和缓。

【来源】蔷薇科植物梅 *Prunus mume*（Sieb.）Sieb. et Zucc. 的干燥花蕾。

【药性】微酸、微苦，平。芳香。归肝、胃经。

【性能特点】微苦能泄，质轻香疏，微酸而平，入肝胃经。善疏理肝胃经气滞而解郁、和胃。其与玫瑰花虽均为芳香疏理之品，但性平，治肝郁气滞无论兼寒兼热皆宜，尤以梅核气为佳。

【功效应用】疏肝解郁，理气和胃。治肝胃不和、气机不畅之胁肋脘胀痛，常配炒川楝子、延胡索、香附等；兼纳食不香者，再配青皮、炒枳壳、焦神曲等。治肝郁气滞、痰气交阻之梅核气，常配半夏、厚朴、茯苓、紫苏梗等。

本品内服 3 ～ 6g，煎汤或入丸散。外用适量，敷贴。入汤剂不宜久煎。

刀　豆

【歌诀】刀豆甘温，温中助阳，降气和胃，止呃勿忘。

【来源】豆科植物刀豆 *Canavalia gladiata*（Jacq.）DC. 的干燥种子。

【药性】甘，温。归胃、肾经。

【性能特点】质重甘补温散。入胃经，善降逆止呃；入肾经，善温肾助阳。尤善治虚寒呃逆。

【功效应用】降逆止呃，温肾助阳。治虚寒呃逆呕吐，常配丁香、沉香、生姜等。治肾虚腰痛，常配炒杜仲、狗脊、熟附片等。

本品内服 10 ～ 15g，煎汤，或烧存性研末。因其性温，故胃火炽盛者慎服。

柿　蒂

【歌诀】柿蒂苦平，止呃降逆，常配丁香，寒呃尤宜。

【来源】柿科植物柿 *Diospyros kaki* Thunb. 的干燥宿萼。

【药性】苦，平。归胃经。

【性能特点】苦降性平，专入胃经，善降逆止呃，凡呃逆呕吐不论寒热皆宜。

【功效应用】降逆止呃。治呃逆呕吐，属寒者，常配丁香、生姜等，如丁香柿蒂汤；属热者，常配竹茹、芦根、黄芩、旋覆花等。

本品内服 3 ～ 12g，煎汤或入丸散。

中医白话解读本丛书

娑罗子

【歌诀】娑罗子温，除胀消痛，疏肝理气，和胃宽中。

【来源】七叶树科植物七叶树 *Aesculus chinensis* Bge. 或天师栗 *Aesculus wilsonii* Rehd. 等的干燥成熟种子。

【药性】甘，温。归肝、胃经。

【性能特点】温散甘和，入肝胃经，温散疏理。既疏肝理气又宽中和胃，善治肝郁气滞、肝胃气滞及疝气腹痛，兼寒者尤佳。

【功效应用】疏肝理气，宽中和胃。治肝胃气痛，常配佛手、炒川楝子、延胡索等。治肝郁胁痛，常配柴胡、香附、郁金、炒枳壳等。治乳房胀痛，常配路路通、香附、柴胡等。治寒疝腹痛，常配炒川楝子、延胡索、青皮、乌药等。

本品内服 3～10g，煎汤或入丸散。因其性温，故阴虚有热者忌服。

八月札

【歌诀】八月札平，散结消肿，疏肝理气，活血止痛。

【来源】木通科植物木通 *Akebia quinata*（Thunb.）Decne. 等的干燥成熟果实。

【药性】苦，平。归肝、胃经。

【性能特点】苦能泄散，平而不偏，入气走血，入肝胃经。既疏肝理气、活血散结、消肿止痛，又兼利尿。治肝胃气滞、肝郁气滞及疝气痛无论寒热均宜。

【功效应用】疏肝理气，活血止痛，散结消肿，利尿。治肝胃气痛，常配娑罗子、炒川楝子、延胡索、佛手等。治肝郁胁痛，常配柴胡、香附、郁金、炒枳壳等。治乳房胀痛，常配路路通、青皮、柴胡等。治寒疝腹痛，常配炒川楝子、延胡索、青皮、乌药等。治痛经、经闭，可配当归、桃仁、红花、益母草等。治瘰疬，常配夏枯草、昆布、猫爪草等。治癌肿，常配夏枯草、仙鹤草、半枝莲、白毛藤等。治蛇虫咬伤，可配徐长卿、半边莲、蚤休等。治小便不利，可配车前子、木通、瞿麦等。治泌尿系结石，可配猫须草、海金沙、鸡内金、乌药等。

本品内服 6～12g，煎汤或入丸散。

甘 松

【歌诀】甘松香温，开郁醒脾，消胀止痛，散寒理气。

【来源】败酱科植物甘松 *Nardostachys chinensis* Batal. 等的干燥根及根茎。

【药性】辛、甘，温。芳香。归脾、胃经。

【性能特点】辛香温散，甘而和缓。内服入脾胃经，开脾郁（醒脾）、行气、兼散寒而止痛，治寒郁气滞宜用。且温而不热，甘而不滞，香而不燥，善开脾郁，治脾胃不和多用。外洗化湿、辟秽、香肤。

【功效应用】行气止痛，开郁醒脾，兼散寒。治思虑伤脾、寒郁气滞之胸闷腹胀、不思饮食、胃脘疼痛，可配佩兰、木香、香橼、合欢花等。此外，取其化湿、辟秽、香肤之功，治脚臭，单用煎汤外洗；治湿脚气，可配藁本、荷叶，煎汤洗足。治冠心病室性早搏属气阴两虚、心络瘀阻者，可配人参、麦冬、酸枣仁、丹参等，如参松养心胶囊。

本品内服 3～6g，煎汤或入丸散。外用适量，煎汤外洗。因其辛香温燥，故不宜大量服用，气虚血热者忌服。

中医白话解读本丛书

九香虫

【歌诀】九香虫温，胃寒宜用，温中助阳，理气止痛。

【来源】蝽科动物九香虫 *Aspongopus chinensis* Dallas 的干燥全虫。

【药性】咸，温。芳香。归脾、肝、肾经。

【性能特点】咸能入肾走血，芳香温通行散，入脾肝肾经，温通行滞。既行气散寒止痛，又温脾肾助阳。治肝脾不调、肝胃不和多用，兼寒或阳虚者尤佳。

【功效应用】行气止痛，温通散滞，益肾助阳。治肝气郁滞胸胁痛，常配延胡索、川楝子、香附、柴胡等。治肝胃不和胃脘痛，常配炙刺猬皮、佛手、青皮、柴胡等。治寒滞中焦脘腹痛，常配高良姜、香附、木香、甘松等。治术后肠粘连腹痛，可配乌药、姜黄、荔枝核、橘核等。治阳虚遗尿滑精，常配枸杞子、菟丝子、淫羊藿、金樱子等。

本品内服 3～5g，煎汤或入丸散。内服多炒用。因其性温助热伤阴，故阴虚内热者忌服。

第九章

消食药

凡以消食化积、增进食欲为主要功效的药物，称为消食药。

本类药味多甘；性多平，少数温；主入脾、胃经，多炒焦用。主能健运脾胃，增强消化机能，消食除胀和中；兼能化痰、活血、下气、排石等。主治食积不消、脾胃不健、消化不良，兼治咳喘痰多、瘀血痛经或经闭、肝胆结石等。

使用时须据情恰当选择本章药，并酌配他章药。

麦 芽

【歌诀】麦芽甘平，健脾消食，胀闷不饥，又回乳汁。

【来源】禾本科植物大麦 *Hordeum vulgare* L. 的成熟果实经发芽干燥而成。

【药性】甘，平。归脾、胃、肝经。

【性能特点】甘益中，平不偏，芽生发，焦健胃。既入脾胃经而益脾养胃、消积和中，又入肝经而疏肝。长于消面积，无论寒热咸宜。炒焦健胃消积力强，为消食常用药。生用疏肝健脾，治肝郁食积者每用。此外，大量用回乳。

【功效应用】消食和中，疏肝，回乳。治食积不化，常配焦神曲、焦山楂、炒莱菔子等。治脾虚消化不良，常配党参、白术、茯苓、陈皮等。治肝郁兼食积，常配柴胡、香附、陈皮、神曲等。断奶或兼乳胀，取焦麦芽 100g、蒲公英 15g，煎服。

本品内服 10 ~ 15g，大剂量 30 ~ 120g，煎汤或入丸散。

回乳应大剂量用，健脾养胃、疏肝宜生用，消积宜炒用或炒焦用。因其能回乳，故妇女授乳期不宜服。

稻　芽

【歌诀】稻芽味甘，开胃益中，积滞消化，平不伤阴。

【来源】禾本科植物稻 *Oryza sativa* L. 的成熟果实经发芽干燥而成。

【药性】甘，平。归脾、胃经。

【性能特点】甘益中，平不偏，芽生发，焦健胃。入脾胃经，益脾养胃、消积和中。性平少偏，长于消谷积，无论寒热咸宜。不燥烈伤阴，病后脾气与胃阴被伤之不饥食少尤佳。炒焦健胃消积力强，消积力弱于麦芽，为消食常用药。

【功效应用】消食和中，健脾开胃。治食积不化，常配焦神曲、焦山楂、炒莱菔子等。治脾虚消化不良，常配党参、白术、茯苓、陈皮等。治病后脾气与胃阴被伤之不饥食少，常配山药、太子参等。

本品内服 10～15g，大剂量 30g，煎汤或入丸散。生用长于和中，炒用偏于消食，炒焦消食力强，也可生熟同用。

谷　芽

【歌诀】谷芽甘温，健胃益脾，消食和中，兼寒尤宜。

【来源】禾本科植物粟 *Setaria italica*（L.）Beauv. 的成熟果实经发芽干燥而成。

【药性】甘，温。归脾、胃经。

【性能特点】甘温益中，芽能生发，焦味健胃。入脾胃经，健脾养胃、消积和中。炒焦健胃消积力强，为消食常用药，消积力虽弱于麦芽，但性温，长于消谷积，治食积兼胃寒者尤宜。

【功效应用】消食和中。治食积不化，常配焦神曲、焦山楂、炒莱菔子等。治脾虚消化不良，常配党参、白术、茯苓、陈皮等。

本品内服 10 ～ 15g，大剂量 30g，煎汤或入丸散。生用长于和中，炒用偏于消食，炒焦消食力强，也可生、焦同用。

神　曲

【歌诀】神曲性温，饮食停滞，消化不良，胀满泻利。

【来源】面粉和其他药物混合后经发酵而成的干燥加工品。

【药性】甘、辛，温。归脾、胃经。

【性能特点】甘温益中辛散，焦味健胃。入脾胃经，善益脾养胃兼行气而消积和中。炒焦健胃消积力强，为消食常用药。药力较强，长于消谷积，兼寒者尤佳。

【功效应用】消食和中。治食积不化，常配焦麦芽、焦山楂、焦谷芽等。治食积兼气滞，常配焦麦芽、焦山楂、陈皮等。治脾虚消化不良，常配党参、白术、茯苓、陈皮等。此外，丸剂中有矿物药者常用本品作糊丸剂，一则赋形，二则助消化。

本品内服 6 ～ 15g，煎汤，或入丸散。消食宜炒焦用。因其性偏温燥，故脾阴虚、胃火盛者不宜服。

山　楂

【歌诀】山楂微温，肉食积滞，经闭瘀凝，泻痢疝气。

【来源】蔷薇科植物山里红 *Crataegus pinnatifida* Bge. var. *major* N. E. Br. 或山楂 *Crataegus pinnatifida* Bge. 的干燥或新鲜果实。

【药性】酸、甘，微温。归脾、胃、肝经。

【性能特点】酸生化，甘益中，微温行散。既入脾胃经，开胃、消食积而和中、降脂；又入肝经，活血化瘀。酸甜可口，

中医白话解读本丛书

药食兼用。消积力强，善消油腻肉积，为消食良药。集消食、化瘀、降脂于一体，治食积兼血瘀或血瘀兼血脂高者宜用。

【功效应用】消食化积，活血化瘀。治油腻肉积，单用或配神曲、麦芽、莱菔子等。治小儿乳积，常配鸡内金、焦神曲、炒枳壳等。治痛经、经闭，单用或配玫瑰花泡茶饮。治产后瘀阻腹痛，单用或配当归、川芎、桃仁等。此外，能降血脂，治肥胖、高脂血症，常配茵陈、泽泻、决明子等。炒炭能止血止痢，治痢疾便血，常配马齿苋、木香、黄连等。

本品内服 10～15g，大剂量 30g，煎汤或入丸散。消食导滞宜炒焦。因其味酸，故胃酸过多者忌服，胃溃疡患者不宜服。

莱菔子

【歌诀】莱菔子辛，熟降生升，食积泻痢，痰喘能平。

【来源】十字花科植物萝卜 *Raphanus sativus* L. 的干燥成熟种子。

【药性】辛、甘，平。归脾、肺经。

【性能特点】辛消散，甘益中，平不偏，能升能降。炒用降而不升。入脾经，消食下气而除胀满；入肺经，化痰降气而止咳喘。消积力强，善消面积，无论寒热咸宜，兼气滞者尤佳。集消积、降气、化痰于一体，治痰咳气逆兼食积最佳。此外，生用但升不降，能催吐风痰，今之临床少用。

【功效应用】炒用消食除胀，下气化痰；生用催吐风痰。治食积气滞，常配山楂、神曲、大腹皮等。治积滞内停、泻痢后重，可配木香、大黄等。治喘咳痰多，常配紫苏子、芥子、葶苈子等。治痰闭神昏，常以生品配皂角，以开窍醒神救急。此外，还治大便秘结，可单用炒研末服，或调入润燥滑肠的蜂蜜，以助通便；治肠梗阻等急腹症，常配炒枳实、厚朴、大黄等。

本品内服 6～10g，打碎水煎，或入丸散。消食宜炒用。因其辛散耗气，故气虚及无食积、痰滞者慎服。不宜与人参同服。

鸡内金

【歌诀】内金平甘，消食运脾，排石化坚，固精止遗。

【来源】雉科动物家鸡 *Gallus gallus* domesticus Brisson 的干燥砂囊内壁。

【药性】甘，平。归脾、胃、肝、肾、膀胱经。

【性能特点】甘平运化涩敛。入脾胃经，善运脾消食。入肝肾膀胱经，既化坚消石而消、排肝胆或泌尿系结石，又化瘀血而消癥瘕，还固精止遗。消积力强，各种食积均消，为运脾消食之良药。既化瘀血，又增进消化以生新血，治久瘀、癥瘕兼血虚者宜用。既排石又消食，治结石兼食积者尤佳。

【功效应用】运脾消食，化坚排石，化瘀消癥，固精止遗。治食积不消，单用或配神曲、麦芽等。治脾虚食少，常配山药、白术、茯苓等。治小儿疳积，单用或配使君子、榧子等。治结石，属泌尿系者，常配猫须草、海金沙、石韦、乌药等；属肝胆者，常配金钱草、海金沙、郁金、木香等。治癥瘕积聚，常配丹参、土鳖虫、莪术、三棱等。治遗精遗尿，常配菟丝子、沙苑子、金樱子等。

本品内服，煎汤 3～10g，研末每次 1.5～3g，或入丸散。本品微炒研末服，疗效比入汤剂好。因其消食化积力强，故脾虚无积滞者慎服。

阿 魏

【歌诀】阿魏臭温，散结消癥，消积化滞，辛苦杀虫。

【来源】伞形科植物新疆阿魏 *Ferula sinkiangensis* K. M.

Shen、阜康阿魏 *Ferula fukanensis* K. M. Shen 等分泌的干燥树脂。

【药性】辛、苦，温。臭香。归脾、胃、肝经。

【性能特点】辛散苦泄，臭香辟秽，温化寒浊。入脾胃经，消积化滞、杀虫而除胀、止痛；入肝经，消癥散结。消积力强，善消肉积、油积。

【功效应用】消积化滞，消癥散结，杀虫。治食积胀痛，常配山楂、神曲、莱菔子等。治癥瘕痞块，常配鳖甲、丹参、大黄等内服或外敷。治瘿瘤瘰疬，可配穿山甲、赤芍、夏枯草等。治虫积腹痛，常配使君子、槟榔、雷丸等。

本品内服 1～1.5g，入丸散。外用适量，熬制成药膏或研末入膏药内，敷贴。因其辛苦温散，能耗气伤胃伤胎，故孕妇及脾胃虚弱者忌服。

第十章

驱虫药

凡以驱除或杀灭人体寄生虫为主要功效的药物，称为驱虫药。

本类药味多苦，性有温、平、寒之分，多入脾、胃或大肠经。主对人体肠道寄生虫有毒杀作用，善驱虫或杀虫；兼能开胃、消积、下气、利水、通便。主治人体各种寄生虫病，主要是指肠道寄生虫病，即蛔虫证、蛲虫证、钩虫证、绦虫证；兼治食积、水肿、便秘等。

使用时注意选择配伍，体弱者补虚为先或补虚驱虫并施；注意服药方法，多数宜早晨空腹服；注意使用方法，各药的使用方法有别，要谨守；常配泻下药，以促进虫体排出。

使君子

【歌诀】使君子温，驱蛔蛲虫，健运脾胃，消积有功。

【来源】使君子科植物使君子 *Quisqualis indica* L. 的干燥成熟果实。

【药性】甘，温。归脾、胃经。

【性能特点】甘润气香而温，入脾胃经。既驱虫，又健脾、消疳积。甘香易食，小儿最宜，杀虫的主要成分为使君子酸钾。

【功效应用】杀虫，健脾消积。治蛔虫病，单用炒香嚼服，或配苦楝皮、牵牛子、大黄等。治蛲虫病，常配苦楝皮、槟榔、大黄等，宜连服五天。治钩虫病，常配榧子、苦楝皮、牵牛子、大黄等。治小儿疳积，常配山楂、鸡内金、神曲等。治乳食停滞，常配木香、槟榔等，如肥儿丸。

本品内服 6～10g。小儿每岁 1 粒半，一日总量不超过 20 粒。空腹服，连用 2～3 天。去壳取仁，水煎，或炒香嚼服，或入丸散服。因其大量服用可致呃逆、眩晕、呕吐等，故不宜超量服。若与热茶同服，亦可引起呃逆，故服药期间忌饮茶。

苦楝皮

【歌诀】苦楝皮寒，味苦有毒，驱蛔蛲钩，功神效速。

【来源】楝科植物楝 *Melia azedarach* L. 等的新鲜或干燥树皮或根皮。

【药性】苦，寒。有毒。归脾、胃、肝经。

【性能特点】苦燥寒清，有毒力强，入脾胃肝经。内服既驱杀蛔、蛲、钩虫，又兼清湿热。外用作用于皮肤黏膜，能燥湿清热、杀寄生虫、抑制致病真菌而止痒。杀虫力强而效佳，杀蛔有效成分为苦楝素。

【功效应用】杀虫，清热燥湿，止痒。治蛔虫病，单用或配使君子、牵牛子等。治蛲虫病，口服配槟榔、贯众等；灌肠配百部、乌梅等。治钩虫病，常配槟榔、雷丸等。治湿热疮疹，单用或配土茯苓、苦参、白鲜皮等。治疥癣瘙痒，单用或配地肤子、蛇床子、芫荽等。

本品内服，干品每次 6～15g，鲜品 15～30g，水煎或入丸散。鲜用效佳，贮存三年以上即无效。外用适量，煎水洗，鲜品捣敷，或干品研末调敷。因其苦寒有毒，能伤胃损肝，故不宜过量或持续服用，脾胃虚寒及肝病患者忌服。

榧 子

【歌诀】榧子甘平，炒熟嚼食，钩蛔蛲虫，燥咳便秘。

【来源】红豆杉科植物榧 *Torreya grandis* Fort. 的干燥成熟种子。

【药性】甘，平。归肺、胃、大肠经。

【性能特点】甘润香甜，平而不偏，入胃肺大肠经。既驱杀肠道寄生虫杀虫，又润肺与大肠之燥。香甜可口，甘润多脂，力缓而不伤胃。缓泻，可促使虫体排出体外。

【功效应用】杀虫，润燥。治虫积腹痛，属钩虫者，单用或配贯众、槟榔等；属蛔虫者，常配使君子、苦楝皮、乌梅等；属绦虫者，常配槟榔、南瓜子、鹤草芽等。治肺燥咳嗽（症较轻），可配甜杏仁、百部等。治肠燥便秘（症较轻），可配炒枳壳、火麻仁、郁李仁等。

本品内服 30～50g，炒熟去壳取种仁嚼食；或去壳生用，打碎入煎。治钩虫病等，每天用 30～40 个，炒熟去壳，早晨空腹一次嚼食，连服至便中虫卵消失为止。炒熟服效佳。因其甘润滑肠，故不可过量服，肺热痰咳者忌服。

鹤 虱

【歌诀】鹤虱性平，为丸散服，蛔蛲绦虫，皆可驱逐。

【来源】菊科植物天名精 *Carpesium abrotanoides* L. 的干燥成熟果实。

【药性】苦、辛，平。有小毒。归脾、胃经。

【性能特点】苦辛降泄，平而不偏，有小毒，力较强，入脾胃经。驱杀肠道寄生虫，多入复方用。

【功效应用】杀虫。治虫积腹痛，属钩虫者，常配贯众、槟椰、榧子、苦楝皮等；属蛔虫、蛲虫者，常配使君子、槟榔等，如化虫丸；属绦虫者，常配槟榔、南瓜子、雷丸等。

本品内服5～15g，水煎或入丸散。因其有小毒，服后数小时或第2天可有轻微头晕、恶心、耳鸣、腹痛等反应，一般可自行消失。

芜　荑

【歌诀】芜荑性温，虫痛最宜，兼能消食，疳积亦治。

【来源】榆科植物大果榆 *Ulmus macrocarpa* Hance 果实的干燥加工品。

【药性】辛、苦，温。归脾、胃经。

【性能特点】辛苦温燥，入脾胃经。内服既驱杀蛔虫、蛲虫、钩虫，又消疳积。外用作用于皮肤，祛湿、杀寄生虫而止痒。

【功效应用】内服杀虫消疳，外用祛湿止痒。治虫积腹痛，单用或配使君子、槟榔、鹤虱等。治小儿疳积、腹痛有虫，可配白术、山药、鸡内金等。治疥癣瘙痒，单用研末，醋或蜂蜜调涂；或配硫黄、枯矾等外用。

本品内服，煎汤3～10g，散剂3g，或入丸剂。外用适量，研末调敷。因其易伤脾胃，故脾胃虚弱者忌服。

贯　众

【歌诀】贯众微寒，杀虫止血，防治时疫，解毒清热。

【来源】鳞毛蕨科植物粗茎鳞毛蕨 *Dryopteris crassirhizoma* Nakai 的干燥根茎及叶柄残基。今名绵马贯众。

【药性】苦，微寒。有小毒，归肝、脾、胃经。

【性能特点】苦微寒而清解，有小毒力较强，入肝脾胃经。

生用苦寒清泄杀虫，既杀蛔虫、蛲虫、钩虫，又清解热毒。炒炭涩敛兼清泄，善凉血收敛而止血，为治妇科崩漏之佳品。贮存日久者驱虫疗效大减。

【功效应用】生用杀虫，清热解毒；炒炭止血。治蛲虫病，常配苦楝皮、鹤虱、牵牛子等。治钩虫病，常配榧子、槟榔、红藤等。治绦虫病，可配苦楝皮、使君子、牵牛子等。治温毒发斑，常配金银花、连翘、大青叶等。治痄腮肿痛，常配板蓝根、牛蒡子、赤芍等。治血热出血，属吐衄者，常配栀子、桑白皮、黄芩等；属便血者，常配槐花、地榆炭、黄芩等；属崩漏者，常配荆芥炭、海螵蛸、棕榈炭等。此外，生用能抗病毒、细菌、真菌、原虫，防治流感、流脑、肝炎、麻疹，单用或配生甘草、板蓝根、紫草等同用。

本品内服 10～15g，煎汤或入丸散。驱虫、清热解毒宜生用，止血宜炒炭用。因其苦寒有小毒，故用量不宜过大，孕妇及脾胃虚寒者慎服。

中医白话解读本丛书

槟 榔

【歌诀】槟榔温苦，杀虫消积，降气通便，利水化湿。

【来源】棕榈科植物槟榔 *Areca catechu* L. 的干燥成熟种子。

【药性】苦、辛，温。归胃、大肠经。

【性能特点】苦降质重，辛散温通，入胃大肠经。既驱杀肠道寄生虫，又行气、缓通便而消积，还利水除湿、杀疟原虫而截疟。主杀绦虫（古称寸白虫），兼杀蛔虫、蛲虫、钩虫（古称伏虫）、姜片虫（古称赤虫）等肠寄生虫；兼通大便，力较强，能促使虫体尽快随大便排出体外。又下气消积，治食积兼气滞胀痛或便秘者尤宜。还利水除湿，使水湿从二便出。凡苔腻水湿内停可投，兼寒者径用，兼热者当配苦寒清热燥湿之品。

炒焦后消积力强而行气利水作用却减弱，治湿阻中焦兼食积者宜投。

【功效应用】杀虫，下气消积，利水除湿，截疟。治绦虫病，单用生品 120g 水煎空腹服即可，或配生南瓜子 120g，晨起先嚼食吃南瓜子，待槟榔液煎好后，倒出待温服下；若虫体大部排出而头部仍在体内，可改用雷丸或鹤草芽研末服。治蛔虫病，常配使君子、苦楝皮、鹤虱等。治钩虫病，常配苦楝皮、雷丸、鹤虱等。治蛲虫病，常配苦楝皮、鹤虱、贯众、芦荟等。治姜片虫病，单用生饮片 120g，水煎服，或配牵牛子等。治鞭毛虫病，单用生饮片 50g，水煎取液，和蔗糖温服。治食积气滞胀痛便秘，常配木香、青皮、大黄等。治湿热泻痢里急后重，可配木香、黄连、黄芩、黄柏等。治水肿，常配商陆、茯苓、泽泻等。治寒湿脚气浮肿，常配木瓜、吴茱萸、陈皮等。治疟疾寒热，常配常山，或加草果、柴胡、知母等。此外，治急腹症，常配木香、柴胡等。治肝胆结石，常配大黄、金钱草、郁金、海金沙、鸡内金等。

本品内服 6 ～ 15g，煎汤或入丸散。驱绦虫宜生用。若单用杀绦虫、姜片虫时，可用 60 ～ 120g。外用适量，煎水洗或研末调。焦槟榔长于消积，为焦四仙之一。另据观察，驱绦虫用鲜品为佳，煮前用水泡好，直接注入十二指肠比口服好，加泻药效果更好。因其行气、缓通便，故脾虚便溏及气虚下陷者不宜服。有一定毒性，中毒后常见恶心、呕吐、腹痛、心慌等，可用洗胃、肌内注射阿托品等法救治。

南瓜子

【歌诀】南瓜子平，无毒杀虫，绦蛔血吸，大剂服用。

【来源】葫芦科植物南瓜 *Cucurbita moschata*（Duch.）Poiret

的干燥成熟种子。

【药性】甘，平。归胃、大肠经。

【性能特点】甘香油润，平而不偏，入胃大肠经。既驱杀绦虫、蛔虫、血吸虫，又润肠通便而有利于虫体排出体外。药食兼用而力较缓，杀虫成分为南瓜子氨酸。为驱绦良药，与槟榔有协同作用。兼杀蛔虫与血吸虫，但用量须大。

【功效应用】杀虫，润肠通便。治绦虫病，常配槟榔各120g，晨起先嚼食南瓜子，再服槟榔液。治蛔虫病，常配槟榔、使君子、苦楝皮、鹤虱等。治血吸虫病，每日服去油粉剂240～300g，30天为一疗程。治肠燥便秘，常配火麻仁、郁李仁、决明子（兼热时）等。此外，大量生用口嚼服，防治前列腺、乳腺增生、膀胱炎有一定疗效。

本品内服60～120g，生用连壳或去壳研细粉冷开水调服，或去壳嚼服。杀虫当生用，润肠通便生、炒用皆宜。

雷　丸

【歌诀】雷丸苦寒，驱绦最好，蛔钩蛲虫，亦有疗效。

【来源】白蘑科真菌雷丸 *Omphalia lapidescens* Schroet. 的干燥菌核。

【药性】苦，寒。归胃、大肠经。

【性能特点】苦寒泄降，有小毒，力较强，入胃大肠经。善杀虫、消积。杀虫良药，杀绦虫最宜。所含雷丸素为蛋白分解酶，能破坏绦虫节片。

【功效应用】杀虫，消积。治绦虫病，单用研粉服即可。治钩虫病，单用研粉服或配槟榔、苦楝皮、木香等。治蛲虫病，常配大黄、苦楝皮、牵牛子等。治小儿疳积，常配神曲、鸡内金、使君子等。

本品内服 6 ～ 15g，不入煎剂，宜研粉或入丸剂。驱绦虫，每次服粉剂 12 ～ 18 g，饭后用冷开水调服，每日 3 次，连服 3 天。其杀虫有效成分为蛋白酶，受热（60℃左右）或酸作用下易被破坏失效，而在碱性溶液中使用则作用最强。因其苦寒泄降，入煎剂，无驱绦虫作用。故驱绦忌入煎剂，无虫积者忌服，脾胃虚寒者慎服。

鹤草芽

【歌诀】鹤草芽凉，带下阴痒，最宜杀绦，解毒消疮。

【来源】蔷薇科植物龙芽草（即仙鹤草）*Agrimonia pilosa* Ledeb. 的干燥冬芽。

【药性】苦、涩，凉。归肝、小肠、大肠经。

【性能特点】苦泄降，兼涩敛，凉清解，入肝小肠大肠经。既善杀绦虫，兼泻下而利于虫体排出，为驱杀绦虫之要药；又杀阴道滴虫，兼涩敛，治阴道滴虫所致的阴痒带下可用；还清解热毒而消肿，治痢疾、疮肿可选。

【功效应用】杀虫，解毒消肿。治各种绦虫病，单用研粉即可，或用鹤草酚结晶。治滴虫阴痒带下，单用或配蛇床子、枯矾、花椒等煎汤洗浴。治赤白痢，单用或配黄连、白头翁、秦皮、马齿苋等。治疮疖，单用或配连翘、金银花、蒲公英等。治阴中疮疡痒痛，单用煎汤去滓待温，棉球蘸药液浸洗阴道。此外，治疥癣，单用或配白鲜皮、苦参、硫黄、木槿皮等。

本品所含驱绦成分鹤草酚不溶于水，故不宜入煎。研粉吞服，成人 30 ～ 50g，小儿 0.7 ～ 0.8g/kg；无须另服泻药。鹤草酚结晶：成人 0.7g。鹤草酚粗晶片：成人 0.8g，小儿 25mg/kg。

后两种宜在清晨空腹 1 次顿服，服后 1.5 小时可用玄明粉等导泻。外用适量，煎水洗，或鲜品捣敷。其内服后，部分患者有恶心、呕吐、头昏等不良反应，停药后即可恢复。

第十一章

止血药

凡以制止机体内外出血为主要功效的药物，称为止血药。

本类药味多苦、甘，少数兼涩、酸；性多寒凉或平，少数温；绝大多数归肝经，兼归肺、心、胃及大肠经。主能止血，兼能清热凉血、活血化瘀、温经通阳等。主治咯血、咳血、吐血、衄血、便血、尿血、崩漏、紫癜、外伤出血等，兼治血热、血瘀、疮肿及胃寒等证。

本类药分四类，其中凉血止血药味或苦或甘，性均寒凉，能清血分之热而止血，主治血热妄行之出血证，过量滥用有留瘀之害。

化瘀止血药，性味虽各异，但却均能消散瘀血而止血，主治瘀血内阻、血不循经之出血证，有止血而不留瘀、活血而不动血之长，为治出血证之佳品。

收敛止血药味多涩，或质黏，或为炭类，性多平，或凉而不甚寒，虽善涩敛止血，但有留瘀恋邪之弊，主治出血而无瘀滞者，若有瘀血或邪实者慎用。

温经止血药性温热，能温脾阳、固冲脉而统摄血液，功善温经止血，主治脾不统血、冲脉失固之虚寒性出血，滥用有伤阴助火之弊。

使用本类药时需做到：出血证初期不宜过早使用收敛性较强的止血药，以防留瘀。若瘀血未尽，应加活血化瘀药，不能单纯止血，但遇一时性大出血则当例外，此时当以止血为主，

中医白话解读本丛书

不管有无瘀血。大出血有虚脱现象者，当先补气固脱，而后再止血；此乃有形之血不能速生，无形之气当先实固，即血脱益气法。对于血热兼瘀之出血证，不能用大量的寒凉药，以防加重瘀血。关于炒炭能止血，不能一概而论，应在提高临床疗效的前提下，根据每个药物的具体特性区别对待。据情恰当选择本章药，并酌配他章药。

第一节　凉血止血药

大　蓟

【歌诀】大蓟苦凉，凉血止血，解毒散瘀，消痈效确。

【来源】菊科植物蓟 *Cirsium japonicum* Fisch. ex DC. 的新鲜或干燥地上部分或根。

【药性】甘、苦，凉。归心、肝经。

【性能特点】苦凉清泄，甘能解毒，入心肝经。既凉血、解热毒而止血，又散瘀流畅血脉而消肿，善治血热有瘀诸出血证，炒炭可增强止血作用。虽与小蓟功效相似，但药力较强，常相须为用，以增药效。

【功效应用】凉血止血，化瘀消肿，兼解毒。治血热出血诸证，属咳血衄血者，常配小蓟、栀子、白及、桑白皮等；属咯血吐血者，常配小蓟、黄芩、槐花、藕节炭等；属便血尿血者，常配槐花、地榆、小蓟、白茅根等；属崩漏者，常配小蓟、苎麻根、贯众炭等。治痈肿疮毒，常配小蓟、金银花、连翘、蒲公英等。此外，兼降压，治高血压属肝热阳亢者，常配夏枯草、钩藤、天麻等。

中医白话解读本丛书

本品内服 10 ～ 15g，大剂量可至 30g；鲜品 30 ～ 60g。煎汤或入丸散，或捣汁服。外用适量，研末调敷；或鲜品捣敷，或取汁涂搽。鲜品长于凉血止血、化瘀消痈。炒炭长于止血。因其凉清散瘀，故孕妇慎服，脾胃虚寒者忌服。

小 蓟

【歌诀】小蓟甘凉，凉血止血，解毒消痈，利尿亦可。

【来源】菊科植物刺儿菜 *Cirsium setosum*（Willd.）MB. 的新鲜或干燥地上部分。

【药性】甘，凉。归心、肝经。

【性能特点】甘凉清解渗利，入心肝经。既凉血、解热毒、兼散瘀流畅血脉而止血，又利尿而导热邪从小便出。善治血热有瘀诸出血证，炒炭可增强止血作用。虽与大蓟功效相似，但药力较弱，并兼利尿，最善治尿血。常相须为用，以增药力。

【功效应用】凉血止血，清热消肿，利尿。治血热出血诸证，属咳血衄血者，常配大蓟、栀子、白及、桑白皮等；属咯血吐血者，常配大蓟、黄芩、槐花、藕节炭等；属便血者，常配槐花、地榆、当归、黄芩、虎杖等；属尿血者，常配藕节、栀子、蒲黄等；属崩漏者，常配苎麻根、大蓟、仙鹤草等。治痈肿疮毒，常配大蓟、金银花、连翘、蒲公英等。治血淋，常配栀子、白茅根、海金沙等。治湿热黄疸，常配茵陈、栀子、虎杖、垂盆草等。此外，近年用治肝炎、肾炎等。

本品内服 10 ～ 30g，鲜品 30 ～ 60g，煎汤或入丸散，或捣汁服。外用适量，研末撒或鲜品调敷，或煎汤外洗。止血宜炒炭。因其性凉，故脾虚便溏或泄泻者慎服，重症肝炎不宜服。

侧柏叶

【歌诀】柏叶微寒，收敛凉血，止血功良，兼清湿热。

【来源】柏科植物侧柏 *Platycladus orientalis*（L.）Franco 的干燥枝梢及叶。

【药性】苦、涩，微寒。归肺、肝、大肠经。

【性能特点】苦寒清泄而燥，味涩质黏而敛，入肝肺大肠经。生用凉血收敛止血兼燥湿祛痰，出血属血热兼湿或痰者宜用；炒炭平凉涩敛，虚寒或热不明显之出血者宜选，可谓止血通用药。生用既凉血又燥湿而生发乌发，血热夹风湿之头发早白或脱落者最宜。

【功效应用】凉血收敛止血，清热燥湿止带，生发乌发，祛痰止咳。治血热妄行诸出血证，常配生地黄、牡丹皮、紫珠、白茅根等；或配生地黄、生艾叶、生荷叶。治虚寒出血，炒炭后配干姜、艾叶炭等。治湿热带下，常配椿皮、苍术、黄柏等。治脱发，属血热者，单用泡酒外涂，并配生地黄、赤芍、墨旱莲等服；属血虚夹湿者，常配当归、枸杞子、苍术、防风等。治须发早白，属血热者，常配生地黄、赤芍、墨旱莲等；属肝肾亏虚者，常配何首乌、女贞子、黑芝麻等。治咳嗽痰多而黏，常配瓜蒌、浙贝母、竹茹、黄芩等。此外，治疮肿，可配金银花、连翘、蒲公英等；治热毒血痢，可配金银花、马齿苋、黄连等。

本品内服 10～15g，煎汤或入丸散。外用适量，煎汤洗或研末调敷，鲜品捣敷或涂搽。生用长于凉血止血、祛痰止咳，炒炭则长于收敛止血。因其苦寒黏涩，故虚寒者不宜单用，出血有瘀血者慎服。

地　榆

【歌诀】地榆微寒，苦降酸敛，凉血止血，痛止肿散。

【来源】蔷薇科植物地榆 *Sanguisorba officinalis* L. 等的干燥根。

【药性】苦、酸，微寒。归肝、胃、大肠经。

【性能特点】苦泄降，酸收敛，微寒清解，清凉收敛，入肝胃大肠经。内服解热毒、凉血而止血、消肿止痛，血热出血者宜用；又因沉降入下焦，善治下焦血热妄行诸证，为治痔疮、便血及崩漏之佳品。外用善解毒消肿、敛疮止痛，为治水火烫伤之要药。炒炭平偏凉而涩敛，止血力增强。

【功效应用】清热凉血，收敛止血，消肿解毒，敛疮止痛。治肠热痔肿便血，常配槐角、生地黄等。治血热崩漏，常配生地黄、黄芩、茜草炭、苎麻根等。治血热尿血，可配白茅根、栀子、苎麻根、小蓟等。治血热鼻衄，可配黄芩、栀子、白茅根、桑白皮等。治血小板减少性紫癜，可配太子参、牛膝、大枣等。治肠痈腹痛，常配生薏苡仁、黄芩、金银花等。治热毒泻痢，常配黄连、木香、马齿苋等。治痈肿疮毒，常配金银花、蒲公英、野菊花、紫花地丁等。治水火烫伤，轻者单味外用，重者常配大黄、四季青、虎杖等。此外，抗 TB（人型结核）菌，治肺痨、骨痨、盆腔结核等，常配夏枯草、郁金、香附、矮地茶等。

本品内服 10 ～ 15g，煎汤或入丸散；研末吞服，每次 1.5 ～ 3g。外用适量，煎汤洗渍或湿敷，或研末掺或调敷，或鲜品捣敷。生用凉血解毒力胜，炒炭止血力强。因其微寒酸涩，故体质虚寒或出血有瘀者慎服，热痢初起者不宜单用。对大面积烧伤，不宜使用本品制剂外涂，以防其所含水解型鞣质被机体大量吸收而引起中毒性肝炎。

槐　花

【歌诀】槐花微寒，降压清肝，凉血止血，应用广泛。

【来源】豆科植物槐 *Sophora japonica* L. 的干燥花及花蕾。后者称槐米。

【药性】苦，微寒。归肝、大肠经。

【性能特点】苦泄降，微寒清，质轻散，入肝大肠经。善清肝与大肠之火而凉血止血。虽与槐角功效相似，但清火力较缓，止血作用较强，应用范围广泛，凡血热出血皆宜，便血、尿血、崩漏、衄血常用，兼肝火者尤佳。

【功效应用】凉血止血，清肝降压。治便血，属火热炽盛者，常配栀子、黄芩、大黄等；属风火相搏者，常配防风炭、荆芥炭、黄芩、升麻等；属兼气滞者，常配炒枳壳或炒枳实、当归、黄芩等。治痔疮出血，属火热炽盛者，常配栀子、黄芩、地榆、大黄等；属湿热蕴结者，常配地榆、苦参、黄芩、虎杖等。治血热鼻衄，常配黄芩、栀子、白茅根、桑白皮等。治血热崩漏，常配生地黄、黄芩、苎麻根、贯众炭等。治热毒血痢，常配黄连、黄柏、白头翁、秦皮等。治肝火头晕目眩（或高血压病属肝火上炎者），常配石决明、赤芍、夏枯草、车前子等。治肝火目赤肿痛，常配夏枯草、菊花、青葙子等。

本品内服 10～15g，煎汤或入丸散。外用适量，研末调敷。凉血泻火与降血压宜生用，止血宜炒炭或炒用。因其苦微寒，故脾胃虚寒者慎服。

槐　角

【歌诀】槐实苦寒，凉血清肝，止血润肠，痔便血验。

中医白话解读本丛书

【来源】豆科植物槐 *Sophora japonica* L. 的干燥果实。

【药性】苦，寒。归肝、大肠经。

【性能特点】苦寒清泄，质重沉降，纯阴之品，入肝大肠经。既善清肝与大肠之火而凉血止血；又兼润肠而促排便、导火外出。止血作用虽弱于槐花，但清降泄火力却强，且能润肠，治肠热痔漏便血最宜，并常配地榆。

【功效应用】凉血止血，兼润肠，清肝降压。治便血，属火热炽盛者，常配栀子、黄芩、黄连等；属风火相搏者，常配防风炭、荆芥炭、黄芩、升麻等；属火兼气滞，常配炒枳壳或炒枳实、当归、黄芩等。治痔疮出血，属火热炽盛者，常配地榆、黄芩、当归等；属湿热蕴结者，常配地榆、苦参、黄芩、黄柏等。治热毒血痢，常配黄连、黄柏、马齿苋、木香等。治血热崩漏，常配生地黄、黄芩、苎麻根、贯众炭等。治血热吐衄，常配黄芩、栀子、白及、白茅根等。治肝火心烦头痛目赤（或高血压病见此症状者），可配石决明、赤芍、夏枯草、菊花等。此外，古人有单服本品养生者，今人保健将其制成还童茶口服。

本品内服 10～15g，入汤剂或丸散。槐角沉降主下焦，槐花轻浮主全身。因其苦寒沉降，故孕妇及脾胃虚寒者忌服。

羊 蹄

【歌诀】羊蹄寒苦，杀虫解毒，疥癣外洗，便秘内服。

【来源】蓼科植物羊蹄 *Rumex japonicus* Houtt. 等的干燥根。

【药性】苦，寒。归心、肝、大肠经。

【性能特点】苦通泄，寒清解。内服既入心肝经，清热凉血而止血、解毒；又入大肠经，清热通肠而导火外出。外用作用于皮肤，能杀虫疗癣。泻热通肠力缓虽不如大黄，但止血作用可与大黄相媲美，并长于杀虫。

【功效应用】凉血止血，清热解毒，泻热通肠，杀虫疗癣。治血热出血诸证，属便血者，常配栀子、黄芩、黄连、地榆等；属衄血者，常配黄芩、栀子、白茅根、槐花等；属咯吐血者，常配黄芩、栀子、槐花、藕节炭等；属痔血者，常配地榆、槐角、黄芩、当归、炒枳壳等；属崩漏者，常配生地黄、黄芩、贯众炭、苎麻根等。治热毒血痢，常配黄连、黄芩、黄柏、木香等。治水火烫伤，单用或配虎杖、地榆、四季青等研末敷。治疮痈肿毒，单用或配金银花、蒲公英、野菊花等。治热结便秘，单用煎服或配枳实、厚朴、玄明粉等。治疥疮顽癣，单用或配硫黄、枯矾研末调涂或鲜品捣汁涂。治湿疹红痒，单用煎汤外洗或研末敷。

本品内服 10～15g，鲜品 30～50g，入汤剂或丸散，或鲜品绞汁服。外用适量，干品研末调敷，或鲜品捣敷，或磨汁涂，或煎汤洗。因其苦寒清泄，能缓泻通便，故脾虚大便稀薄者不宜服。

苎麻根

【歌诀】苎根甘寒，利尿清热，安胎解毒，凉血止血。

【来源】荨麻科植物苎麻 *Boehmeria nivea*（L.）Gaud. 的干燥根和根茎。

【药性】甘，寒。归心、肝经。

【性能特点】甘淡渗利，寒能清解，入心肝经。既凉血、解热毒而止血、安胎，又清利湿热而利尿通淋、导热外出，还解蛇毒。凉血止血力较强，凡血热出血皆宜。善清热安胎，胎热胎动、胎漏用之最宜。

【功效应用】凉血止血，清热安胎，解毒利尿。治血热出血诸证，属尿血者，单用或配白茅根、栀子、小蓟等；属吐血者，单用或配大蓟、黄芩、槐花等；属便血者，常配槐花、地榆、黄芩、虎杖等；属崩漏者，常配仙鹤草、贯众炭、大蓟、黄芩等；属咯血衄血者，单用或配白及、小蓟、栀子等。治胎漏下血，常配生地黄、当归、阿胶等。治胎热胎动，常配黄芩、竹茹等。治热毒疮肿，常配大蓟、金银花、连翘、蒲公英等。治痔疮肿痛，常配槐角、地榆、黄芩、虎杖、炒枳壳等。治毒蛇咬伤，可配白花蛇舌草、半边莲、徐长卿等。治淋痛，属血淋者，常配栀子、海金沙、小蓟、石韦等；属热淋者，常配车前草、淡竹叶、萹蓄等。

本品内服 10～30g，鲜品 30～60g，入汤剂或捣汁服。外用适量，煎汤外洗，或鲜品捣敷。鲜品较干品为佳。因其寒清凉血，故脾胃虚寒及血分无热者不宜服。

白茅根

【歌诀】茅根甘寒，凉血止血，利尿清热，生津解渴。

【来源】禾本科植物白茅 *Imperata cylindrica* Beauv. var. *major*（Nees）C. E. Hubb. 的新鲜或干燥根茎。

【药性】甘，寒。归心、肺、胃、膀胱经。

【性能特点】甘淡渗利，寒能清解。既入心经，凉血而止血；又入肺胃经，清肺胃热而止咳、生津、止呕；还入膀胱经，清利湿热而利尿通淋、退黄。血热出血皆宜，兼津伤及呕、咳、渴、淋者尤佳。且药力较缓，寒不伤胃，甘不腻膈，不燥不腻。与芦根相比，芦根入气以清透泄利为功，茅根入血分以清降泄利为能。

【功效应用】凉血止血，清热生津，利尿通淋。治血热出血诸证，属尿血者，单用或配苎麻根、栀子、小蓟等；属吐血者，单用或配大蓟、黄芩、槐花等；属便血者，可配槐花、地榆、当归、黄芩、虎杖等；属崩漏者，常配贯众炭、大蓟、仙鹤草等；属紫癜者，常配羊蹄、紫草、牡丹皮等；属咯血衄血者，单用或配白及、小蓟、栀子等。治胃热呕哕，常配竹茹、陈皮、芦根、枇杷叶等。治热病烦渴，常配生石膏、知母、芦根、竹叶等。治肺热咳嗽，常配黄芩、地骨皮、桑白皮等。治血淋，常配栀子、海金沙、小蓟、石韦等。治热淋，可配车前草、淡竹叶、萹蓄等。治湿热黄疸，可配茵陈、栀子、金钱草、黄柏等。治水肿兼热，可配车前子、泽泻、冬瓜皮等。

本品内服 15～30g，鲜品 30～60g，入汤剂或捣汁服。外用适量，煎汤外洗，或鲜品捣敷。生用清热生津、凉血止血、利尿，鲜品更佳。止血宜炒炭。因其寒清凉血，故脾胃虚寒及血分无热者不宜服。

中医白话解读本丛书

第二节　化瘀止血药

三　七

【歌诀】参三七温，止血化瘀，消肿定痛，并能补虚。

【来源】五加科植物三七 *Panax notoginseng*（Burk.）F. H. Chen 的干燥根。

【药性】甘、微苦，温。归肝、胃经。

【性能特点】微苦泄散，甘补温通，走守兼备，泄中兼补，入肝胃经。止血与化瘀力均强，并能补虚，有止血而不留瘀、活血而不耗气之优，内服外用皆效，凡出血及瘀肿即可投之，偏寒兼虚者最宜，偏热无虚者当配清热凉血及相应之品。

【功效应用】化瘀止血，消肿定痛，兼补气血。治各种出血，单用内服或外敷，或据寒热虚实酌配他药。治胸痹心痛，属血瘀有寒者，单用研末或配川芎、红花等；属血瘀有热者，单用研末或配丹参、赤芍等；属血瘀气虚者，轻症单用，重症配黄芪、刺五加等；属肝郁血瘀者，常配柴胡、香附、川芎、红花等；属痰瘀互结者，常配瓜蒌、薤白、炒枳壳、半夏等。治血瘀经闭、痛经，单用或配当归、川芎、赤芍、红花等。治癥瘕，常配丹参、莪术、三棱、土鳖虫等。治跌打肿痛，单用或配蚤休等，如云南白药。治痈肿疮毒，单用或配大黄等。治气血亏虚或血虚乏力，单用或与鸡炖服，或配黄芪、当归等。此外，能解雷公藤中毒，每日取凤尾草500g煮水分3次饮，每次冲服三七粉3g。治急性坏死性节段性小肠炎，每次0.5至1g，日3次，连服至愈后继服15日，以巩固疗效。

　　本品内服3～10g，煎服或入丸散；研粉吞服，每次1～1.5g。外用适量，磨汁涂，研末掺或调敷。生用研末效佳。因其温通活血，故血热及阴虚有火者不宜单服，孕妇慎服。若出血见阴虚口干者，当配滋阴凉血药同用。

菊三七

【歌诀】菊三七平，消肿定痛，化瘀止血，解毒有功。

【来源】菊科植物菊叶三七 *Gynura segetum*（Lour.）Merr. 的干燥根及叶。

【药性】苦、甘，平。归肝经。

【药性特点】苦泄散，甘解毒，平不偏，入肝经。既化瘀而止血、消肿、定痛，又解疮毒与虫毒。功同三七而不补虚，化瘀止血力虽较缓，但能解毒，出血有瘀或血瘀而寒、热不明显者宜用，内服外用皆可。

【功效应用】化瘀止血，消肿定痛，兼解毒。治咳吐衄血，大量单用煎汤，或研末服，或配仙鹤草等。治便血崩漏，单用研末服或配槐花、地榆、侧柏叶等。治血瘀痛经，单用或配当归、川芎、赤芍等。治产后瘀滞腹痛，单用或配川芎、当归、桃仁、益母草等。治跌打肿痛，单用研末外敷，或鲜叶捣烂外敷，或配他药。治乳痈初期，常用鲜品配鲜蒲公英适量捣敷，或入复方煎服。治痈肿疮毒，常配蒲公英、连翘、金银花等。治毒虫咬伤，可用鲜叶或鲜根捣烂外敷。

本品内服，水煎 6～10g，研末 1～3g。外用适量，研末敷或鲜品捣敷。因其化瘀活血，故孕妇慎服。

景天三七

【歌诀】景三七平，定痛消肿，化瘀止血，安神养心。

【来源】景天科植物景天三七 *Sedum aizoon* L. 的全草或根。

【药性】苦、甘，平。归肝、心经。

【性能特点】苦泄散，甘益养，平偏凉，入肝心经。既化瘀止血、消肿定痛，又养心安神。功似三七而力较弱。化瘀止血力虽弱，但疗效确切，并能养心安神，出血有瘀无论寒热虚实皆可，兼心神不安者尤宜。

【功效应用】化瘀止血，消肿定痛，养心安神。治咳吐衄血，大量单用煎汤或鲜品捣汁服，或配他药。治尿血，单用或配小蓟、石韦、海金沙等。治崩漏，单用或配仙鹤草、蒲黄、茜草炭等。治血小板减少性紫癜，单用水煎或制成糖浆服。治创伤出血，单用干品或配儿茶等研末外敷。治跌打肿痛，单用研末或鲜品捣烂外敷。治痈肿疮毒、水火烫伤，鲜品捣烂外敷。治惊悸失眠，民间与鲜猪心（不去心内血）炖服。治血虚脏躁，常配小麦、大枣、甘草、珍珠母等。

本品内服，15～30g，鲜品加倍；外用适量，鲜品捣敷。

血余炭

【歌诀】血余炭平，止血最宜，化瘀利尿，补阴生肌。

【来源】人科健康人之头发制成的炭化物。

【药性】苦、涩，平。归肝、胃、肾经。

【药性特点】苦泄涩敛，行中有敛，性平不偏，入肝胃肾经。为血肉有情之品。既化瘀、收敛而止血；又利中有补，而利尿、益阴；还能促进创面肌肉生长而生肌敛疮。止血力较强，出血无论寒热均宜，有瘀兼阴虚者最佳，内服外用、单用入复方皆可。利尿而不伤阴，阴虚小便不利者用之为佳。

【功效应用】化瘀止血，利尿益阴，生肌敛疮。治各种出血，属齿衄者，单用研末或配他药敷之；属鼻衄者，单用研末或配他药吹之；属肌衄者，单用研末或配他药掺之；属便血、紫癜者，取本品45g配藕节90g煮水浓缩服；属吐血、尿血、崩漏者，可配三七、花蕊石，如化血丹。治阴虚小便不利，可配猪苓、阿胶等。治疮疡久溃不合，可配露蜂房、蛇蜕等份烧灰，酒调服或研细敷。治烫伤，单用研末凡士林调涂。

本品内服，煎汤 6 ~ 10g，研末 1 ~ 3g，或入丸散。外用适量，研细掺、吹，或调敷。因其气浊，故胃弱者不宜服。

蒲 黄

【歌诀】蒲黄甘平，炒敛生行，化瘀止血，利尿亦灵。

【来源】香蒲科植物水烛香蒲 *Typha angustifolia* L. 或同属植物的干燥花粉。

【药性】甘，平。归肝、心包经。

【药性特点】甘缓滑利，性平不偏，生行炒敛，入肝心包经。花粉类常用药。生用滑利，主行瘀而止血，兼利小便；炒炭敛兼散，主以收敛，略兼散瘀。为化瘀止血之要药，尤善治崩漏及尿血。出血瘀重有热者宜生用，而无瘀或瘀轻、热不明显者则宜炒炭用。单用或入复方，内服或外敷皆可，并常配五灵脂。

【功效应用】化瘀止血，利尿。治出血诸证，属尿血者，常配小蓟、白茅根、栀子等；属肺热衄血者，可配青黛、黄芩、生地黄、血余炭等；属吐血唾血者，单用或配大蓟、小蓟、仙鹤草等；属崩漏者，常配五灵脂、仙鹤草、三七、棕榈炭等；属外伤出血者，常单用或配海螵蛸等份研末外敷。治瘀血诸证，属心腹瘀痛者，单用或配川芎、红花、延胡索等；属痛经者，常配五灵脂、当归等；属经闭者，常配五灵脂、桃仁、红花、当归等；属产后瘀阻者，常配五灵脂、当归、川芎等；属伤损瘀肿者，单用或配丹参、红花、乳香等。治疮疖肿痛者，可配金银花、连翘、蒲公英等。治血淋涩痛，常配栀子、木通、藕节、滑石等。

本品内服 3～10g，包煎或入丸散。外用适量，掺用或调敷。止血炒炭、生用皆可，活血、利尿当生用。因其生用能收缩子宫，故孕妇慎服。

茜 草

【歌诀】茜草苦寒，血热能清，炒炭止血，生用行经。

【来源】茜草科植物茜草 *Rubia cordifolia* L. 的干燥根及根茎。

【药性】苦，寒。归肝经。

【性能特点】苦泄散，寒清凉，入肝经。炒炭行中有止，善化瘀、凉血而止血；生用则专于凉散，善活血凉血而化瘀通经。有止血而不留瘀、活血而不动血之长，凡出血无论属血瘀夹热还是血热夹瘀者皆宜，尤以血热血瘀兼出血者用之最佳。

【功效应用】化瘀止血，凉血活血。治血瘀有热诸出血证，属吐衄者，常配栀子、生地黄、桑白皮等；属尿血者，常配小蓟、白茅根、栀子等；属便血者，可配侧柏叶、大黄、棕榈炭等；属崩漏者，常配五灵脂、仙鹤草、黄芩等。治气虚不摄之崩漏，常炒炭配黄芪、海螵蛸等，如固冲汤。治血热瘀血诸证，属痛经者，常配五灵脂、蒲黄、当归等；属经闭者，常配五灵脂、桃仁、红花、当归等；属产后瘀阻者，常配五灵脂、当归、川芎等。治跌损瘀肿，轻者单用，重者常配丹参、红花、乳香等。治关节痹痛，单用或配川芎、红花、延胡索等。此外，治气滞血瘀之肝着证，常配柴胡、郁金、旋覆花等。治过敏性紫癜，可配大枣、鸡血藤、紫草、丹参等。治喘息性气管炎，可配陈皮等。

本品内服 10～15g，大剂量可用 30g，入汤剂或丸散。生用清热凉血力强，炒炭止血力强，血热出血属热盛有瘀宜生用，热轻无瘀宜炒炭用。因其苦寒清泄，故脾胃虚弱、精虚血少、阴虚火旺及无瘀者慎服。

花蕊石

【歌诀】花蕊石平，止血功强，化瘀收敛，外敷金伤。

【来源】变质岩类岩石含蛇纹石大理岩。主含大量钙、镁的碳酸盐。

【药性】辛、酸，平。归肝经。

【药性特点】辛散酸敛，平而不偏，质重下坠，入肝经血分。生用散多敛少，化瘀止血力胜；煅用敛多散少，收敛止血力强。内外出血兼瘀者可选，服敷皆可。

【功效应用】化瘀收敛止血。治吐血，煅研末，童便1盅冲；或配三七、白及等。治衄血，煅研末，墨汁、藕汁冲；或配三七、血余炭等，如化血丹。治外伤出血，煅研末或配白及、煅龙骨、煅牡蛎研粉敷伤口。

本品内服，水煎，10～15g；研末，1～1.5g。外用适量，研末外掺或调敷。化瘀止血宜生用，收敛止血宜煅用，外伤出血多煅后研末用。因其质重坠堕，又能祛瘀，故孕妇忌服。

第三节　收敛止血药

白　及

【歌诀】白及微寒，止血收敛，补肺生肌，消肿亦验。

【来源】兰科植物白及 *Bletilla striata*（Thunb.）Reichb. f. 的干燥块茎。

【药性】苦、甘、涩，微寒。归肺、肝、胃经。

【药性特点】涩黏能敛，苦寒清泄，甘而兼补，入肺肝胃经。既收敛止血兼补肺，又消肿生肌而敛疮。收敛止血力强，善治肺胃出血与外伤出血，兼热者最宜，内服外用皆可。治疮肿初起未脓可消，溃后不收口可收，脓多或脓成未溃不用。

【功效应用】收敛止血，消肿生肌。治肺胃损伤咯血呕血衄血，单用研末，糯米汤送服，即独圣散；或配三七（2：1）作散剂服，效果更佳。治劳嗽咳血，可配枇杷叶、藕节、阿胶、蛤粉等。治胃痛泛酸呕血，可配海螵蛸等。治外伤出血，可单用或配煅石膏、三七、血竭等研末外敷。治疮肿，初期未脓，常配金银花、天花粉、皂刺等；溃久不愈，单用或配儿茶等研末外敷，以加速疮口愈合。治肺痈后期咳吐脓血痰，常配桔梗、

中医白话解读本丛书

鱼腥草、合欢皮等。治水火烫伤,单用或配大黄、地榆、虎杖等研末,油调敷。治肛裂、皮肤皲裂,单用研末干掺或凡士林等调敷。此外,治肺结核咳血,用西药抗结核药效差,可加用本品。治肺空洞出血,可取本品60g,配百部50g,白胶香50g,研末服;无空洞咯血属肺阴虚者,可配百合、百部等。治支气管扩张之咳痰带血,可配石韦、浙贝母、枇杷叶、金荞麦等。治胃十二指肠出血,可在辨证组方的基础上,以其研末服。

本品内服,煎汤3~10g,大剂量可用至30g,或入丸散;研末,1.5~3g。外用适量,研末撒或调涂。因其质黏性涩,故外感咳血、肺痈初起、肺胃出血属实热火毒盛者慎服。反乌头,故不宜与附子、川乌、草乌等乌头类药同用。

紫 珠

【歌诀】紫珠苦凉,解毒疗疮,收敛止血,亦治蛇伤。

【来源】马鞭草科植物杜虹花 *Callicarpa formosana* Rolfe 等的干燥或新鲜叶。

【药性】苦、涩,凉。归肝、肺、胃经。

【性能特点】苦凉清泄,味涩收敛,入肝肺胃经。既收敛兼凉血而止血,又解热、蛇毒、消肿而疗疮肿、蛇伤。为止血良药,肺胃出血兼热者尤宜。

【功效应用】收敛止血,解毒疗疮。治出血诸证,属咯血咳血者,单用或配白及等份为末服;属吐血者,单用或配三七等份为末服;属衄血者,单用或配焦栀子、白茅根等;属便血者,单用或配槐花、地榆、黄芩等;属尿血者,可配白茅根、栀子、海金沙等;属崩漏者,可配仙鹤草、藕节炭、蒲黄等;属血小板减少性紫癜者,可配大枣、白茅根等;属外伤出血者,单用鲜品捣敷,或干品研末撒敷。治疮疡,单用煮汁服,并外洗。

治水火烫伤，单用末撒，撒前清洗并剪去水疱，撒后消毒纱布包。治蛇咬伤，单用煎汤服，并洗伤处。

本品内服，煎汤 10 ～ 15g，鲜品加倍；研末服 1.5 ～ 3g。外用适量，研末撒掺，或鲜品捣敷。因其性凉，故虚寒性出血者慎服。

鸡冠花

【歌诀】鸡冠花凉，止痢涩肠，收敛止血，止带亦良。

【来源】苋科植物鸡冠花 *Celosia cristata* L. 的干燥花序。

【药性】甘、涩，凉。归肝、大肠经。

【性能特点】涩能收敛，甘凉清解，入肝大肠经。既收敛又清热凉血而止血、止痢、止带，尤善治下焦血热出血、久痢及带下。有赤白之分，治血证多用红鸡冠花，治带下多用白鸡冠花。

【功效应用】收敛止血，止痢，止带。治崩漏下血，常配棕榈炭、海螵蛸、贯众炭等。治痔疮便血，常配黄芩、地榆、槐角、防风炭等。治久痢，可配椿皮、石榴皮、罂粟壳等。治湿热痢，常配黄连、黄柏、白头翁、木香等。治赤白带下，可配椿皮、黄柏、苍术、芡实等。

本品内服 9 ～ 15g，煎汤或入丸散。外用适量，煎水熏洗或研末调敷。因其涩敛性较强，故湿邪内盛者不宜单用。

檵　木

【歌诀】檵木苦涩，收敛止血，清热解毒，又止痢泻。

【来源】金缕梅科植物檵木（檵花）*Loropetalum chinense*（R. Br.）Oliv. 的干燥根、茎、叶或花。

【药性】苦、涩，平。归肝、胃、大肠经。

中医白话解读本丛书

【性能特点】苦泄涩敛，平而偏凉，入肝胃大肠经。既收敛又解热毒而止血、止痢，治出血无瘀兼热者宜用。又收缩子宫，治崩漏（子宫功能性出血）及产后出血尤佳。

【功效应用】收敛止血，清热解毒，止痢。治崩漏、产后出血，可配红藤、仙鹤草、当归等。治剖腹产宫缩不良出血，可配红藤水煎内服。治咯血、呕血，可配白及、大蓟根等，如血见宁。治创伤出血，单用鲜榉木花捣烂或干花研末外敷。治水火烫伤，单用鲜榉木叶捣烂外敷。治湿热泻痢，单用或配马齿苋、黄连等煎服。

本品内服，花6～10g，茎叶15～30g，根30～60g，煎汤或鲜品捣烂绞汁。外用适量，鲜品捣敷，或干品研末调敷。

棕榈炭

【歌诀】棕榈苦涩，陈久者良，收敛止血，有瘀避让。

【来源】棕榈科植物棕榈 *Trachycarpus fortunei*（Hook. f.）H. Wendl. 的干燥叶柄及鞘片的煅炭品。

【药性】涩、微苦，平。归肺、肝、大肠经。

【性能特点】涩敛微苦，平而不偏，入肺肝大肠经。收敛止血力强，凡出血无论寒热虚实皆宜，无瘀者最佳。生用药力较弱，煅炭药力倍增。陈久炒炭者佳。

【功效应用】收敛止血。治吐血，单用或配三七等份为末服。治衄血，单用或配焦栀子、白茅根等。治便血，单用或配槐角、地榆、黄芩等。治尿血，可配小蓟、白茅根、海金沙等。治崩漏，属寒热不显者，可配血余炭、莲蓬炭，即黑散子；属血热妄行者，常配大蓟、小蓟等，如十灰散；属气不摄血者，常配黄芪、茜草等，如固冲汤。

本品内服，煎汤3～10g，研末1～1.5g，或入丸散。外用

266

适量，研末吹、掺创面。陈久炒炭者为佳。因其收涩力强，故出血兼瘀者不宜服。

仙鹤草

【歌诀】仙鹤草涩，收敛补虚，出血可止，劳伤能愈。

【来源】蔷薇科植物龙芽草 *Agrimonia pilosa* Ledeb. 的干燥地上部分。

【药性】苦、涩，平。归肺、肝、大肠经。

【性能特点】苦涩收敛，平而不偏，入肺肝脾经。既收敛止血，兼补虚；又解毒止痢、截疟；还杀虫、止咳、抗癌。止血力强而可靠，凡出血无论寒热虚实皆宜。

【功效应用】收敛止血，兼补虚，解毒止痢，截疟，止咳。治出血诸证，属寒热不显者，单用水煎、研粉或提取仙鹤草素服；属血热妄行者，常配黄芩、生地黄、牡丹皮、侧柏叶等；属瘀血出血者，常配三七、茜草、藕节炭等；属阳虚有寒者，常配附子、炮姜、艾炭、灶心土等；属气不摄血者，常配黄芪、党参、升麻、柴胡等；属阴虚有热者，常配知母、黄柏、墨旱莲、龟甲等；属产后出血者，常配当归、黄芪、楝木、炮姜等。治脱力劳伤或贫血体弱，取本品 30g，大枣 10 枚，煎煮后喝汤吃枣。治疮肿乳痈，单用茎叶熬膏，蜜调外敷；或配连翘、金银花等。治泻痢，属久痢赤白者，单用或配白木槿花、鸡冠花、石榴皮等；属热毒血痢者，常配马齿苋、黄连、白头翁等。治疟疾寒热，单用大量或配常山、槟榔、青蒿等煎服。治阴道滴虫病，单用 120g 煎汁，冲洗阴道或坐浴。治痰咳日久，常配百部、紫菀、款冬花、枇杷叶等。此外，能抗癌，治癌肿，可配夏枯草、半枝莲、猫爪草等。

本品内服 10～15g，大剂量可用 30～60g，煎汤或入丸散。

中医白话解读本丛书

外用适量，捣绒外敷，或研末掺，或煎汤外洗，或鲜品捣敷。

藕　节

【歌诀】涩平藕节，功专止血，略兼化瘀，力缓和谐。

【来源】睡莲科植物莲 *Nelumbo nucifera* Gaertn. 的新鲜或干燥根茎节部。

【药性】甘、涩，平。归肝、肺、胃经。

【性能特点】涩能收敛，甘平力缓，入肝肺胃经。既收敛止血，又略兼化瘀，且药力和缓。止血而不留瘀，凡出血无论寒热虚实皆宜。多做辅助品用。

【功效应用】收敛止血。治出血诸证，属血热妄行者，常配黄芩、生地黄、侧柏叶等；属瘀血出血者，常配三七、茜草、大蓟、蒲黄等；属阳虚有寒者，常配附子、炮姜、艾炭、灶心土等；属气不摄血者，常配黄芪、党参、升麻、柴胡等；属阴虚有热者，常配知母、黄柏、墨旱莲、龟甲等；属产后出血者，常配当归、黄芪、椶木、炮姜等。

本品内服 10～30g，鲜品加倍，煎汤或入丸散，或鲜品捣汁。生用性平偏凉，止血散瘀力强，鲜品更佳，血热出血宜用。炒炭性偏温，收敛止血效佳，虚寒出血宜投。

花生衣

【歌诀】花生衣涩，收敛止血，甘平力缓，出血皆可。

【来源】豆科植物落花生 *Arachis hypogaea* L. 的干燥种皮。

【药性】甘、微苦、涩，平。归肝、脾经。

【性能特点】涩敛微苦，甘平力缓，入肝脾经。收敛止血，凡出血无论寒热虚实皆宜，多做辅助品。

【功效应用】收敛止血。治出血诸证，属血热妄行者，常配栀子、生地黄、侧柏叶等；属瘀血出血者，常配三七、茜草、大蓟、藕节炭等；阳虚有寒者，常配附子、炮姜、艾炭、灶心土等；属气不摄血者，常配黄芪、党参、升麻、柴胡等；属阴虚有热者，常配知母、黄柏、墨旱莲、龟甲等；属产后出血者，常配当归、黄芪、椶木、炮姜等。此外，现代临床用治血友病、类血友病。

本品内服 10 ～ 30g，煎汤。

百草霜

【**歌诀**】温百草霜，止血功良，消积止泻，外用疗疮。

【**来源**】杂草经燃烧后附于灶突、锅底或烟囱内的烟灰。

【**药性**】苦、辛，温。归肝、肺、胃经。

【**性能特点**】炭质收敛，苦辛温散，入肝肺胃经。既收敛止血、止泻，又消积、解毒。止血力强，出血兼寒者最宜。

【**功效应用**】收敛止血，消积止泻，解毒。治出血诸证，属阳虚有寒者，单用或配炮姜、艾炭、灶心土等；属气不摄血者，单用或配黄芪、党参、白术、升麻等；属瘀血出血者，可配三七、茜草、大蓟、藕节炭等；属阴虚有热者，常配知母、黄柏、墨旱莲等；属血热妄行者，可配黄芩、生地黄、牡丹皮、侧柏叶等；属跌打金创者，单用或配当归、黄芪、椶木、儿茶等。治食积不消，常配焦麦芽、焦神曲、焦山楂、陈皮等。治泄泻积痢，常配黄连、木香、马齿苋等。治疮肿咽痛，常配蟾酥等，如六神丸（以本品为衣）。治口疮，可配硼砂、生甘草等。

本品内服 1.5 ～ 5g，包煎，或入丸散。外用适量，研末撒或调敷。因其性温色黑，故阴虚肺燥者忌服，不宜用于创伤与疮面，以免留印迹。

第四节　温经止血药

艾　叶

【歌诀】艾叶苦辛，生温熟热，除湿散寒，暖宫止血。

【来源】菊科植物艾 *Artemisia argyi* Levl. et Vant. 的干燥叶。

【药性】辛、苦，温。芳香。归肝、脾、肾经。

【性能特点】辛香苦燥温散，生温熟热，炒炭兼敛，入肝脾肾经。内服炒炭温经散寒、暖宫、收敛而止血崩；生用温经散寒湿、暖宫理气血而止痛、止血、止带。外用煎汤熏洗，燥湿杀虫而止痒；温灸能温通经脉、散寒而止痛或消肿。作用偏于中下二焦，既为治妇科崩漏与带下之要药，又为灸科温灸之主药。

【功效应用】温经止血，调理气血，散寒止痛，祛湿止痒。炒炭治虚寒出血，属崩漏经多者，常配阿胶、当归等，如胶艾四物汤；属妊娠下血者，常配阿胶、杜仲炭、黄芩炭等；属吐血衄血者，常配阿胶、仙鹤草、三七等。生用治血热出血，常配鲜侧柏叶汁、生荷叶、生地黄汁，即四生丸。治脘腹冷痛，轻者单用，重者配生姜、陈皮等煎服。治寒凝气滞，属月经不调、经行腹痛者，常配香附等，如艾附暖宫丸；属宫冷不孕者，常配香附、当归、川续断等。治寒湿带下，常配苍术、白术、海螵蛸等。治湿疹、湿疮、疥癣，可配地肤子、蛇床子、白矾等。用于温灸，能温经通络、散寒止痛，治各种疼痛，单用制成艾条或艾炷，也可与他药配伍制成艾条，如雷火神针等。用于空气消毒，可配白芷、苍术、雄黄等点烟熏。提取挥发油，

270

能祛痰、止咳、平喘，治咳喘，每次 0.1mL。

本品内服 3～9g，煎汤或入丸散。外用适量，供点燃温灸，或煎汤熏洗。温经止血宜炒炭或醋炙用，散寒止痛宜生用，陈久者良。因其苦辛温燥，故阴虚血热者慎服，不宜过量服。

灶心土

【歌诀】灶心土温，和胃温中，止吐止血，涩肠常用。

【来源】烧杂草和木柴的土灶内底部中心的焦黄土块。又名伏龙肝。

【药性】辛，温。归脾、胃经。

【性能特点】辛而温散，质重和降，入脾胃经。既温中散寒、摄血而止血，又温散和中而止呕止泻。既治虚寒之出血，又治虚寒之吐泻。

【功效应用】温中止血，止呕止泻。治虚寒出血，症见吐血衄血或崩漏便血等，常配阿胶、地黄等，如黄土汤。治胃虚寒泄泻者，可配茯苓、炒薏苡仁、炒白术等；呕吐者，可配半夏、生姜、沉香等。治妊娠呕吐，可配砂仁、紫苏梗、黄芩、生姜等。

本品内服 15～30g，布包先煎；或用 60～120g，煎汤代水。亦可入散剂。外用适量，研粉末调敷。因其质重性温，故阴虚失血或胃热呕吐反胃者不宜服。

炮 姜

【歌诀】苦温炮姜，温经擅长，收敛止血，虚寒效彰。

【来源】姜科植物姜 *Zingiber officinale* Rosc. 的干燥往年根茎的炮制品。

【药性】苦、辛、微涩，温。归脾、胃、肝经。

【**性能特点**】未成炭名炮姜，苦辛温散，微涩兼收，入脾胃经，既温中散寒而止痛止泻；又入肝经，温经止血。已成炭名姜炭，苦涩温敛，微辛兼散，既入肝经，温经止血；又入脾胃经，温中散寒而止痛止泻。前者长于散寒温中止痛，善治虚寒腹痛吐泻。后者长于温经止血，善治阳虚失于统摄之吐血、便血、崩漏。

【**功效应用**】温经止血，温中止痛。治虚寒吐血、便血、崩漏，常配灶心土、三七、仙鹤草等。治脾胃虚寒之腹痛、吐泻，常配陈皮、半夏、高良姜等。

本品内服 3～6g，煎汤或入丸散。外用适量，研末调敷。止血用姜炭。因其苦辛温燥，故孕妇慎服，阴虚有热者忌服。

第十二章

活血化瘀药

凡以疏通血脉、促进血行、消散瘀血为主要功效的药物，称为活血祛瘀药或活血化瘀药，简称活血药。其中活血作用较强者，又称破血药。

本类药味多辛苦，性或温或寒少数平，归肝、心、脾经。主能通行血脉、活血散瘀、破血逐瘀消癥、消肿止痛、祛瘀生新，兼能行气、清热、散寒、利胆、散风等。主治包括妇、内、外、伤、皮、肿瘤等各科的瘀血或兼瘀的各种病证，如月经不调、痛经、经闭、产后恶露不尽、胎盘滞留、癥瘕痞块、崩漏有血块；肝脾肿大、胸痹绞痛、脘腹刺痛、瘀血出血、关节久痹、瘀血攻心之谵语发狂、面色黧黑；痈肿疮毒、肠痈、肺痈、肝痈、胃痈、冻疮、痔疮肿痛；跌打瘀肿、闪挫损伤；紫癜、疹痒（色红或紫黯）、鱼鳞病、皮肤甲错；癌肿等。兼治湿热黄疸、结石、食积等。

本类药大多因活血通经或破血逐瘀而能堕胎或增加月经量，故孕妇慎用或忌用，妇女经期月经过多慎用，血虚痛经不宜单用；多与行气药配伍，此乃血为气母，气为血帅，气行血行，气滞血凝之故；恰当选择本章药，据情配伍他章药。

川 芎

【歌诀】川芎温辛，活血通经，散风止痛，寒除气行。

【来源】伞形科植物川芎 *Ligusticum chuanxiong* Hort. 的干燥

根茎。

【药性】辛，温。芳香。归肝、胆、心包经。

【性能特点】辛香行散温通，入肝胆心包经。上行头颠，下走血海，内行血气，外散风寒。活血力强，并善行气，血瘀气滞兼寒或风寒者宜用。

【功效应用】活血行气，散风止痛。治月经不调、痛经经闭、产后瘀阻，常配当归、地黄、芍药，即四物汤。治癥瘕积聚，常配丹参、三棱、鳖甲等。治肝郁气滞之胸胁刺痛，常配柴胡、香附、赤芍等。治胸痹绞痛，常配红花、丹参、赤芍等，如冠心二号。治跌打损伤，常配当归、红花、血竭等。治痈肿疮毒，属热毒者，常配蒲公英、赤芍、金银花等；属气血亏兼瘀者，可配当归、黄芪、甘草等。治头痛，属头风日久不愈者，常配细辛、白芷、独活等；属风寒者，常配羌活、白芷、荆芥穗等；属血瘀者，常配红花、苏木、赤芍等；属风热者，常配菊花、蔓荆子、白芷、生石膏等；属气虚兼瘀者，常配黄芪、党参、红花等；属血虚兼瘀者，常配当归、熟地黄、苏木等。治风寒湿痹日久不愈，常配威灵仙、川乌、草乌、蕲蛇等。此外，通过扩张周围血管还有助于降血压，常配菊花、牛膝各10g，车前子12g（包），夏枯草、泽泻各15g，薄荷6g（后下）。每日1剂水煎服。

本品内服，煎汤3～10g，研末1～1.5g。外用适量，研末敷或煎汤洗。因其辛温升散，故阴虚火旺、气虚多汗、气逆呕吐、月经过多及出血性疾病不宜用。

姜　黄

【歌诀】姜黄性温，破血行气，通经止痛，散风疗痹。

【来源】姜科植物姜黄 *Curcuma longa* L. 的干燥根茎。

【**药性**】辛、苦，温。归肝、脾经。

【**性能特点**】辛散苦泄温通，入肝脾经。内行血气而通经止痛，外散风寒而疗痹止痛，善横走肢臂。功似川芎而散寒力强，血瘀气滞有寒兼风者宜用，肩痹痛麻尤佳。

【**功效应用**】破血行气，通经止痛，散风疗痹。治痛经、经闭，常配当归、红花、川芎等。治产后瘀阻寒盛，常配当归、川芎、炮姜等。治癥瘕积聚，常配丹参、土鳖虫、莪术等。治心腹冷痛，常配高良姜、干姜、乌药等。治肝郁两胁痛，常配柴胡、枳壳、赤芍、苏木等。治跌打损伤，常配川芎、红花、乳香等。治风寒湿肩臂痛，常配羌活、桂枝、黄芪等。此外，治风冷牙痛，可配细辛、白芷各等份研末外擦患处；治疮肿初起，常配大黄、白芷、天南星、天花粉等，如如意金黄散；治肝胆结石属寒湿郁结，常配茵陈、茯苓、猪苓、金钱草等。

本品内服 3～10g，煎汤或入丸散。外用适量，研末敷。因其辛散温通苦泄，故孕妇、经多及血虚无气滞血瘀者慎服。

中医白话解读本丛书

延胡索

【**歌诀**】延胡索温，活血行气，瘀滞能除，止痛最宜。

【**来源**】罂粟科植物延胡索 *Corydalis yanhusuo* W. T. Wang 的干燥块茎。

【**药性**】辛、苦，温。归心包、肝、脾、肺经。

【**性能特点**】辛散苦泄温通，既入心包肝经，善活血止痛；又入脾肺经，善行气而促进血行。走血走气，醋制后止痛力大增，凡血瘀气滞有寒者用之为宜。

【**功效应用**】活血行气止痛。血瘀气滞诸痛皆宜。治胸胁痛，兼寒者，常配香附、柴胡、炒枳壳等；兼热者，常配川楝子，如金铃子散。治脘腹痛，兼寒者，常配木香，如延香散；

兼热者，常配川楝子、丹参、郁金等。治四肢痛，因跌打损伤者，常配川芎、红花、丹参等；因风湿痹者，常配羌活、独活、桑枝等。治头风头痛，风寒夹瘀者，常配白芷、羌活、细辛等；风热夹瘀者，常配蔓荆子、菊花、川芎等。治疝气痛，常配青皮、乌药、小茴香、荔枝核等。治睾丸偏坠痛，常配川楝子、夏枯草、山楂核等。

本品煎汤 5 ～ 10g，研末 1 ～ 3g，温开水送下。醋制增强止痛作用。因其活血行气，故孕妇慎服。

莪 术

【歌诀】莪术性温，消积止痛，破血行气，体虚慎用。

【来源】姜科植物蓬莪术 *Curcuma phaeocaulis* Val. 等的干燥根茎。

【药性】辛、苦，温。归肝、脾经。

【性能特点】辛散苦泄温通，入肝脾经。既入血又入气，为走泄之品，药力颇强，凡血瘀、气滞、食积重症即可投用，兼寒者尤宜。近年常用于治疗各种癌瘤。与三棱相比，虽均能破血行气、消积止痛，但性温而行气力较强。治血瘀、气滞、食积重症，常与三棱相须为用，无论兼寒兼热或有无疼痛均可酌选。

【功效应用】破血行气，消积止痛。血瘀气滞诸证皆宜。治经闭痛经者，常配三棱、当归、丹参等。治癥瘕积聚者，常配三棱、丹参、穿山甲等。治产后瘀阻者，常配当归、川芎、益母草、炮姜等。治宫外孕有包块者，常配三棱、丹参、当归、桃仁、赤芍等。治食积脘腹胀痛，常配三棱、枳实、青皮、鸡内金等。此外，研究证明，本品能直接抑制、杀灭肿瘤细胞，增强机体免疫功能，增加肿瘤细胞的免疫原性。治癌症，单用或入复方。

本品内服 3 ～ 10g，煎汤或入丸散。外用适量，研末调敷。醋制能增强止痛作用。因其能行气破血，故体虚无积、孕妇及月经过多者忌服。

三　棱

【歌诀】三棱苦平，破血行气，消积止疼，真虚当忌。

【来源】黑三棱科植物黑三棱 *Sparganium stoloniferum* Buch. –Ham. 的干燥块茎。

【药性】苦、辛，平。归肝、脾经。

【性能特点】苦泄辛散，平而不偏，入肝脾经。既入血又入气，药力颇强，为走泄之品，凡血瘀、气滞、食积重症可投，无论兼寒兼热均宜。与莪术相比，虽均能破血行气、消积止痛，但性平而破血力较强（古人谓其"削坚"）。治血瘀、气滞、食积重症，常与莪术相须为用，无论兼寒兼热或有无疼痛均可酌选。

【功效应用】破血行气，消积止痛。血瘀气滞诸证皆宜。治经闭痛经，常配莪术、当归、丹参等。治癥瘕积聚，常配莪术、丹参、土鳖虫等。治产后瘀阻，常配莪术、益母草、当归、炮姜等。治宫外孕有包块，常配莪术、丹参、当归等。治食积脘腹胀痛，常配莪术、枳实、青皮、鸡内金、炒莱菔子等。此外，研究证明，其能抗肿瘤，用于原发肝癌。

本品内服 3 ～ 10g，煎汤或入丸散。醋制均能增强止痛作用。因其泄散，能破血行气，故体虚无积、孕妇及月经过多者忌服。

中医白话解读本丛书

郁 金

【歌诀】郁金性寒，擅解郁结，凉血清心，行气活血。

【来源】姜科植物温郁金 *Curcuma wenyujin* Y. H. Chen et C. Ling、姜黄 *Curcuma longa* L.、广西莪术 *Curcuma kwangsiensis* S. G. Lee et C. F. Liang 等的干燥块根。

【药性】辛、苦，寒。归肝、心、胆经。

【性能特点】辛行散，苦泄降，寒清凉，入肝心胆经。走血走气，既活血止痛，又疏肝行气解郁，还清心凉血而止血、安神，清利肝胆（促进胆汁分泌排泄）而退黄、排石。凡血瘀气滞、肝郁心热、血热皆宜选用，肝胆或胰腺疾患属气滞血瘀有热者皆宜。川郁金行血大于行气，广郁金行气大于活血。

【功效应用】活血止痛，行气解郁，凉血清心，利胆退黄。治血瘀气滞有热最宜，症见胸胁肋痛，常配柴胡、枳壳、川芎等；症见月经不调，常配柴胡、当归、益母草等；症见痛经、经闭，常配当归、川芎、赤芍、红花等；症见癥瘕积聚，常配丹参、土鳖虫、莪术、三棱等；症见肝脾肿大，常配丹参、牡蛎、土鳖虫等。治热病神昏、惊烦抽搐，常配牛黄、麝香等，如安宫牛黄丸。治湿温病神昏谵语，常配石菖蒲等。治痰热癫痫惊抽发狂，常配白矾（白金丸）能降低发狂频率。治血热尿血衄血便血，常配白茅根、小蓟、侧柏叶、生地黄等。治妇女倒经，属肝郁化火者，常配栀子、牡丹皮、赤芍、柴胡等；属阴虚火旺者，常配生地黄、麦冬、白茅根、牛膝等。治湿热黄疸，轻者单用，重者配茵陈、栀子、金钱草等。治肝胆结石，常配金钱草、鸡内金、海金沙、虎杖等。

本品内服，煎汤 6～12g，研末 2～5g，或入丸散。因其活血，故孕妇及经多者慎服。又畏丁香，故不宜与丁香同用。

降 香

【歌诀】降香辛温，辟恶降气，行瘀止血，胀痛皆宜。

【来源】豆科植物降香檀 *Dalbergia odorifera* T. Chen 树干和根的干燥心材。

【药性】辛，温。芳香。归肝、脾经。

【性能特点】辛散香化，温通沉降，入肝脾经。既走血又走气，善散瘀降气定痛，血瘀气滞诸痛可服，兼气逆者尤宜；又行中有止，能化瘀止血消肿，外伤出血或肿痛可敷；还辟秽化浊，秽浊客体可选。

【功效应用】散瘀止血定痛，降气辟秽化浊。治胸痹刺痛，常配川芎、红花、丹参、赤芍等。治胁肋脘腹痛，可配柴胡、郁金、陈皮、香附等。治跌打损伤，可配川芎、红花、丹参等。治外伤出血肿痛，可配乳香、没药、血竭等。治秽浊客体之呕恶胀痛，可配藿香、砂仁、陈皮、法半夏等。

本品内服，煎汤 3～6g，研末 1～2g。外用适量，研末调敷。因其辛温香燥，故血热妄行、阴虚火盛及无瘀血者不宜服。

月季花

【歌诀】月季花温，解郁调经，瘰疬可治，又消疮肿。

【来源】蔷薇科植物月季 *Rosa chinensis* Jacq. 的干燥或新鲜花蕾或初开之花。

【药性】甘，温。芳香。归肝经。

【性能特点】甘温通利，芳香疏理，入肝经。既善活血疏肝、解郁而调经、止痛，又消肿、解毒。药力平和，肝郁血滞有寒者宜用。

【功效应用】活血疏肝，解郁调经，消肿解毒。治月经不调，常配玫瑰花、香附、当归等。治痛经、经闭，常配川芎、赤芍、红花等。治痈肿疮毒，常配金银花、连翘、蒲公英等。治瘰疬结肿，常配夏枯草、连翘、浙贝母等。治跌打损伤，常配当归、红花、赤芍等。

本品内服 3 ~ 6g，煎汤或入丸散。外用适量，捣敷。因其活血，多用久服可致溏泻，故孕妇及脾虚便溏者慎服。

刘寄奴

【歌诀】刘寄奴温，散瘀止痛，开胃消食，破血通经。

【来源】菊科植物奇蒿 *Artemisia anomala* S. Moore 的干燥全草。

【药性】辛、苦，温。芳香。归心、肝、脾经。

【性能特点】辛散苦泄，芳化温通。入心肝经，破血散瘀而止痛；入脾经，芳香醒脾开胃而消食。与北刘寄奴相比，虽均能破血散瘀止痛，但药用历史长而性温，又醒脾开胃消食，药力较强，血瘀有寒或兼食积者宜用。

【功效应用】破血通经，散瘀止痛，开胃消食。治月经不调，常配当归、川芎、赤芍等。治经闭，常配当归、川芎、桃仁等。治产后瘀阻，可配莪术、当归、鸡血藤等。治阴中痛，发于产后者，常配川芎、当归、桃仁等；受风寒者，常配川芎、白芷、独活、当归等。治癥瘕、肝脾肿大，常配丹参、土鳖虫、莪术等。治跌打伤肿，常配延胡索、骨碎补等。治外伤出血，单用或配乳香、没药、血竭等研末外敷。治食积不消，单用或配焦神曲、炒枳壳、鸡内金等。治积滞泻痢，单用或配木香、黄连、马齿苋等。

本品内服 3 ~ 10g，煎汤或入丸散。外用适量，研末调敷。因其辛散苦泄而破血，故孕妇及经多者不宜服，气血亏虚无滞者慎服。

北刘寄奴

【歌诀】北寄奴凉，清利退黄，破血通经，瘀痛效良。

【来源】玄参科植物阴行草 *Siphonostegia chinensis* Benth. 的带果全草。

【药性】苦，凉。归肝、胆、脾经。

【性能特点】苦凉清泄，散利相兼，入肝胆脾经。既破血散瘀而通经、止痛，又清热利湿而退黄、治带、消水肿。与刘寄奴相比，虽均能破血散瘀止痛，但药用历史较短而性凉，又清热利湿退黄，血瘀有热夹湿或湿热黄疸者宜用。

【功效应用】破血通经，散瘀止痛，清热利湿，退黄。治月经不调，常配当归、赤芍、益母草等。治经闭，常配当归、川芎、赤芍、红花等。治产后瘀阻，常配莪术、川芎、当归、鸡血藤等。治阴中痛，发于产后者，常配川芎、当归、桃仁、炮姜等；兼湿热者，常配川芎、瞿麦、白蔹、当归等。治癥瘕、肝脾肿大，常配射干、丹参、土鳖虫、莪术等。治跌打伤肿，常配延胡索、骨碎补等。治创伤出血，单用或配乳香、没药、血竭等研末外敷。治湿热黄疸，常配茵陈、栀子、垂盆草、虎杖等。治血淋，常配栀子、海金沙、石韦等。治湿热带下，常配制苍术、黄柏、车前子等。治水肿兼热，可配车前子、桑白皮、泽泻等。

本品内服 6～9g，煎汤或入丸散。外用适量，研末调敷。因其苦凉而破血，故孕妇及经多者不宜服，脾胃虚寒者慎服。

五灵脂

【歌诀】灵脂甘温，活血止疼，止血宜炒，行血宜生。

【来源】复齿鼯鼠 *Trogopterus xanthipes* Milne-Edwards 的干燥粪便。

【药性】苦、甘，温。归肝、脾经。

【性能特点】苦泄温通，甘缓不峻，生炒功异，入肝脾经。生品专行散，善活血而止痛；炒品行中有止，化瘀畅血使血归经而止血；还能消积解毒。为活血止痛、化瘀止血之要药，血瘀痛、瘀血出血兼寒者可选。

【功效应用】生用活血止痛，炒用化瘀止血。治心腹胁肋刺痛，常配蒲黄，如失笑散。治瘀血经闭痛经，常配蒲黄、当归、川芎等。治产后瘀阻腹痛，常配蒲黄、川芎、益母草等。治疝气疼痛，常配木香、香附、青皮、川楝子等。治崩漏经多，常配当归、炒蒲黄、三七、仙鹤草等。治吐血，可配炒蒲黄、三七、白及、焦栀子等。治便血，可配地榆、槐角、当归、虎杖、炒枳壳等。此外，还能消积，治小儿疳积，常配鸡内金、焦山楂、使君子等；解毒，治蛇、蜈蚣、蝎咬、蜇伤或疮肿等，研末调敷。

本品内服 3～10g，包煎或入丸散。外用适量，研末调涂。活血止痛宜生用，化瘀止血宜炒用。因其畏人参，故不宜与人参同用。又行散瘀血，故孕妇慎服。

牛　膝

【歌诀】牛膝苦平，下行通淋，补益肝肾，逐瘀通经。

【来源】苋科植物牛膝 *Achyranthes bidentata* Bl. 的干燥根。习称怀牛膝。

【药性】苦、酸、甘，平。归肝、肾经。

【性能特点】苦泄降，酸入肝，甘补渗，善下行，入肝肾经。生用苦多、平偏凉，通利泄降，既逐瘀通经、利尿通淋，又引药、引血、引火下行。制用甘多、平偏温，补而泄降，既补肝肾、强筋骨，又引药下行。生者主以通利泄降，血瘀有热或兼湿热宜用；制者主以补虚，兼以泄降，虚兼血瘀而无论兼寒兼热皆宜。

【功效应用】生用逐瘀通经，通利关节，利尿通淋；制用补肝肾、强腰膝。治妇科血瘀之月经不调、痛经、经闭，常配丹参、赤芍、当归等。治癥瘕痞块，常配丹参、鳖甲、莪术等。治产后瘀阻，常配当归、川芎、桃仁等。治难产死胎，常配当归、益母草、虎杖等。治胎盘滞留，常配当归、红花、益母草等。治腰膝痹痛，常配独活、桑寄生、炒杜仲等。治热痹足膝红肿，常配黄柏、苍术、生薏苡仁等。治口舌生疮、牙龈肿痛，属虚火上炎者，常配熟地黄、知母、麦冬、生石膏等；属火热上炎，常配黄芩、升麻、金银花等。治火热上逆之吐衄、咯血，常配白茅根、赭石、栀子等。治肝阳上亢，常配生龟甲、生牡蛎、生白芍。治肝火上炎，常配龙胆、夏枯草、栀子等。治淋证涩痛，常配萹蓄、石韦、瞿麦、车前子等。治小便不利，可配木通、栀子、冬葵子等。治肝肾亏虚之腰膝酸软、筋骨无力，常配桑寄生、杜仲、续断等。此外，引药下行，常在方中兼作引药下行、直达病所之品。

本品内服 6～15g，煎汤或入丸散，或泡酒。补肝肾、强腰膝需酒制。因其善下行逐瘀，故孕妇及月经过多者忌服。

川牛膝

【歌诀】川牛膝平，逐瘀通经，引火引血，通利下行。

【来源】苋科植物川牛膝 *Cyathula officinalis* Kuan 的干燥根。

【药性】甘、微苦，平。归肝、肾经。

【性能特点】微苦泄降，甘淡渗利，平偏凉，善下行，入肝肾经，通利泄降。既逐瘀通经、利尿通淋，又引药、引血、引火下行。有医家认为，川牛膝长于逐瘀通经、通利关节、利尿通淋，宜生用；而怀牛膝长于补肝肾、强筋骨，宜制用。

【功效应用】逐瘀通经，通利关节，利尿通淋。治血瘀之月经不调、痛经、经闭，常配丹参、赤芍、当归等。治癥瘕痞块，常配丹参、鳖甲、莪术等。治产后瘀阻，常配当归、川芎、桃仁等。治难产死胎，常配当归、益母草、虎杖等。治胎盘滞留，常配益母草、赤芍、红花等。治腰膝痹痛，常配独活、桑寄生、炒杜仲等。治热痹足膝红肿，常配黄柏、生薏苡仁、忍冬藤等。治口舌生疮、牙龈肿痛，属虚火上炎者，常配熟地黄、知母、麦冬、生石膏等；属火热上炎者，常配黄连、升麻、金银花等。治火热上逆之吐衄、咯血，可配白茅根、赭石、栀子等。治肝阳上亢，常配生龟甲、生牡蛎、生白芍等。治肝火上炎，常配龙胆、夏枯草、栀子等。治淋证涩痛，常配萹蓄、瞿麦、车前子等。治小便不利，可配木通、栀子、冬葵子等。

本品内服 6～10g，煎汤，或入丸散，或浸酒。因其下行逐瘀，故孕妇忌服。

桃 仁

【歌诀】桃仁苦平，破血润肠，咳喘肺痈，蓄血发狂。

【来源】蔷薇科植物桃 *Prunus persica*（L.）Batsch 等的干燥成熟种子。

【药性】苦、甘，平。归心、肝、肺、大肠经。

【性能特点】苦泄降，甘能润，平不偏。入心肝经，破血行瘀而通经、生新血；入肺大肠经，既润降肺气又润肠而通便、止咳平喘。药力较强，凡血瘀不论寒热新旧均宜，兼肠燥便秘或咳喘者尤佳。治咳喘兼瘀或肠燥、肠燥兼瘀或咳喘，无论寒热皆可酌选。与红花常相须为用，以增强药力。

【功效应用】破血化瘀，润肠通便，止咳平喘。治痛经、经闭，常配红花、当归、赤芍等。治产后瘀阻腹痛，常配当归、川芎、炮姜等。治癥瘕积聚，常配桂枝、牡丹皮、茯苓等。治胸痹绞痛，常配红花、川芎、丹参、降香等。治肝脾肿大，常配丹参、莪术、土鳖虫等。治蓄血发狂，症轻常配桂枝、大黄、芒硝；症重常配大黄、水蛭、虻虫。治肠燥便秘，常配郁李仁、杏仁、柏子仁等。治肠痈腹痛，常配大黄、牡丹皮、蒲公英等。治跌打损伤，常配柴胡、红花、当归、大黄等。治痰多咳喘，常配苦杏仁、紫苏子、当归等。治肺痈吐脓，常配芦根、冬瓜仁、生薏苡仁、金荞麦等。

本品内服 6～9g，入煎剂宜捣碎，或入丸散。因其活血力强，故孕妇及血虚者忌服；含苦杏仁苷，故不宜过量服。

红　花

【歌诀】红花辛温，活血功良，经闭瘀阻，伤损痈疡。

【来源】菊科植物红花 *Carthamus tinctorius* L. 的干燥花。

【药性】辛，温。归心、肝经。

【性能特点】辛散温通，入心肝经。善活血行瘀而通经消肿、止痛，药力较强，血瘀有寒者宜用。与桃仁相比，辛温行散力强，除活血化瘀外，又通经、消肿、止痛，治疮肿及痘疹夹斑色不红火。疮肿各期均可酌用，但热毒炽盛者需配清热凉血、消肿解毒之品。

【功效应用】活血化瘀，通经止痛。治痛经、经闭，常配桃仁、当归、赤芍等。治癥瘕积聚，常配桃仁、丹参、莪术、土鳖虫等。治包衣不下，常配桃仁、益母草、牛膝等。治产后瘀阻腹痛，常配桃仁、川芎、当归、益母草等。治胸痹绞痛，常配川芎、赤芍、丹参等。治痘疹夹斑色不红火，常配当归、紫草、牛蒡子、大青叶等。治痈肿疮毒，常配蒲公英、连翘、野菊花等。治跌打瘀肿，常配苏木、血竭、麝香、乳香等。此外，治血栓闭塞性脉管炎，常配玄参、金银花、当归、乳香、没药、赤芍等。治静脉炎，常配金银花或忍冬藤、丹参、鸡血藤、红藤等。

本品内服 3～10g，入汤剂或丸散。小剂量活血通经，大剂量破血催产。因其辛温行散，活血力强，故孕妇及月经过多者忌服。

西红花

【歌诀】西红花寒，活血祛瘀，解毒凉血，安神解郁。

【来源】鸢尾科植物番红花 *Crocus sativus* L. 的干燥花柱头。

【药性】甘，寒。归心、肝经。

【性能特点】甘寒清泄，质轻行散，入心肝经。既活血行瘀、通经消肿而止痛，又凉血解毒、解郁而安神。其功虽与红花相似，但性寒，质优力强，血瘀有热者宜用。麻疹属热盛血郁，疹出不快或过密，色泽晦暗不鲜者亦宜用。

【功效应用】活血化瘀，凉血解毒，解郁安神。治痛经、经闭，常配桃仁、当归、赤芍等。治月经不调，常配香附、当归、白芍、赤芍等。治产后瘀阻腹痛，常配桃仁、当归、川芎等。治癥瘕痞结，轻者单用，重者配桃仁、丹参、莪术等。治跌打瘀肿，常配苏木、血竭、乳香等。治血热出血，常配白茅根、侧柏叶、栀子等。治温毒发斑，常配大青叶、水牛角、紫草等。治麻疹属血热毒盛，常配大青叶、紫草、牛蒡子等。治痈肿疮毒，常配蒲公英、连翘、野菊花、金银花等。治忧郁气闷、惊悸发狂，症轻者单用，重者配郁金等。

本品内服 1～4g，煎汤或沸水冲服，或入丸散，或浸酒炖服。外用适量，研末调敷。因其质轻，善活血通经，故用量不宜过大，孕妇慎服。

苏 木

【歌诀】苏木平凉，祛风止痒，散瘀行血，瘀风效彰。

【来源】豆科植物苏木 *Caesalpinia sappan* L. 的干燥心材。

【药性】甘、咸、微辛，平。归心、肝、脾经。

【性能特点】咸入血，微辛散，甘平偏凉，入心肝脾经。善行血散瘀、祛风而止痒，血瘀有热或血热夹瘀兼风痒者宜用，并治产后血晕胀闷欲死。

【功效应用】行血散瘀，祛风止痒。治经闭、痛经，常配当归、川芎、红花、牛膝等。治产后血晕胀闷欲死，常配当归、川芎、红花、桃仁等。治胸痹疼痛，属瘀血阻脉者，常配丹参、赤芍、川芎、红花等；属气虚血瘀者，常配黄芪、川芎、红花等。治跌打瘀肿，常配乳香、血竭、自然铜等。治筋骨折伤，单用或配土鳖虫、续断、骨碎补、自然铜等。治风疹瘙痒，常配凌霄花、蝉蜕、荆芥穗、地肤子等。

本品内服 3～10g，入汤剂或丸散。外用适量，研末敷。因其行散通经，故孕妇忌服。

凌霄花

【歌诀】凌霄微寒，凉血破瘀，经闭癥瘕，风痒皆愈。

【来源】紫葳科植物凌霄 *Campsis grandiflora*（Thunb.）K. Schum. 等的干燥花。

【药性】辛，微寒。归肝、心包经。

【性能特点】辛能行散，微寒清凉，入肝心包经。善行血散瘀、祛风而止痒，血热夹瘀或血瘀有热兼风痒者用之为佳。凉散力较强，又治癥瘕积聚、肝脾肿大。

【功效应用】破血行瘀，凉血祛风。治经闭痛经，常配牡丹皮、赤芍、丹参、生地黄等。治癥瘕积聚、肝脾肿大，常配鳖甲、射干、大黄等。治皮肤疹痒，属血热风盛者，单用或配牡丹皮、生地黄、白鲜皮等；属血分风热者，可配荆芥、防风、青蒿等；属湿郁肌肤者，可配白矾、羊蹄、雄黄等研末调涂。此外，治各种癌肿，常配半枝莲、夏枯草、仙鹤草、射干等。

本品内服 3～10g，入汤剂或丸散。外用适量，研末敷。因其破血，故孕妇及气血虚弱者忌服。

丹 参

【歌诀】丹参微寒，活血通经，凉血消肿，除烦清心。

【来源】唇形科植物丹参 *Salvia miltiorrhiza* Bge. 的干燥根及根茎。

【药性】苦，微寒。归心、肝经。

【性能特点】苦能泄散，微寒清凉，入心肝经。既活血去瘀止痛，又凉血消肿疗痈，还清心除烦安神。凡血瘀有热或血热或热扰心神（失眠、心慌、心悸）者宜用。古云"一味丹参功同四物"，实为凉血活血、祛瘀生新之品。

【功效应用】活血祛瘀，凉血消肿，清心除烦。治血瘀有热，症见月经不调者，轻者单用，重者配四物汤；症见痛经、经闭者，常配川芎、赤芍、当归等。治癥瘕痞块，常配莪术、三棱、郁金等。治肝脾肿大，常配土鳖虫、穿山甲、鳖甲等。治血瘀胸腹痛，常配赤芍、红花、川芎、降香。治血瘀肌肉关节痛，常配乳香、没药、瓜蒌等。治热痹红肿热痛，常配忍冬

藤、络石藤、赤芍等。治痈肿疮毒，常配金银花、连翘、黄芩
等。治热入营分之心烦不眠，常配赤芍、牡丹皮、生地黄等。
治血虚有热之心烦不眠，常配生地黄、酸枣仁、麦冬等。此外，
大剂量丹参与郁金、瓜蒌等同用，可减少痰热型癫痫的发作
次数。

本品内服 5～15g，大剂量30g，煎汤或入丸散。酒炒增其
活血之功。因其活血通经，故月经过多及孕妇慎服。反藜芦，
不宜同用。

虎　杖

【歌诀】虎杖苦寒，活血化痰，解毒通络，利湿通便。

【来源】蓼科植物虎杖 *Polygonum cuspidatum* Sieb. et Zucc.
的干燥根茎和根。

【药性】苦、辛，微寒。归肝、胆、肺、大肠经。

【性能特点】苦寒泄降，辛能行散。入肝胆经，既活血祛
瘀、祛风通络而止痛，又清热解毒利湿而疗疮、退黄、排石；
入肺大肠经，既化痰止咳，又泻下通便、降脂、导热毒、湿热
外出。应用广泛，血瘀有热、风湿热、湿热、痰热、肠热、结
石、便秘者宜用。

【功效应用】活血祛瘀，祛风通络，利湿退黄，清热解毒，
化痰止咳，通便降脂。治血瘀经闭、痛经，常配丹参、赤芍、
桃仁等。治癥瘕积聚，常配土鳖虫、丹参、三棱等。治产后瘀
阻恶露不尽，常配益母草、当归、丹参等。治跌打损伤，单用
外敷或入复方煎汤内服。治热痹红肿，常配丹参、忍冬藤、秦
艽、络石藤等。治风寒湿痹，常配木瓜、威灵仙、独活、桂枝
等。治淋证涩痛兼便秘，常配瞿麦、石韦、海金沙、萹蓄等。
治湿热带下，常配黄柏、苍术、薏苡仁、海螵蛸等。治结石，

中医白话解读本丛书

属肝胆者，常配柴胡、郁金、金钱草、木香等；属泌尿系者，常配猫须草、鸡内金、石韦、乌药等。治湿热黄疸，常配茵陈、栀子、垂盆草等。治肠痈腹痛，常配冬瓜仁、生薏苡仁、地锦草等。治痈肿疮毒兼便秘、尿黄，单用或入复方，内服外用皆可。治水火烫伤，单用或配四季青、地榆等外用。治毒蛇咬伤，常配半边莲、徐长卿、蚤休等。治肺热咳喘痰黄黏稠，可配桑白皮、黄芩、浙贝等。治热结便秘，轻者单用，重者可配炒枳实、厚朴、番泻叶等。治体胖脂高，常配茵陈、决明子、干荷叶、泽泻等。

本品内服 10～30g，水煎或入丸散。外用适量，研末调敷或鲜品捣敷。因其苦寒泄降，辛能行散，故孕妇及脾虚便溏者忌服。

马鞭草

【歌诀】马鞭草苦，截疟解毒，散瘀功良，消痈疗疮。

【来源】马鞭草科植物马鞭草 *Verbena officinalis* L. 的干燥地上部分

【药性】苦，微寒。归肝、脾经。

【性能特点】苦泄散，微寒清，入肝脾经。既善活血散瘀而通经止痛，又能清热解毒而止痢、截疟，还能利水消肿。血瘀兼热毒或疟毒者宜用，水肿兼热兼瘀者宜投。

【功效应用】活血散瘀，清热解毒，截疟，利水消肿。治血滞经闭、痛经，常配丹参、泽兰、益母草等。治癥瘕积聚，常配三棱、莪术、土鳖虫等。治关节酸痛，可配牛膝、独活、木瓜等。治跌仆损伤、瘀血肿痛，常配丹参、红花、当归等。治热毒疮痈，常配金银花、蒲公英、野菊花等。治牙龈肿痛，可配金银花、连翘、黄芩等。治乳痈肿痛，单用鲜品捣敷，并配蒲公英、金银花等煎服。治喉痹，常配板蓝根、桔梗、生甘草等。治湿热下痢，常配马齿苋、马尾连、木香等。治疟疾寒热，大量单用或青蒿等。治水肿，单用大量或配茯苓皮、冬瓜皮等。治晚期血吸虫病腹水，可配半边莲、丹参、北刘寄奴等。治脚气浮肿，可配木瓜、牛膝、车前草等。

本品内服 15～30g，煎汤或入丸散。外用适量，研末调敷或鲜品捣敷。因其泄散微寒，活血清解，故孕妇与脾胃虚寒者慎用。

毛冬青

【歌诀】毛冬青寒，通脉功善，清热解毒，止咳祛痰。

【来源】冬青科植物毛冬青 *Ilex pubescens* Hook. et Arn. 的干燥根。

【药性】辛、苦，寒。归心、肺经。

【性能特点】辛行散，苦泄降，寒能清。入心肺经，善活血通脉、清热解毒、祛痰止咳，血瘀兼热或热毒兼瘀血，以及肺热咳嗽者均宜。

【功效应用】活血通脉，清热解毒，祛痰止咳。治胸痹心痛，大量单用或配丹参、郁金、檀香等。治阳毒脱疽（血栓闭塞性脉管炎），可配玄参、金银花、当归、生甘草等。治中心视网膜炎，可配菊花、枸杞子、生地黄等。治咽喉肿痛，常配桔梗、板蓝根、射干等。治痈肿疮毒，常配金银花、连翘、鸭跖草等。治水火烫伤，单用或配羊蹄、地榆等研末调涂。治肺热咳嗽，单用或配黄芩、枇杷叶、桑白皮等。

本品内服 10～30g，单用60g，煎汤或入丸散。外用适量，煎水洗，研末调敷，或鲜二重皮捣烂敷。因其辛散苦泄寒清，活血清解，故出血性疾病、孕妇及月经过多者忌服，有出血倾向者慎用。个别患者口服后有口干、脘胀、食欲不振、恶心、呕吐等副作用。

益母草

【歌诀】益母草苦，利尿解毒，活血行瘀，调经宜服。

【来源】唇形科植物益母草 *Leonurus japonicus* Houtt. 的干燥地上部分。

【药性】辛、苦，微寒。归心、肝、膀胱经。

【性能特点】辛散苦泄，微寒清解。主入心肝经，既善活血祛瘀，促进子宫收缩，为妇科良药；又清热解毒消肿。兼入膀胱经，利水消肿。血瘀有热、水肿或疮肿兼瘀者皆宜。并能降血压，高血压兼小便不利者可用。

【功效应用】活血祛瘀，利水消肿，清热解毒。治经行不畅，常单用水煎，或加红糖收膏服。治月经不调，常配当归、川芎、赤芍、熟地黄等。治经闭、痛经，常配当归、续断、红花、延胡索等。治产后瘀阻腹痛，常配川芎、当归、桃仁、炮姜等。治包衣不下，常配桃仁、牛膝、当归、赤芍等。治放环带血，常配当归、续断、牛膝、桑寄生等。治伤损肿痛，单用鲜品捣敷患处，或配入复方。治浮肿，属日久水瘀互结者，常配泽兰、茯苓、冬瓜皮等；属初起水肿兼热者，常配车前子、连翘、木通等。治小便不利，可配茯苓、猪苓、泽泻等。治痈肿疮毒，常配金银花、连翘、蒲公英等。治乳痈肿痛，常配蒲公英、牛蒡子、瓜蒌、漏芦等。此外，治皮肤疹痒，可配地肤子、紫草、苦参、荆芥穗等。治慢性肾炎、尿蛋白不退，常配石韦、鱼腥草、山药、桔梗等。

本品内服 10～15g，大剂量可用 30g，入汤剂或丸散。外用适量，鲜品洗净，捣烂外敷。因其辛散苦泄，故孕妇及阴虚血亏者慎服。

泽　兰

【歌诀】泽兰微温，行瘀通经，痈疡伤损，水肿皆平。

【来源】唇形科植物毛叶地瓜儿苗 *Lycopus lucidus* Turcz. var. hirtus Regel 等的干燥地上部分。

【药性】苦、辛，微温。芳香。归肝、脾经。

【性能特点】苦泄辛散，微温通达，芳香和脾，入肝脾经。疏肝和脾，行而不峻，肝郁散则血自行，脾气舒则水湿运，故善活血化瘀、行水消肿。力较平和而不伤正气，为妇科常用药，血瘀有寒或血瘀与肝郁互见，或水肿兼瘀者用之为佳。

【功效应用】活血化瘀，行水退肿。治月经不调，常配当归、川芎、香附等。治经闭、痛经，常配当归、赤芍、甘草等。治产后瘀阻腹痛，常配当归、赤芍、延胡索等。治伤损肿痛，常配当归、乳香、没药、红花等。治疮肿未脓，鲜品捣烂或干品研末调敷。治水肿兼瘀，常配益母草、茯苓、猪苓、防己等。治产后水肿，常配当归、生黄芪、车前子、茯苓等。此外，还治慢性肾炎水肿兼瘀血，常配益母草、白茅根、生黄芪、茯苓等。

本品内服 10～15g，入汤剂或丸散。外用适量，研末调敷。因其苦泄辛散，故血虚无瘀者慎服。

鸡血藤

【歌诀】鸡血藤温，归肝肾经，活血补血，通络舒筋。

【来源】豆科植物密花豆 *Spatholobus suberectus* Dunn 的干燥藤茎。

【药性】苦、微甘，温。归肝、肾经。

中医白话解读本丛书

【性能特点】苦泄温通，微甘能补，入肝肾经。既活血通络而止痛，又补血舒筋而止痛。凡血瘀血虚有寒者可投，血虚痹痛麻木者最宜。

【功效应用】活血补血，舒筋通络。治血瘀兼血虚之月经不调、痛经、经闭，轻者单用水煎服，重者配四物汤。治血痹肢麻，常配当归、木瓜、桑寄生、桑枝等。治风湿久痹，常配桑寄生、独活、川断、川芎等。治跌打伤肿，常配川芎、乳香、没药等。此外，治放射线所致的白血病，单用或入复方，长期煎服。

本品内服 10～15g，大剂量可用 30g，煎汤或入丸散。因其苦泄温通，能活血通经，故月经过多者不宜服。

乳 香

【歌诀】乳香温通，活血尤宜，伸筋止痛，消肿生肌。

【来源】橄榄科植物卡氏乳香树 *Boswellia carterii* Birdw. 及其同属植物皮部渗出的干燥油胶树脂。

【药性】辛、苦，温。芳香。归心、肝、脾经。

【性能特点】辛香走窜，苦泄温通，入心肝脾经。最善活血，血活则痛自止、筋自伸、肿自消、肌自生，故能活血止痛、消肿生肌、伸筋。外伤科要药，血瘀及疮疡皆宜。与没药相比，虽二者功效相同，但性温，长于伸筋，血瘀兼寒者宜用，故古云"活血伸筋乳香为优"。内服因行散而易耗伤正气，外用因生肌而不利于排脓。故治疮肿时：未溃可服，溃后勿服；无脓可敷，脓多勿敷。

【功效应用】活血止痛，消肿生肌，兼能伸筋。治瘀血阻滞之胸胁肋脘腹痛，常配没药、川芎、香附、柴胡等。治血瘀痛经、经闭，常配没药、当归、川芎、红花等。治癥瘕痞块，常配没药、丹参、土鳖虫等。治跌打损伤，常配没药、血竭、儿茶、麝香等。治痈疽肿毒坚硬疼痛，常配没药、雄黄、麝香等。治瘰疬癌肿，常配没药、麝香、牛黄等。治痹痛拘挛麻木，可配威灵仙、木瓜、鸡血藤等。

本品内服 3～9g，宜炒去油用，煎汤或入丸散。外用适量，研末敷。因其源于树脂，味苦泄散活血，入煎常致汤液混浊，服后易致呕吐，故用量不宜过大，胃弱者不宜服，孕妇及无血滞者忌服，疮疡溃后勿服，脓多勿敷。

没 药

【歌诀】没药苦平，功似乳香，破血散瘀，药力较强。

【来源】橄榄科植物没药树 *Commiphora myrrha* Engl. 或其他同属植物茎干皮部渗出的干燥油胶树脂。

【药性】苦，平。芳香。归心、肝、脾经。

【性能特点】苦能泄散，芳香走窜，性平不偏，入心肝脾经。最善破血，血活则痛自止、肿自消、肌自生，故有止痛、消肿、生肌之功。外伤科要药，血瘀及疮肿均宜。与乳香相比，虽二者功效相同，但性平，长于破血散瘀，血瘀无论兼否寒热皆宜，故古云"散瘀止痛没药为雄"。内服因行散而易耗伤正气，外用因生肌而不利于排脓。故治疮肿时：未溃可服，溃后勿服；无脓可敷，脓多勿敷。

【功效应用】破血止痛，消肿生肌。治瘀血阻滞之胸胁肋脘腹痛，常配乳香、川芎、柴胡等。治血瘀痛经、经闭，常配乳香、当归、川芎、红花等。治癥瘕痞块，常配乳香、丹参、土鳖虫等。治跌打损伤，常配乳香、血竭、儿茶、麝香等。治痈疽肿毒坚硬疼痛，常配乳香、雄黄、麝香等。治瘰疬癌肿，常配乳香、麝香、牛黄等。

本品内服 3～9g，宜炒去油用，煎汤或入丸散。外用适量，研末敷。因其源于树脂，味苦泄散活血，入煎常致汤液混浊，服后易致呕吐，故用量不宜过大，胃弱者不宜服，孕妇及无血滞者忌服，疮疡溃后勿服，脓多勿敷。

血 竭

【歌诀】血竭性平，散瘀功良，止痛止血，生肌敛疮。

【来源】棕榈科植物麒麟竭 *Daemonorops draco* Bl. 的果实和树干渗出的干燥树脂。

【药性】甘、咸，平。归心、肝经。

【性能特点】甘咸走血，性平不偏，行中有止，入心肝经。既行散，善活血化瘀而止痛；又收敛，善止血生肌而敛疮。药力颇强，内服外用均可。为内、外、妇、伤科要药，凡血瘀重症无论新旧皆宜。

【功效应用】活血化瘀止痛，止血生肌敛疮。治跌打损伤肿痛，常配乳香、没药、麝香等。治瘀血经闭、痛经，常配当归、川芎、红花等。治产后瘀阻腹痛，常配桃仁、川芎、当归等。治胸痹瘀血心痛，常配赤芍、丹参、川芎、红花等。治癥瘕痞块，常配三棱、鳖甲、土鳖虫等。治疮疡久不收口，常配乳香、没药、紫草等。治金疮出血，单用或配乳香、儿茶等。此外，治上消化道出血，单用，每次服 1g，日 4 次。

本品内服每次 1～1.5g，研末冲，或入丸散。外用适量，研末撒或调敷，或入膏药贴敷。因其活血通经力强，故无瘀血者慎服，孕妇及妇女月经期忌服。

干 漆

【歌诀】干漆性温，破血杀虫，积滞可消，经闭能通。

【来源】漆树科植物漆树 *Toxicodendron verniciﬂuum*（Stokes）F. A. Barkl 树脂经加工后的干燥品。

【药性】辛、苦，温。有毒。归肝、胃经。

【性能特点】辛散苦泄温通，有毒而力强，入肝胃经。既善破血逐瘀、消癥止痛，又能消积杀虫。血瘀重症宜用，兼虫积者尤佳。内服宜炒至烟尽。

【功效应用】破瘀消癥，消积杀虫。治血瘀癥瘕、经闭，可与牛膝、生地黄汁为丸服，如万病丸。治产后胞衣不下、恶露不尽，可配当归等。治虫积腹痛，常配槟榔、陈皮等。治脑囊虫病，常配雄黄、雷丸、穿山甲各等份，研末装胶囊服。治血吸虫病，可酌选，再配相关药物。

本品内服多入丸散，每次吞服 0.06～0.1g；入煎剂，2～4g。入药宜烧枯或炒至焦枯黑烟尽，以减其毒性。因其有毒而破血，故孕妇及体虚无瘀者忌服。畏蟹，不宜同用。

凤仙花

【歌诀】凤仙花温，活血通经，解毒消肿，止痛祛风。

【来源】凤仙花科植物凤仙花 *Impatiens balsamina* L. 的干燥或新鲜花。

【药性】甘、微苦，温。有小毒。归肝经。

【性能特点】微苦泄，甘解毒，温能通，有小毒，力较强。内服入肝经，善活血通经、祛风、止痛，治血瘀有寒兼风者宜用；外用于肌肤，能解毒、祛风、消肿、止痒，疗疮毒、蛇毒、风痒可选。

【功效应用】活血通经，祛风止痛，解毒消肿，兼能止痒。治血瘀痛经、经闭，单用或配当归、川芎、丹参等。治产后瘀阻腹痛，常配当归、桃仁、益母草等。治跌打损伤，可配当归尾、红花、丹参等。治风寒湿痹，常配老鹳草、独活、川芎等，煎汤外洗。治半身不遂，常配生黄芪、赤芍、川芎、地龙等。治痈肿疮毒，取鲜品与鲜木芙蓉叶各等量，捣烂外敷。治毒蛇咬伤，鲜品120g，捣烂绞汁服，渣敷伤处。治鹅掌风、灰指甲，鲜品捣烂，敷患处，干则换。

本品内服1.5～3g，鲜品3～9g，煎汤或入丸散，或浸酒。外用适量，鲜品捣敷，或煎汤熏洗。因其活血通经，并有小毒，故孕妇忌服，用量不宜过大。

水红花子

【歌诀】水红花子，咸而微寒，止痛消积，散瘀软坚。

【来源】蓼科植物红蓼 *Polygonum orientale* L. 的干燥成熟果实。

【药性】咸、微辛，微寒。归肝、脾经。

【性能特点】咸软入血，微辛行散，微寒能清。入肝经，善破血消癥止痛；入脾经，善消积止痛。血瘀重症每用，兼热或食积者尤宜。

【功效应用】散血软坚，消积止痛。治癥瘕痞块，常配丹参、土鳖虫、莪术等。治跌损肿痛，常配川芎、当归、红花、没药等。治食积胀痛，常配莱菔子、炒枳壳、鸡内金等。

本品内服5～10g，大剂量可用至30g，煎汤。外用适量，熬膏或捣烂贴敷。因其微寒散血软坚，故孕妇及脾胃虚寒者慎服。

王不留行

【歌诀】王不留行，苦泄性平，行经下乳，消肿通淋。

【来源】石竹科植物麦蓝菜 *Vaccaria segetalis*（Neck.）Garcke

中医白话解读本丛书

的干燥成熟种子。

【药性】苦，平。归肝、胃经。

【性能特点】苦泄通降，平稍偏凉，入肝胃经。既活血通经、下乳，为活血通经下乳之良药，凡血瘀或乳少乳汁不下，无论寒热虚实皆宜，兼热或淋痛者尤佳；又利尿通淋，治淋证赤涩尿道痛（茎中痛）效佳。穿山甲王不留，妇人服之乳长流。治乳汁不下，常与穿山甲相须为用。

【功效应用】活血通经，下乳，利尿通淋。治血瘀经闭、痛经，常配当归、川芎、桃仁、丹参等。治难产死胎、胞衣不下，常配穿山甲、益母草、丹参、牛膝等。治缺乳，属肝郁气滞者，常配穿山甲、柴胡、当归等；属阴血亏虚者，常配穿山甲、当归、熟地黄、猪蹄等；属气血亏虚者，常配穿山甲、黄芪、当归、党参等。治乳肿乳痈，常配蒲公英、漏芦、夏枯草、瓜蒌等。治乳癖（乳腺增生）乳癌，常配穿山甲、夏枯草、山慈菇等。治淋证涩痛、小便不利，常配瞿麦、石韦、冬葵子等。治前列腺增生，常配川牛膝、郁金、丹参、益母草、八月札等。

本品内服 6～9g，煎汤或入丸散。外用适量，耳穴埋豆。因其活血通经，故孕妇不宜服。

穿山甲

【歌诀】山甲微寒，活血通经，排脓下乳，通络搜风。

【来源】鲮鲤科动物穿山甲 *Manis pentadactyla* Linnaeus 的干燥鳞甲。

【药性】咸，微寒。归肝、胃经。

【性能特点】咸软入血，走窜行散，微寒能清，功专行散；内通脏腑，外透经络，直达病所，药力颇强。入肝胃经，既善活血、通经、下乳，又善搜风、消肿、排脓。为妇科通经下乳之良药，外科消肿排脓之佳品，内科疗痹之要药。凡血瘀与乳汁不下重症，或顽痹、肿块等沉疴，皆可酌选。治疮肿时：未脓可消，脓成可溃，脓多促排，脓净不用，脓成将溃之际用之最佳。

【功效应用】活血通经，下乳，通络搜风，消肿排脓。治血瘀经闭、痛经，可配王不留行、当归、川芎等。治难产死胎、胞衣不下，可配王不留行、益母草、丹参等。治缺乳，属肝郁气滞者，常配王不留行、柴胡、当归等；属阴血亏虚者，常配王不留行、当归、熟地黄、猪蹄等；属气血亏虚者，常配王不留行、黄芪、当归、党参等；兼恶露不尽，可配红藤、鸡血藤、益母草等。治乳肿乳痈，常配蒲公英、漏芦、夏枯草等。治乳癖（乳腺增生）乳癌，常配漏芦、夏枯草、天冬等。治癥瘕痞块，常配三棱、土鳖虫、丹参、血竭等。治风湿顽痹、拘挛强直，常配威灵仙、川芎、木瓜、蕲蛇等。治痔肿，常配生槐角、生地榆、炒枳壳、黄芩等。治瘰疬，常配夏枯草、猫爪草、玄参等。此外，治癌肿，常配蜈蚣、全蝎、麝香、守宫等。

本品内服，煎汤 3～9g；研末每次 1～1.5g。多用炮山甲，即山甲珠。因其搜剔走窜，故痈疽已溃及孕妇忌服。

水 蛭

【歌诀】水蛭咸苦，蓄血发狂，癥瘕经闭，跌打损伤。

【来源】水蛭科动物蚂蟥 *Whitmania pigra* Whitman 等的干燥体。

【药性】咸、苦，平。有小毒。归肝经。

【性能特点】咸入血，苦泄散，平少偏，有小毒，力较强。入肝经，善破血逐瘀消癥，血瘀重症他药不效者用之为宜。功同虻虫，但作用较缓慢而持久，常相须为用，以增药力。

【功效应用】破血逐瘀消癥。治蓄血发狂，常配虻虫、桃仁、大黄。治瘀血经闭、癥瘕，单用或配大黄、䗪虫、干漆、生地黄等。治干血劳肌肤甲错，常配大黄、干漆、生地黄等。治跌打损伤日久不愈，单用研末服，或配丹参、牡丹皮等。此外，治癥肿和血小板减少症，多入复方。治脑血栓，低温焙干研粉装胶囊服。治急性角膜炎，取医用活水蛭置于生蜂蜜中，溶化后点眼。治痈肿疮毒、高血压及断指再植，取医用活水蛭外用，可收吸血消肿降压之效。

本品内服，煎汤 3 ～ 6g，研末每次 0.3 ～ 0.5g，或入丸散。因其善破血逐瘀，故孕妇、经多者忌服。

虻　虫

【歌诀】微寒虻虫，水蛭同功，药性猛烈，逐瘀破癥。

【来源】虻科动物双斑黄虻（复带虻）*Atylotus bivittateinus* Takahasi 等的雌虫干燥体。

【药性】苦，微寒。有小毒。归肝经。

【性能特点】苦能泄降，虫类走窜，微寒能清，有小毒，力较强。专入肝经，善破血逐瘀消癥，血瘀重症他药不效者用之为宜。功同水蛭，但作用猛烈，药后即泻（通便），泻后即止，常相须为用，以增药力。

【功效应用】破血逐瘀消癥。治蓄血发狂，常配水蛭、桃仁、大黄，如抵当汤。治癥瘕痞块，单用或配大黄、䗪虫等，如大黄䗪虫丸。治瘀血经闭，可配地黄、水蛭、桃仁，如地黄痛经丸。治跌打损伤日久不愈，可配丹参、牡丹皮、当归等。治干血劳肌肤甲错，可配大黄、䗪虫等。此外，治癥肿，多入复方。

本品内服，煎汤 1 ～ 1.5g；研末吞每次 0.3g。去翅、足，用躯干部。因其善破血逐瘀、致泻，故孕妇、经多及脾虚便溏者忌服。

土鳖虫

【歌诀】土鳖虫寒，逐瘀通经，破癥消痕，接骨续筋。

【来源】鳖蠊科动物地鳖 *Eupolyphaga sinensis* Walker 等的雌虫干燥体。

【药性】咸，寒。有小毒。归肝经。

【性能特点】咸软入血，性寒泄散，有小毒，力较强。专入肝经，善破血逐瘀而消癥，又善续筋接骨，血瘀重症他药不效者宜用。功同虻虫、水蛭，但作用较平稳，又能续筋接骨，应用广泛。三者常相须为用，以增药力。

【功效应用】破血逐瘀消癥，续筋接骨。治干血劳，常配大黄、生地黄、赤芍、蛴螬等，如大黄䗪虫丸。治瘀血经闭，常配桃仁、红花、当归等。治产后瘀阻，常配大黄、桃仁等。治久疟疟母，常配鳖甲、射干、丹参。治肝脾肿大，常配柴胡、鳖甲、郁金、丹参等。治筋骨折伤，常配乳香、自然铜、续断等。此外，治乳汁不下，可配王不留行、漏芦、路路通等。治肝硬化早期，经验方以土鳖虫 30g，党参 30g，紫河车 24g，片姜黄、郁金、三七、鸡内金各 18g，研末，每服 1.8g，日 3 次。

本品内服，煎汤 3～9g，研末每次 1～1.5g，或入丸散。因其善破血逐瘀，故孕妇、经多者忌服。

紫硇砂

【歌诀】硇砂有毒，温苦辛咸，破瘀散结，蚀腐软坚。

【来源】卤化物类矿物紫色食盐 Halite Violaceoum 的晶体。主含氯化钠（NaCl）。

【药性】咸、苦、辛，温。有毒。归肝、脾、胃经。

【性能特点】咸软苦泄，辛散温通，有毒力强，入肝脾胃经。既破瘀散结，软坚消积，又攻毒蚀腐。治癥瘕，兼食积者尤佳；治痈肿疮毒，恶疮肿核日久不消者尤宜；治瘰疬，已溃未溃均可。

【功效应用】破瘀散结，软坚消积，攻毒蚀腐。治癥瘕积聚、血结刺疼，可配木香、大黄、三棱、莪术等。治噎膈反胃，常配厚朴、陈皮、丁香、生姜等。治疔疮，症见未破者，可配雄黄为末，生蜜调和；症见已溃者，可配白芷、雄黄、甘草等；症见有死烂肉者，可配白丁香、乳香等。治瘰疬，可配冰片、白矾或石灰等。治喉痹肿痛，单用或配朱砂、沙参、玄参、丹参等。治赘疣，单用粉末适量敷疣体上。治息肉，属鼻腔者，常配枯矾研细，每取少许点息肉上；属外耳道乳突状瘤者，可配轻粉、雄黄、冰片，共研极细末，取药少许点息肉上。治诸毒虫咬疮、肿痛不已，配雄黄研细末，每取少许敷患处。此外，治食管癌，以之与硼砂、蟾酥、枯矾、玄参、黑豆为水丸服。

本品外用适量，点、撒，或油调敷，或入膏中贴，或化水点涂。内服 0.3 ～ 1g，入丸散，每日不超过 2g。因其辛苦泄散有毒而破血，故内服不宜过量，孕妇、消化道溃疡及肝肾功能不全者忌服。

自然铜

【歌诀】自然铜辛，接骨续筋，既散瘀血，又善止痛。

【来源】天然硫化物类矿物黄铁矿族黄铁矿。主含二硫化铁（FeS_2）。

【药性】辛，平。归肝经。

【性能特点】辛平行散，专入肝经，既散瘀止痛，又续筋接

中医白话解读本丛书

骨，为接骨疗伤常用药。

【功效应用】散瘀止痛，续筋接骨。治跌打肿痛、筋伤骨折，常配土鳖虫等，如接骨七厘片。

本品内服，煎汤，9 ~ 15g，打碎先下；火煅研细入散剂，每次 0.3g。外用适量，研末调敷。因其为金石之品，故不宜久服，阴虚火旺及血虚无滞者慎服。

第十三章

化痰止咳平喘药

凡具祛痰或消痰功效的药物，称为化痰药；凡具缓解或制止咳嗽与喘息功效的药物，称为止咳平喘药。合之，即称为化痰止咳平喘药。

本类药多归肺经，兼归肝、脾经。主能化痰、止咳、平喘、降气、宣肺、润肺，兼能燥湿、散寒、清热、散结、解毒、平肝、软坚、利尿等。主治咳嗽痰多或痰少〔包括百日咳（天哮、顿咳）〕、痰喘气逆、痰饮眩晕、惊狂癫痫、中风痰壅、阴疽、瘰疬、痰核、瘿瘤等，兼治湿浊中阻、呃逆呕吐、疮毒、水肿等。

本类药又可分三类，其中：温化寒痰药性多温散燥热。善治寒、湿痰所致咳喘，兼治湿浊中阻、阴疽、瘰疬、痰核等。有伤阴助火之弊，阴虚火旺不宜用。

清化热痰药性多寒凉清润。善治热、燥痰，兼治瘰疬、痰核、瘿瘤、流注、惊狂癫痫等。有伤阳助湿之弊，阳虚有寒者不宜用。

止咳平喘药味多苦辛，性温、平、凉、微寒皆具，有的偏润，有的偏燥。适用于咳嗽喘息，有痰无痰，新得旧患，有表无表皆可酌选。宣肺祛痰药或兼解表，善治外感咳喘表证未解或肺气不宣的咳喘；润肺止咳药善治燥咳、阴虚劳嗽、久咳；降气平喘药善治肺气不降的咳喘气逆。

以上各类是相对而言，凡内伤外感咳喘均可酌选，此乃咳喘多夹痰，痰多又每致咳喘；"肺为娇脏，喜润恶燥"之故。临证化痰与止咳平喘药常相须为用。

使用时须据病情恰当选择本章药，并酌配他章药；有治痰全在调气之说，故常与行气药配伍；寒痰、湿痰不宜用清化热痰药，热痰、燥痰不宜用温化寒痰药；咳嗽兼咳血者，不宜用作用力强而有刺激性的皂角、桔梗等化痰止咳药；麻疹初起兼咳嗽者，忌用性温而带收敛作用的化痰止咳药，以免影响麻疹的透发。

第一节　温化寒痰药

半　夏

【歌诀】半夏辛温，止呕降逆，燥湿化痰，散结消痞。

【来源】天南星科植物半夏 *Pinellia ternata*（Thunb.）Breit. 的干燥块茎。

【药性】辛，温。有毒。归脾、胃、肺经。

【性能特点】辛温燥散，有毒力强，入脾胃经。内服行水湿而燥湿化痰，善祛脾胃湿痰，既和降胃气而降逆止呕，又散饮结而消痞满。入肺经，除肺经痰饮而止咳喘。外用攻毒散结而消肿。凡痰湿所致病证皆可选用，兼寒者最宜，兼热者当配苦寒之品。内服宜用制品，外用宜生品。

生半夏，毒大力强，今之临床少用；清半夏，长于化痰；法半夏，功善燥湿健脾；姜半夏，善降逆止呕；半夏曲，能化痰消食积；竹沥半夏，能清热化痰；仙半夏，化痰燥湿力较弱，治寒痰轻症，或寒湿兼虚者。

【功效应用】内服燥湿化痰，消痞散结，降逆止呕；外用消肿散结。治痰多咳喘，属寒痰清稀者，常配陈皮、茯苓、甘草；属痰热黄稠者，常配黄芩、桑白皮、瓜蒌等。治痰湿中阻，苔白喜温属寒者，常配陈皮、厚朴、茯苓、苍术等；苔黄喜冷属热者，常配黄芩、瓜蒌、竹茹等；苔黄喜温属寒热错杂者，常配干姜、生姜、黄芩等。治呕吐反胃，属胃寒者，常配生姜、砂仁、藿香等；属胃热者，常配黄连、芦根、竹茹等；属胃虚者，常配党参、白术、茯苓等。治痰饮眩晕，常配白术、天麻、陈皮等。治风痰瘫痪，常配天南星、乌头、白附子、防风等。治半身不遂，常配天南星、天麻、禹白附等。治口眼㖞斜，常配天南星、天麻、地龙等。治妊娠恶阻，常配生姜、黄芩、竹茹、芦根等。治疮肿、瘰疬、痰核未溃，常生用研末外敷（天灸）。此外，又能行湿润燥、通肠和胃，治虚冷便秘，常配硫黄（温肾阳），如半硫丸。治胃不和、卧不安，常配秫米，如半夏秫米汤。治顽固性失眠，常配薏苡仁、夏枯草等。

本品内服 5～10g，煎汤或入丸散。外用适量，生品研末调敷。燥湿化痰，宜用法制半夏；降逆止呕，宜用姜半夏；外敷宜用生半夏。因其温燥，故阴虚燥咳、热痰、津伤口渴、出血证者忌用或慎用。反乌头，不宜与乌头类药同用。生品毒大，一般不作内服。高温（119℃）煎煮，或配伍白矾、甘草、生姜等能解其毒。

天南星

【歌诀】天南星温，祛风解痉，燥湿化痰，散结消肿。

【来源】天南星科植物天南星 *Arisaema erubescens*（Wall.）Schott 等的干燥块茎。

【药性】苦、辛，温。有毒。归肝、肺、脾经。

【性能特点】苦燥辛散，温化有毒。内服入脾肺经，除脾肺湿痰而燥湿化痰；入肝经，除肝经风痰而祛风止痉。既治湿痰，又治风痰，湿痰、风痰皆宜，兼寒者尤佳，兼热者当配苦寒之品。生者外用，善攻毒、散结、消肿，治瘰疬、痰核未溃。功似半夏而力强，长于祛除经络风痰而止痉。治脾胃湿痰，以半夏为主，天南星辅之；治经络风痰，以天南星为主，半夏辅之。

【功效应用】燥湿化痰，祛风止痉，消肿散结。治顽痰湿痰之咳嗽痰多，属寒者，常配半夏、陈皮，如玉粉丸；属热者，可配半夏、陈皮、黄芩等。治风痰眩晕，常配半夏、陈皮、白术、天麻等。治中风痰壅、口眼㖞斜，常配防风、天麻、禹白附、半夏等。治癫痫抽搐（痰湿蒙蔽），常配半夏、石菖蒲等。治外风引动内风之破伤风，常配防风、全蝎、蜈蚣等。治瘰疬、痰核、疮肿未溃，生用研末外敷（天灸）。此外，治宫颈鳞状上皮癌，单用生品，内服与外用并施。

本品内服煎汤 3～10g，入丸散每次 0.3～1g。外用适量，生品研末调敷。因其温燥有毒，故阴虚燥咳者忌服，孕妇慎服。生品毒大，一般不作内服。

关白附

【歌诀】关白附热，止痛散寒，祛风止痉，燥湿化痰。

【来源】毛茛科植物黄花乌头 *Aconitum coreanum*（Lévl.）Raipaics 的干燥块根。

【药性】辛，热。有毒。归肝、胃经。

【性能特点】辛热燥散，毒大力强，入肝胃经。善燥湿化痰、祛风、散寒而止痉、止痛。药用历史久远，能升能散，引药势上行，善祛经络风寒湿痰，治痰湿阻滞经络之头面疾患及风寒湿痹。其与禹白附虽均有毒，但辛热毒大，药力较强。既祛风痰，又逐寒湿，止痛力强。多用于中风口㖞、偏正头痛、风寒湿痹。

【功效应用】燥湿化痰，祛风止痉，散寒止痛。治中风痰壅之口眼㖞斜，常配僵蚕、全蝎，即牵正散。治痰厥头痛，常配生半夏、生天南星，即三生饮。治破伤风，常配半夏、白芷、天麻、防风等。治风寒湿痹之骨节疼痛，常配羌活、独活、细辛、威灵仙等。

本品内服 1.5 ～ 6g，煎汤或入丸散，入汤剂宜先下久煎。外用适量，鲜品捣敷，或干品研末调敷。内服宜制用，生品多供外用。因其燥热毒大，故热盛、阴虚及孕妇忌服，应严格控制剂量，勿过量或久服。

禹白附

【歌诀】禹白附温，燥湿化痰，祛风止痉，痰结可散。

【来源】天南星科植物独角莲 *Typhonium giganteum* Engl. 的干燥块茎。

【药性】辛，温。有毒。归肝、胃经。

【性能特点】辛温燥散，有毒力强，入肝胃经。善燥湿化痰、祛风、散寒、散结解毒而止痉、止痛。古本草少载，能升能散，引药势上行，善祛经络风痰而止痉，治痰湿阻络之头面疾患。其与关白附虽均有毒，但毒性与药力均较弱。既祛风痰、止痉，又散结解毒。多用于破伤风、中风口㖞、半身不遂、瘰疬痰核及毒蛇咬伤。现今法定白附子即此。

【功效应用】燥湿化痰，祛风止痉，散结解毒。治中风痰壅之口眼㖞斜，常配僵蚕、全蝎、天麻等。治痰厥头痛，常配生半夏、生天南星、川芎、蜈蚣等。治破伤风，常配半夏、白芷、天麻、全蝎等。治瘰疬痰核未溃，单用鲜品捣烂或干品配他药研末调敷。治毒蛇咬伤，常配雄黄研末调敷。

本品内服 3 ～ 6g，煎汤或入丸散。外用适量，鲜品捣敷或干品研末调敷。因其温燥有毒，故孕妇忌服。生品毒大，一般不作内服。

芥 子

【歌诀】芥子辛温，利气豁痰，消肿止痛，通络散寒。

【来源】十字花科植物白芥 *Sinapis alba* L. 或芥 *Brassica juncea*（L.）Czern. et Coss 的干燥成熟种子。前者习称白芥子，后者习称黄芥子。

【药性】辛，温。归肺经。

【性能特点】辛散温通，气锐走散。既入肺经，温肺豁痰、利气机而定喘咳；又走经络，善散寒结、通经络而止疼痛。药力强，善治寒痰及痰饮，尤以痰在皮里膜外（深筋膜）与经络者最宜。药食兼用，调味常用。

【功效应用】温肺豁痰利气，散寒通络止痛。治寒痰或痰饮咳喘，常配莱菔子、紫苏子，如三子养亲汤；或外用冬喘夏治膏或姜汁调芥子末，三伏天贴肺俞穴等。治胸胁停饮、不能转侧，常配甘遂、大戟，如控涎丹。治痰滞经络肩臂酸痛，可配肉桂、马钱子等服，单用研末敷。治痰湿流注、阴疽痰核，常配麻黄、鹿角胶、熟地黄等。

本品内服，煎汤 3 ～ 10g，不宜久煎，或入丸散。外用适量，研末调敷。因其温燥有毒，故阴虚燥咳者忌用，气虚久咳者不宜用。大量服易致腹泻，故内服不宜过量。外敷能刺激皮肤，引起发疱，故皮肤过敏者慎用，溃烂处忌用。

皂 荚

【歌诀】皂角性温，祛痰有效，外敷消肿，吹鼻开窍。

【来源】豆科植物皂荚 *Gleditsia sinensis* Lam. 的干燥果实。

【药性】辛、咸，温。有小毒。归肺、大肠经。

【性能特点】辛温走窜，咸能软坚，燥烈有毒，上入肺经，下走大肠经。内服豁痰导滞、祛湿除垢、通利二便，以祛胶结顽痰、通利气道而止咳。入鼻则嚏，入喉则吐，宜涌吐痰涎而开窍通闭。外用攻毒散结、祛风杀虫、除垢，以消肿、止痒。既为治顽痰咳喘之猛药，又为治痰闭神昏之峻剂。

【功效应用】祛痰止咳，开窍通闭，祛风杀虫，攻毒散结。治顽痰咳喘，症见时时吐浊、但坐不得眠者，单用研末为丸；症见痰黄胶黏难咯者，可配海浮石、瓜蒌等。治痰闭神昏，常配细辛各等量，研细末，吹入鼻孔。治麻风疥癣，鲜品捣敷或陈醋泡后研末调涂；也可内服。治疮肿未溃，单用熬膏涂敷，或研末外敷。

本品内服，焙焦存性研末，每次 0.8～1.5g；煎汤，1.5～5g；或入丸散。外用适量，研末吹鼻或调涂，煎水洗，或鲜品捣烂敷，也可制成肛门用栓剂。因其辛温燥烈有毒，故非顽痰实证体壮者不宜投，孕妇、气虚阴亏及有咯血倾向者忌服。过大量可引起中毒，中毒症状多在服药后 2～3 小时内出现，初期可见咽喉干、上腹饱胀、灼热感，继之可出现呕吐、腹泻、面色苍白、头痛、头昏、全身无力、四肢酸麻，甚则脱水、呼吸急促、心悸、痉挛、神昏，最后可因呼吸中枢抑制而窒息，或肾功能障碍而危及生命，故内服切忌用量过大。

第二节　清化热痰药

瓜　蒌

【歌诀】瓜蒌甘寒，清散消痰，宽胸利气，肺润肠滑。

【来源】葫芦科植物栝楼 *Trichosanthes kirilowii* Maxim. 等的干燥成熟果实。壳称瓜蒌皮，种仁称瓜蒌仁，皮、仁合用称全瓜蒌。

【药性】甘，寒。归肺、胃、大肠经。

【性能特点】甘寒清泄滑润，入肺胃大肠经。既清肺润燥化痰、利气宽胸而止咳喘，又清润滑肠通便而导热邪从大便出，还泄热散结而解热毒、消肿。清泄不苦燥，滑肠不峻下，甘润不滞气，治痰热壅肺或痰阻胸脉者皆宜，兼便秘者尤佳；治热结肠燥便秘宜用，兼痰浊者尤佳；治内痈及乳痈每用，兼便秘者尤佳。

【功效应用】清热化痰，利气宽胸，润肠通便，散结消肿。治痰热咳喘，属咳嗽者，常配黄芩、浙贝母、前胡等；属喘咳者，常配麻黄、苦杏仁、甘草等。治痰滞经络之胸痹，常配薤白、炒枳壳、半夏等。治痰火互结心下坚痞，常配半夏、黄连，如小陷胸汤。治热结肠燥便秘，常配决明子、胖大海、炒枳壳等。治乳痈，常配蒲公英、金银花、牛蒡子、漏芦等。治肺痈，常配鱼腥草、桔梗、芦根等。治肠痈，常配蒲公英、红藤、牡丹皮、败酱草等。此外，还能抗癌，治癌肿，常配半枝莲、白花蛇舌草、夏枯草等。

本品内服，瓜蒌皮 6～12g，瓜蒌仁 9～15g，全瓜蒌 9～

20g。瓜蒌皮长于清肺化痰，利气宽胸；瓜蒌仁长于润肺化痰，滑肠通便；全瓜蒌兼具两者功效。取仁去油用霜，名瓜蒌霜，长于润肺化痰而力缓。因其寒凉滑润，故脾虚便溏、寒痰或湿痰者忌服。反乌头，不宜与附子、乌头、草乌等同用。

川贝母

【歌诀】川贝微寒，除烦清热，润肺化痰，解毒散结。

【来源】百合科植物川贝母 *Fritillaria cirrhosa* D. Don 等的干燥鳞茎。

【药性】甘、苦、辛，微寒。归肺、心经。

【性能特点】甘润辛散，苦微寒清泄，入肺心经。既清热化痰、润肺而止咳，又开郁散结而消散肿块。与浙贝母相比，虽微寒而清热力弱，但却又兼辛味而能行散开郁宣肺；还兼甘味而润，善润肺止咳。凡咳喘无论外感或内伤、有痰或无痰皆宜，以燥咳、虚劳咳多用，兼热而不盛者尤佳；并治疮肿、痰核瘰疬及痰热火郁胸中之心胸烦闷等。

【功效应用】清热化痰，润肺止咳，散结消肿，兼能开郁。治痰热咳嗽，常配黄芩、瓜蒌、竹茹等。治外感咳喘，属风热者，常配桔梗、牛蒡子、黄芩、前胡等；属风寒者，常配紫苏、苦杏仁、麻黄、生甘草等。治肺痈吐脓，常配芦根、鱼腥草、金荞麦、桔梗等。治燥咳无痰或痰少而黏，常配知母、桑叶、苦杏仁、南沙参等。治虚咳劳嗽，常配知母、麦冬、天冬、百部等。治疮肿，常配金银花、连翘、赤芍、蒲公英等。治乳痈，常配蒲公英、漏芦、牛蒡子、瓜蒌等。治瘰疬痰核，常配夏枯草、玄参、连翘、猫爪草等。治瘿瘤，常配夏枯草、昆布、海藻、黄药子等。治痰热火郁之心胸烦闷，常配栀子、枳壳、丝瓜络、竹叶等。此外，治胃溃疡，常配海螵蛸、白及、炒枳

中医白话解读本丛书

壳等。

本品内服，煎汤 3 ～ 10g，研末每次 1 ～ 1.5g，或入丸散。因其性微寒，故脾胃虚寒者慎服。反乌头，不宜与附子、乌头、草乌、天雄等乌头类药同用。

浙贝母

【歌诀】浙贝苦寒，清热化痰，解毒散结，用时当辨。

【来源】百合科植物浙贝母 *Fritillaria thunbergii* Miq. 的干燥鳞茎。

【药性】苦，寒。归肺、心经。

【性能特点】苦寒清泄，入肺心经。既清热化痰、止咳，又散结消肿、兼解毒。与川贝母相比，苦寒清泄，不但清热力较强，治外感风热或肺热咳喘每用；而且长于散结消肿兼解毒，治疮肿、瘰疬属火热炽盛者也常用。凡咳喘无论外感风热或痰热壅肺者皆宜，并治痰热或热毒之疮肿、瘰疬、肿结及甲状腺肿瘤等。

【功效应用】清热化痰，散结解毒。治痰热咳嗽，常配黄芩、瓜蒌、竹茹等。治风热咳喘，可配麻黄、苦杏仁、黄芩等。治肺痈吐脓，常配芦根、鱼腥草、桔梗、金荞麦等。治疮肿，常配金银花、连翘、赤芍、蒲公英等。治乳痈，常配蒲公英、漏芦、牛蒡子、瓜蒌等。治瘰疬痰核，常配夏枯草、连翘、猫爪草、地榆等。治瘿瘤，常配夏枯草、昆布、海藻、黄药子等。此外，治甲状腺肿瘤，常配夏枯草、莪术、海藻、昆布等。

本品内服，煎汤 3 ～ 10g，研末每次 1 ～ 1.5g，或入丸散。因其苦寒，故寒痰、湿痰者忌服。反乌头，不宜与附子、乌头、草乌、天雄等乌头类药同用。

竹 沥

【歌诀】竹沥甘寒，清火滑痰，中风惊狂，并治咳喘。

【来源】禾本科植物新鲜青秆竹 *Bambusa tuldoides* Munro 等茎秆经火烤灼流出的液汁。

【药性】甘，寒。归心、肺、胃经。

【性能特点】甘寒清泄，滑利透达，入心肺胃经。既清心肺胃三经之火、滑痰、润燥而除烦、定惊，又透达经络而通络。甘寒滑利力强于天竺黄，味不苦易服，清心肺胃经之火，除脏腑经络之痰，痰热两盛者宜用。治热咳痰稠有卓效，治中风痰迷与痰热惊痫、癫狂有良功，素有治痰（热痰）圣药之美誉。

【功效应用】清热化痰，定惊通络。治痰热咳喘，属咳嗽痰稠者，单用或配黄芩、枇杷叶、瓜蒌等；属喘急气逆者，常配麻黄、苦杏仁、黄芩、生甘草等。治中风痰迷，常配生姜汁、鲜菖蒲汁，或牛黄、郁金等。治痰热惊痫，常配牛黄、胆南星、郁金、朱砂等。治痰热癫狂，常配生姜汁、黄芩、大黄、青礞石等。治痰滞经络之麻木拘急，可配威灵仙、木瓜、乌梢蛇等。此外，还能除烦，治痰火郁结之子烦，症见妊娠妇女心惊胆怯、烦闷不安、头晕脘闷、恶心呕吐、多痰等，常配茯苓、黄芩、麦冬等。

本品内服 30～60g，不入汤剂，冲服或入膏滋剂。因其为液汁，其性寒滑，故不宜久藏，寒痰咳喘忌服，便溏者慎服。

天竺黄

【歌诀】天竺黄寒，清心豁痰，惊风抽搐，痰迷癫痫。

【来源】禾本科植物青皮竹 *Bambusa textilis* McClure 等秆内分泌液的干燥块状物。

中医白话解读本丛书

【药性】甘，寒。归心、肝、胆经。

【性能特点】甘寒清泄，入心肝胆经。善清心肝胆经之火、豁痰、定惊。滑利力弱于竹沥，作用缓和而味不苦，性平和而无寒滑伤阳之弊，最善治小儿痰热诸证，以及痰热所致的中风痰迷、癫痫、癫狂等。

【功效应用】清热豁痰，清心定惊。治痰热惊风，重者常配胆南星、朱砂、牛黄等，如抱龙丸；轻者常配蝉蜕、郁金、钩藤、灯心草等。治中风痰热迷窍，常配胆南星、石菖蒲、牛黄等。治痰火癫痫，常配白矾、郁金、白僵蚕等。治痰热咳喘，常配黄芩、瓜蒌、浙贝母等。

本品内服，煎汤 3～6g，研末 0.6～1g。因其甘寒，故脾胃虚寒者慎服。

竹 茹

【歌诀】竹茹微寒，清热化痰，凉血安胎，止呕除烦。

【来源】禾本科植物青秆竹 *Bambusa tuldoides* Munro 等茎秆的干燥中间层。

【药性】甘，微寒。归肺、胃、胆经。

【性能特点】甘微寒清泄，药力较缓，入肺胃胆经。既清肺热化痰而止咳，又清肺胃胆热而除烦止呕。兼入血分，凉血而止血、安胎。与竹沥、天竺黄相比，清热化痰除烦力较弱，善治痰热咳嗽、烦热不眠之轻症。又能清胃止呕、凉血安胎，治胃热呕吐、血热吐衄及胎热胎动等。

【功效应用】清热化痰，除烦止呕，凉血安胎。治痰热咳嗽，症轻者，单用或配姜汁等；症重者，常配瓜蒌、黄芩、浙贝母等。治燥热咳嗽有痰，常配南沙参、麦冬、川贝母、桑叶等。治痰热郁结、虚烦不眠，常配茯苓、陈皮、半夏、黄芩等。

治中风痰迷，常配胆南星、石菖蒲、茯苓、半夏等。治热证呕吐，属胃中痰热者，常配半夏、陈皮、黄连等；属胃虚有热者，常配陈皮、生姜、人参等；属胃热较重者，常配半夏、陈皮、黄连、生石膏等。治妊娠呕吐，常配黄芩、生姜、芦根、陈皮等。治血热吐衄、崩漏，常配生地黄、牡丹皮、黄芩、阿胶等。治胎热胎动不安，常配黄芩、苎麻根、白术等。

本品内服 6 ~ 9g，煎汤或入丸散。外用适量，熬膏敷。鲜品药力较强，止呕宜用姜汁制。因其甘寒，故风寒或寒痰咳喘、胃寒呕吐及脾虚便溏者忌服。

桑白皮

【歌诀】桑皮甘寒，利水清肺，止咳平喘，浮肿可退。

【来源】桑科植物桑 *Morus alba* L. 的干燥根皮。

【药性】甘，寒。归肺经。

【性能特点】色白寒清，甘淡渗利，入肺经。既清泻肺火，又行肺中痰水，善平喘止咳，能利小便而退水肿。与葶苈子相比，虽均性寒力强，善泻肺平喘、消退水肿，但重在清肺热，多用于肺热咳喘及水肿兼热。

【功效应用】泻肺平喘，利水消肿。治肺热喘咳，症见喘息气逆痰黄者，常配炙麻黄、苦杏仁、黄芩、生甘草等；症见咳痰稠黄带血者，常配地骨皮、黄芩、瓜蒌、浙贝母等。治水肿，症见水饮停肺之胀满喘急者，可配麻黄、细辛、干姜、葶苈子等；症见大腹水肿者，常配茯苓、猪苓、泽泻、白术等；症见浮肿小便不利者，常配茯苓皮、大腹皮等。此外，治高血压症，常配夏枯草、钩藤、天麻、车前子、赤芍等。

本品内服 5 ~ 10g，煎汤或入丸散。止咳平喘宜蜜炙用，利水消肿宜生用。因其性寒，故肺虚无火及肺寒咳喘者忌服。

中医白话解读本丛书

葶苈子

【歌诀】葶苈子寒，泻肺平喘，行水消肿，可退肿满。

【来源】十字花科植物独行菜 *Lepidium apetalum* Willd. 或播娘蒿 *Descurainia sophia*（L.）Webb ex prantl 的干燥成熟种子。前者习称北葶苈子，后者习称南葶苈子。

【药性】苦、辛，大寒。归肺、膀胱经。

【性能特点】苦泄辛散，大寒清降。既入肺经，清泻肺气之实而平喘；又入膀胱经，行水邪而消水肿胀满。北者药力较强，易伤胃；南者药力稍缓，不宜伤胃。与桑白皮相比，虽均性寒力强，善泻肺平喘、消退水肿，但重在泻肺实，多用于痰水壅盛或肺痈痰多之咳喘，兼二便不利者更宜。研究证明其能强心利尿，治心衰性水肿亦宜。

【功效应用】泻肺平喘，行水消肿。治肺热痰饮喘咳，常配大枣或桑白皮等。治肺痈，属初期表证解、脓未成者，常配桑白皮、黄芩、瓜蒌等；属中期脓成痰多者，常配鱼腥草、桔梗、生薏苡仁、芦根等；属恢复期属肺壅实证者，常配桔梗、黄芩、紫菀等。治水肿，属胸胁积水者，常配苦杏仁、大黄、芒硝等；属胸腹积水者，常配汉防己、椒目、大黄。此外，能强心利尿，治慢性肺源性心脏病并发心力衰竭，症见水肿、心律不齐、心音弱，脉无力、舌质紫暗、苔水滑等，多与大枣、附子、桂枝、黄芪、白术、茯苓等同用，以强心补虚、利水消肿。

本品内服 3～10g，包煎或入丸散。常配大枣同用，以缓解其峻烈之性。因其泻肺力强，故肺虚喘促、脾虚肿满者慎服，肺痈恢复期无肺壅实证一般不用。

椒　目

【歌诀】椒目苦寒，消痰劫喘，下气行水，肿胀可蠲。

【来源】芸香科植物花椒 *Zanthoxylum bungeanum* Maxim. 等的干燥种子。

【药性】苦、辛，寒。有毒。归脾、肺、膀胱经。

【性能特点】苦寒泄降，辛能行散，沉降下行，有毒力强，既入脾肺经，又入膀胱经。既下气平喘、消痰而平喘，又行水而消肿。尤善劫喘，治痰饮喘息不得平卧。

【功效应用】下气平喘，消痰行水。治痰饮喘息不得平卧，单用或配瓜蒌、葶苈子等。治水肿胀满、小便不利，常配防己、茯苓、桑白皮等。

本品内服 3～10g，煎汤，或入丸散。因其苦辛而有伤阴之虞，故阴虚火旺者忌服。

海浮石

【歌诀】海浮石咸，清利软坚，痰热喘咳，瘰疬能痊。

【来源】胞孔科动物脊突苔虫 *Costazia aculeata* Canu et Bassler 等的骨骼，或火山喷出的岩浆形成的多孔状石块。前者主含碳酸钙（$CaCO_3$），后者主含二氧化硅（SiO_2）。

【药性】咸，寒。归肺经。

【性能特点】咸软寒清，质轻上浮，专入肺经。既清肺化痰、软坚散结，又利尿通淋。与海蛤壳相比，虽均性寒而功同，但多用于痰热咳嗽，咳嗽痰黄胶黏难咯者最宜。一般生用，极少煅用。

【功效特点】清肺化痰，软坚散结，利尿通淋。治痰热咳嗽黏稠难咯，常配胆南星、瓜蒌、浙贝母等。治瘰疬痰核，常配浙贝母、夏枯草、连翘、猫爪草等。治瘿瘤坚肿，常配夏枯草、黄药子、海藻、生牡蛎等。治水肿，可配茯苓、泽泻、车前子等。治淋痛，属砂淋者，可配猫须草、金钱草、乌药等；属血淋者，可配白茅根、小蓟、海金沙等。

本品内服 6～10g，打碎先煎，或入丸散。因其性寒，故虚寒咳嗽及脾胃虚寒者不宜用。

海蛤壳

【歌诀】蛤壳咸寒，清利软坚，化痰散结，制酸收敛。

【来源】帘蛤科动物文蛤 *Meretrix meretrix* Linnaeus 等的贝壳。

【药性】苦、咸，寒。归肺、胃、肾经。

【性能特点】苦寒清泄，咸软质重，入肺胃肾经。生用苦咸而寒，清化软坚兼利，善清肺化痰、软坚散结、利尿通淋，治肝火犯肺咳痰带血最宜；煅用涩而平，收敛制酸，内服制酸止痛，外用收湿敛疮。与海浮石相比，虽均性寒而功同，但质重苦泄，多用于肝火犯肺咳痰带血，且多煅用。

【功效应用】清肺化痰，软坚散结，利尿通淋，制酸止痛，收湿敛疮。治肝火扰肺咳痰带血，常配青黛（即黛蛤散）或桑白皮等。治瘰疬痰核，常配浙贝母、夏枯草、连翘、猫爪草等。治瘿瘤坚肿，常配夏枯草、海藻、昆布、生牡蛎等。治水肿，可配茯苓、泽泻、车前子等。治淋痛，可配瞿麦、萹蓄、木通等。治胃痛吐酸，属肝胃不和者，常配柴胡、佛手、旋覆花等；属中焦虚寒者，常配黄芪、桂枝、白芍、旋覆花等。治湿疹，轻者单用研粉油调敷，重者常配炉甘石、蛇床子等。治湿疮，可配黄柏、煅石膏、大黄等。治烫伤，轻者单用，重者可配大黄、地榆等，研粉油调敷。

本品内服 10～15g，煎汤或入丸散，块者宜打碎先煎；粉者宜包煎。外用适量，研末干掺。清化热痰宜生用，制酸止痛宜煅用。因其性寒，故肺虚有寒者忌服，中阳不足者慎服。

瓦楞子

【歌诀】瓦楞子咸，散瘀消痰，软坚散结，煅用制酸，

【来源】蚶科动物毛蚶 *Arca subcrenata* Lischke 等的贝壳。

【药性】咸，平。归肺、胃、肝经。

【性能特点】咸软消散，性平不偏，走气走血，入肺肝胃经。生用咸软消散，善消痰化瘀、软坚散结；煅用平而偏温，涩敛制酸兼消散，善制酸、散瘀止痛。

【功效应用】消痰化瘀，软坚散结，制酸止痛。治顽痰久咳，常配海浮石、川贝母等。治瘰疬痰核，常配夏枯草、猫爪草、浙贝母等。治瘿瘤坚肿，常配海藻、黄药子、夏枯草等。治癥瘕痞块，常配莪术、丹参、土鳖虫等。治胃痛吐酸，常配海螵蛸、陈皮、延胡索、炒枳壳等。

本品内服入汤剂 10～30g，宜打碎久煎；入丸散每次1～3g。外用适量，研末干掺。消痰散结宜生用，制酸止痛宜煅用。

海　藻

【歌诀】海藻咸寒，清利消痰，软坚利水，瘿瘤消散。

【来源】马尾藻科植物海蒿子 *Sargassum pallidum*（Turn.）C. Ag. 等的干燥藻体。

【药性】咸，寒。归肝、胃、肾经。

【性能特点】咸软寒清。入肝胃经，清热消痰、软坚散结；入肾经，利水消肿。肝脾肿硬多用，兼水肿者尤佳。又含碘，

治缺碘型粗脖子病（即瘿瘤）有效。与昆布相比，药力稍缓。

【功效应用】清热消痰，软坚散结，利水消肿。治瘰疬痰核，常配昆布、夏枯草、猫爪草等。治瘿瘤，常配昆布、夏枯草、浙贝母、黄药子等。治睾丸肿痛，常配川楝子、延胡索、荔枝核、昆布等。治癥瘕肿块，常配丹参、鳖甲、土鳖虫等。治脚气浮肿，常配槟榔、木瓜、防己、土茯苓等。治水肿，常配猪苓、茯苓、泽泻等。此外，还能降压、降脂，治高血压症，常配夏枯草、钩藤、天麻、生磁石等；治高脂血症，常配茵陈、泽泻、决明子等。

本品内服 10～15g，煎汤或入丸散。因其反甘草，不宜与甘草同用。

昆　布

【歌诀】昆布咸寒，功同海藻，药力较强，不反甘草。

【来源】昆布科植物海带 *Laminaria japonica* Aresch. 或翅藻科植物昆布 *Ecklonia kurome* Okam. 的干燥叶状体。

【药性】咸，寒。归肝、胃、肾经。

【性能特点】咸软寒清，入肝胃肾经。既清热消痰、软坚散结，又利水消肿。且含碘，治缺碘型粗脖子病（即瘿瘤）有效，治肝脾肿硬亦可。与海藻相比，药力较强，兼止咳平喘。

【功效应用】清热消痰，软坚散结，利水消肿，止咳平喘。治瘰疬痰核，常配海藻、夏枯草、浙贝母、猫爪草等。治瘿瘤，常配海藻、夏枯草、黄药子、山慈菇等。治睾丸肿痛，常配青皮、川楝子、延胡索、荔枝核等。治癥瘕肿块，常配丹参、鳖甲、土鳖虫等。治脚气浮肿，常配槟榔、木瓜、防己等。治水肿，常配猪苓、茯苓、冬瓜皮等。治痰热咳喘，常配麻黄、苦杏仁、瓜蒌、桑白皮等。此外，还能降压、降脂，治高血压症，常配夏枯草、钩藤、天麻、生牡蛎等；治高脂血症，常配茵陈、泽泻、决明子等。

本品内服 10～15g，煎汤或入丸散。

猫爪草

【歌诀】猫爪草平，化痰散结，肿痛能消，解毒疗疬。

【来源】毛茛科植物小毛茛 *Ranunculus ternatus* Thunb. 的干燥块根。

【药性】辛、甘，平。归肝、肺经。

【性能特点】辛行散，甘解毒，平少偏，入肝肺经。既化痰散结，又解毒消肿，治瘰疬痰核要药，治癌肿常用，兼寒兼热均可。

【功效应用】化痰散结，解毒消肿。治瘰疬痰核，常配夏枯草、浙贝母、连翘等。治咽喉肿痛，可配桔梗、生甘草、板蓝根等。治疗疮肿毒，可配蒲公英、金银花、紫花地丁等。治牙龈肿痛，可配黄芩、赤芍、金银花等。治疟疾，常配青蒿、柴胡、常山等。治蛇咬伤，常配半边莲、徐长卿、蚤休等。治癌肿，常配仙鹤草、蚤休、山慈菇、半枝莲、黄芪等。

本品内服 15～30g，单味可用至120g，煎汤或入丸散。外用适量，研末调敷，或鲜品捣敷。因其刺激皮肤与黏膜，引赤发疱，故外敷时间不宜过长，皮肤过敏者慎用。若已引发水疱，可不必挑破，待其自消；若水疱已破，则当注意抗感染。

黄药子

【歌诀】黄药子寒，有毒伤肝，消瘿散结，血热可安。

【来源】薯蓣科植物黄独 *Dioscorea bulbifera* L. 的干燥块茎。

【药性】苦，寒。有小毒。归肝、肺经。

中医白话解读本丛书

【性能特点】苦寒清泄，有小毒，力较强。入肝经，既化痰散结而消瘿瘤，又清血分热，解热毒与蛇毒、凉血而止血；入肺经，清气分热化痰而止咳平喘。为治瘿瘤之要药。

【功效应用】化痰消瘿，清热解毒，凉血止血，止咳平喘。治瘿瘤，单用泡酒，或配海藻、昆布、土贝母等。治疮肿，常配蒲公英、金银花、野菊花等。治咽喉肿痛，常配桔梗、金银花、黄芩、连翘等。治毒蛇咬伤，常配半边莲、徐长卿、金荞麦等。治癌肿，常配夏枯草、仙鹤草、半枝莲、山慈菇等。治血热吐衄血，常配黄芩、栀子、白茅根等。治痰热咳嗽、痰中带血，可配桑白皮、竹茹、浙贝母等。治百日咳，常配百部、川贝母、款冬花、紫菀等。

本品内服 10 ~ 15g，煎汤。外用适量，鲜品捣敷，或研末调敷。因其多服、久服，可引起呕吐、腹泻、腹痛等消化道反应，并对肝功能有一定影响。故不宜大量服、长期服，脾胃虚寒者慎服，肝病患者忌服。长期使用者，应注意检测肝功，观察肝功能变化。

荸 荠

【歌诀】荸荠微寒，痰热宜服，止渴生津，润肠明目。

【来源】莎草科植物荸荠 *Heleocharis dulcis*（Burm. f.）Trin. ex Henschel 的球茎。

【药性】甘，微寒。归肺、胃、大肠经。

【性能特点】甘微寒质润，清化而降，入肺胃大肠经。药食兼用，上清肺胃之热而化痰生津止咳，下清肠热而润肠通便。痰热咳嗽、阴虚燥咳、热病津伤皆宜，兼便秘者尤佳。外用点眼，能明目退翳。

【功效应用】清热化痰，生津润燥，明目退翳。治痰热咳嗽，可配瓜蒌、川贝母、竹茹等。治阴虚燥咳，可配海蜇皮等，如雪羹汤。治热病伤津烦渴便秘，常配芦根、麦冬、梨等，鲜品捣汁服。治目赤翳障，磨汁沉淀取粉配入复方点眼，如玉壶冰、干眼药。

本品内服 60～120g，煎汤或榨汁，或去皮食用。外用适量，捣汁澄粉点眼，或鲜品切片外擦患处。因其微寒清润，故中寒便溏者慎服。

胆南星

【歌诀】胆星凉苦，痰热化除，定惊息风，咳喘惊搐。

【来源】由制南星细粉与牛、羊或猪胆汁经加工而成，或生天南星细粉与牛、羊或猪胆汁经发酵加工而成。

【药性】苦，凉。归肺、肝经。

【性能特点】苦燥凉清，入肺肝经。既清化热痰，又息风定惊，为治痰热或风痰兼热之要药。与天南星相比，其燥性减，无燥热伤阴之弊。

【功效应用】清化热痰，息风定惊。治痰火咳喘，常配桑白皮、黄芩、瓜蒌等。治惊风抽搐，常配天竺黄、地龙等。治痰热神昏，常配牛黄、冰片、郁金等。治风痰眩晕兼热，常配天麻、禹白附、半夏等。治破伤风，常配半夏、全蝎、蜈蚣等。

本品内服 2～9g，煎汤或入丸散。因其苦寒，故脾虚便溏者慎服，寒痰者忌服。

猪胆粉

【歌诀】猪胆粉寒，清热化痰，通便解毒，凉肝利胆。

【来源】猪科动物猪 *Sus scrofa* domestica Brisson 胆汁的干燥品，或用胆汁。

【药性】苦，寒。归肺、心、肝、胆、大肠经。

【性能特点】苦寒清泄，沉降通利。入肺心经，善清热化痰、解毒消肿；入肝胆经，善凉肝定惊、利胆退黄；入大肠经，能润燥通便。肺热、痰热、肝胆热均可用，兼肠热便秘者尤宜。

【功效应用】清热化痰，解毒消肿，凉肝定惊，利胆退黄，润燥通便。治痰热咳嗽，单用隔水蒸热服，或对入复方药液。治百日咳，可配川贝母、百部等。治疮肿，单用或配蒲公英、金银花等内服外用。治咽痛，可配黄芩、桔梗、生甘草、金银花等。治蛇头疔，单用外敷，或连猪胆套于患指上直至痊愈。治目赤肿痛，单用或配桑叶、决明子、菊花等。治肝热急惊，常配蝉蜕、天竺黄、防风等。治痰热癫痫，常配天竺黄、郁金、白矾等。治湿热黄疸，单用研末装胶囊服，或配茵陈、栀子等。治热结肠燥便秘，常用汁配蜂蜜蒸服。此外，取其清热解毒通便之功，还治湿热泻痢，可配绿豆等。

本品内服，猪胆粉 0.3～0.6g，冲服或入丸散；猪胆汁 6～10g，隔水炖服。外用适量，猪胆粉研末掺，或水调涂；猪胆汁直接涂敷。也可用新鲜胆汁 30～60mL 灌肠。因其苦寒清泄通便，故脾胃虚寒者慎服。

猴 枣

【歌诀】猴枣苦寒，镇惊豁痰，清热解毒，瘰疬咳喘。

【来源】猕猴科动物猕猴等的肠胃道结石。

【药性】苦、微咸，寒。归心、肺、肝、胆经。

【性能特点】苦寒清泄，微咸质重。入心肺经，善豁痰、清热、解毒；入肝胆经，善清肝胆、镇惊。凡痰热、热毒之病证皆可投用，尤宜小儿，多入成药。

【功效应用】豁痰镇惊，清热解毒。治痰热喘咳，常配川贝母、天竺黄、仙半夏等，如福建猴枣散。治风热咳嗽痰鸣，常配金银花、钩藤、珍珠等，如珠珀猴枣散。治痰热惊风，常配天竺黄、羚羊角、青礞石等，如上海猴枣散。治瘰疬痰核，单用研末调敷，或醋磨涂患处，或配入复方。治痈疽肿毒，单用研末调敷，或醋磨涂患处，或入复方。

本品内服，研末 0.3 ～ 1g，或入丸散。外用适量，研末调敷，或醋磨涂。因其苦寒清泄，故寒痰及无实热者忌服，脾胃虚寒者慎服。

礞　石

【歌诀】礞石甘咸，下气坠痰，癫狂喘急，息风平肝。

【来源】变质岩类黑云母片岩、绿泥石化云母碳酸盐片岩，或蛭石片岩、水黑云母片岩的石块或碎粒。前两者习称青礞石，后两者习称金礞石。均主含钾、镁、铁、铝的硅酸盐。

【药性】甘、咸，平。归肺、肝经。

【性能特点】甘咸软化，质重坠降，平而偏凉。入肺肝经，既坠痰下气，又平肝镇惊。沉降下行，为治惊利痰之圣药。

【功效应用】下气坠痰，平肝镇惊。治实热顽痰之气逆喘息、惊痫癫狂、眩晕痰多、大便秘结，常配熟大黄、沉香、黄芩，即礞石滚痰丸；再加竹沥、制半夏、橘红、甘草，即竹沥达痰丸，遇本病证可酌情选用。此外，也可用于小儿风寒外束、痰热客肺所致的咳喘，症见面赤身热、咳嗽气促、痰多黏稠、咽痛声哑，常配麻黄、生石膏、苦杏仁等，如儿童清肺丸。

本品内服，煎汤 6 ～ 10g，打碎先煎；入丸散 1.5 ～ 3g。多入丸散。因其重坠下泄，故气虚脾弱、小儿慢惊及孕妇忌服。

第三节　止咳平喘药

桔　梗

【歌诀】桔梗苦平，开提肺气，治咳祛痰，排脓需记。

【来源】桔梗科植物桔梗 *Platycodon grandiflorum*（Jacq.）A. DC. 的干燥根。

【药性】辛、苦，平。归肺经。

【性能特点】辛散苦泄，质轻上浮，性平少偏，专入肺经。善开泄宣散肺气而宣肺祛痰、止咳利咽、排脓。为开宣肺气之要药，凡痰阻气机胸膈满闷，无论寒热或兼否表证皆宜；凡咳嗽有痰证属肺气不宣者，无论有无表证或属寒属热皆宜；凡属邪热客肺喑哑咽痛，无论虚实或兼否表证皆可。

【功效应用】宣肺祛痰，利咽止咳，排脓。治咳嗽有痰，属风邪犯肺者，常配荆芥、桔梗、白前等，如止嗽散；属风寒袭肺者，常配杏仁、紫苏叶、半夏等，如杏苏散；属风热袭肺者，常配桑叶、菊花、杏仁等，如桑菊饮；属痰火壅肺者，常配全瓜蒌、竹茹、黄芩、桑白皮等。治音哑咽痛，常配生甘草，属风热者再配马勃、牛蒡子、蝉蜕等，属热毒者再配板蓝根、黄芩、山豆根等，属虚火者再配玄参、麦冬、南沙参等。治肺痈吐脓，属初期兼表邪者，常配鱼腥草、芦根、金银花等；属中期咳吐脓血痰者，常配黄芩、生薏苡仁、冬瓜仁、芦根等；属后期胸闷咳痰者，常配竹茹、丝瓜络、炒枳壳等。治肺气不宣、胸闷不畅，常配枳壳、柴胡、香附等。此外，取其宣散之功，治肺气不宣的水肿，常配猪苓、茯苓等，以宣肺利水；又为舟楫之剂，载药上浮，治上部疾患与他药同用，能引诸药直达病所。

本品内服 3 ～ 9g，煎汤或入丸散。因其升散，用量过大易致恶心，故用量不宜过大，气机上逆之呕吐、眩晕者慎服，阴虚久咳痰少、咳血及肺痈脓净者不宜服。

胖大海

【歌诀】胖大海寒，清宣利咽，沸水泡服，疗哑通便。

【来源】梧桐科植物胖大海 *Sterculia lychnophora* Hance 的干燥种子。

【药性】甘，寒。归肺、大肠经。

【性能特点】甘寒质轻，宣散清降。入肺经，能清宣肺气而止咳利咽、解热毒；入大肠经，能清肠通便及导热毒外出。上能清宣肺气，下能清肠通便，凡风热、肺热、肠热均宜，咽痛暗哑者尤佳。

【功效应用】清宣肺气，利咽解毒，清肠通便。治肺热声哑，轻者单用沸水泡服，重者配牛蒡子、蝉蜕等。治风热咳嗽，常配前胡、桑叶、牛蒡子等。治痰热咳嗽，常配浙贝母、瓜蒌、枇杷叶等。治咽喉肿痛，常配桔梗、甘草、金银花、板蓝根等。治热结便秘，症轻者单用沸水泡服，症重者配枳壳、决明子等。

本品内服 2 ～ 3 枚，沸水泡或煎汤。散剂用量减半。因其寒滑，故脾虚便溏者慎服。

前　胡

【歌诀】前胡微寒，风热能散，化痰降气，咳嗽喘满。

【来源】伞形科植物白花前胡 *Peucedanum praeruptorum* Dunn 等的干燥根。

【药性】苦、辛，微寒。归肺经。

【性能特点】苦泄辛散，微寒能清，专入肺经，能降能宣兼清热。既降气祛痰，又宣散风热，凡咳喘痰黄，无论痰热还是风热所致者均宜。

【功效应用】降气祛痰，宣散风热。治痰热咳喘，常配麻黄、生石膏、苦杏仁、黄芩等。治风热咳嗽，常配白前、桑叶、苦杏仁等。

本品内服 6～10g，煎汤或入丸散。蜜炙前胡，其寒性减而兼润肺，久咳肺虚或燥咳少痰者宜用。因其苦泄宣散，故阴虚咳嗽、寒饮咳喘者不宜服。

苦杏仁

【歌诀】苦杏仁温，润燥下气，解肌行痰，喘咳便秘。

【来源】蔷薇科植物山杏 *Prunus armeniaca* L. var. *ansu* Maxim. 等的干燥成熟种子。

【药性】苦，温。有小毒。归肺、大肠经。

【性能特点】苦泄降，富含脂，温有小毒，药力较强。入肺经，降气兼解肌而止咳平喘；入大肠经，降气润肠而通大便，并利于止咳喘。凡咳喘痰多无论寒热或兼否表证均宜，寒痰者尤佳。肠燥便秘可用，气秘者最宜。止咳平喘、润肠之功虽似桃仁，但却力强并兼解肌。配麻黄宣降并用，止咳平喘之力倍增，故有"杏仁为麻黄平喘的臂助"之说。

【功效应用】止咳平喘，润肠通便，兼降气解肌。治咳嗽气喘，属风寒咳嗽，常配紫苏、半夏、桔梗等；属风热咳嗽，常配桑叶、菊花、桔梗等；属温燥咳嗽，常配桑叶、川贝母、南沙参等；属寒痰喘咳，常配麻黄、陈皮、甘草等；属肺热喘咳，常配麻黄、生石膏、甘草等；属肺虚热咳有痰，可配马兜铃、阿胶等。治肠燥便秘，常配火麻仁、郁李仁等。此外，取其能宣化肺经湿浊，治湿温病初期，常配生薏苡仁、白蔻仁、黄芩、滑石等，如三仁汤。治外阴阴道瘙痒，炒枯研粉麻油调涂，涂前先用桑叶水洗净。

本品内服 3～10g，煎汤宜打碎后下，或入丸散。咳喘兼体虚脾弱者宜用炒苦杏仁，咳喘兼大便溏泻者宜用苦杏仁霜。因其苦温润降有小毒，故用量不宜过大（最大不超过 20g），阴虚久咳、大便稀溏者不宜服，婴儿慎服。

苦杏仁中毒症状为眩晕、恶心、呕吐、头疼、心悸、惊厥、昏迷、发绀、瞳孔散大、脉搏慢弱、对光反射消失、呼吸急促或缓慢不规则。轻者可用杏树皮 60g，去内外皮，水煎服。重者可对症治疗。配糖服可降低毒性，预防中毒。

白　前

【歌诀】微温白前，降气下痰，喘满咳嗽，服之自安。

【来源】萝藦科植物柳叶白前 Cynanchum stauntonii(Decne.) Schltr. ex Lévl. 等的干燥根茎及根。

【药性】苦、辛，微温。归肺经。

【性能特点】苦降辛散，微温不燥热，专入肺经。苦降多，辛散少，善降气祛痰而止咳，为肺家要药，凡咳喘痰多无论寒热新久皆宜，兼寒者尤佳。

【功效应用】降气消痰止咳。治咳喘气逆痰多，偏寒者可配紫菀、半夏、杏仁等，偏热者可配瓜蒌、前胡、黄芩等。治风邪犯肺咳嗽痰多，常配荆芥、紫菀、桔梗等，如止嗽散。

本品内服 3～10g，煎汤或入丸散。蜜炙白前，性较缓和，长于润肺降气止嗽，宜用于肺虚咳嗽。因其苦降辛散下气，对胃黏膜有刺激性，故肺虚干咳者不宜服，胃病或有出血倾向者慎服。

紫苏子

【歌诀】辛温苏子，消痰降气，通便润肠，治喘最宜。

【来源】唇形科植物紫苏 *Perilla frutescens*（L.）Britt. 的干燥成熟果实。

【药性】辛，温。归肺、大肠经。

【性能特点】辛温润降。入肺经，善降气消痰而止咳喘；入大肠经，能降气润肠而通大便。为治咳喘气逆痰多之要药，寒痰湿痰所致者皆宜，兼便秘者尤佳。

【功效应用】降气消痰，止咳平喘，润肠通便。治气逆咳喘痰多，常配芥子、莱菔子。治上盛下虚之咳喘痰多，常配陈皮、半夏、当归等，如苏子降气汤。治肠燥便秘，常配火麻仁、郁李仁、苦杏仁、冬瓜仁等。

本品内服 5～10g，打碎入煎，或入丸散。炒紫苏子药性较和缓。因其耗气滑肠，故气虚久咳、阴虚喘逆及脾虚便溏者慎服。

旋覆花

【歌诀】旋覆花温，行水下气，治咳消痰，平呕止噫。

【来源】菊科植物旋覆花 *Inula japonica* Thunb. 等的干燥头状花序。

【药性】苦、辛、咸，微温。归肺、胃、大肠经。

【性能特点】苦降辛散，微温咸软。既入肺经，善降气行水消痰；又入胃大肠经，善降气止呕止呃。降气力强，兼消胶黏之痰、通血脉，凡肺胃气逆不降重症每用，气滞气逆兼血脉瘀滞者亦佳。

【功效应用】下气行水消痰，降逆止呕止呃，兼疏通血脉。治气逆咳喘痰多，属寒痰者，单用或配杏仁、半夏、白前等；属热痰者，常配全瓜蒌、黄芩、浙贝母等；属痰胶黏者，常配海浮石、海蛤壳等。治气逆呕吐呃逆噫气，常配赭石、半夏等，如旋覆代赭汤。治气滞血瘀胸痛、欲蹈其胸，常配柴胡、郁金、茜草等。

本品内服 3 ～ 10g，包煎。蜜炙温燥性减缓，肺虚喘促夹痰饮者宜用。因其温散降逆，故阴虚燥咳、体虚便溏者不宜用。

枇杷叶

【歌诀】枇杷叶苦，清肺和胃，热咳有痰，呕哕皆退。

【来源】蔷薇科植物枇杷 *Eriobotrya japonica*（Thunb.）Lindl. 的干燥叶。

【药性】苦，微寒。入肺、胃经。

【性能特点】苦泄降，微寒清，清降消痰。入肺经，清肺下气消痰而止咳；入胃经，清胃降逆而和中止呕。清降肺胃而力缓，肺胃气逆不降症轻有热者每用。蜜炙可增润肺之力，以利于止咳。

【功效应用】清肺化痰止咳，和胃降逆止呕。治痰热咳嗽，常配前胡、黄芩、浙贝母等。治燥热咳嗽，蜜炙后再配桑叶、川贝母、百部等。治胃热呕吐，常配竹茹、陈皮、芦根等。

本品内服刷去茸毛，煎汤 10 ～ 15g，或入丸散。止咳宜蜜炙用，止呕宜生用。因其微寒，故寒嗽及胃寒呕逆不宜服。

马兜铃

【歌诀】马兜铃寒，肺热喘嗽，下气消痰，兼治痔漏。

【来源】马兜铃科植物北马兜铃 *Aristolochia contorta* Bge. 等

的干燥成熟果实。

【药性】苦、微辛，寒。有小毒。归肺、大肠经。

【性能特点】苦寒清泄而降，微辛略兼开散，有小毒力较强，清降略开泄。入肺经，清肺下气而止咳平喘；入大肠经，清肠热而消痔肿。肺热咳喘无论虚实皆可酌选，苦寒有肾毒内服宜慎，不可过量或久服。

【功效应用】清肺下气，止咳平喘，清肠疗痔。治肺热咳喘，可配桑白皮、黄芩、瓜蒌等。治肺虚热咳有痰，常配阿胶、杏仁、炙甘草等。治肠热痔肿，古单用燃熏，今配槐角、槐花、大黄、枳壳等。此外，其有温和而持久的降压作用，可用于早期高血压病的治疗。

本品内服 3～10g，煎汤，或入丸散。肺虚有热咳喘宜蜜炙用。因其含马兜铃酸，苦寒有肾毒，故不宜大量或久服，寒痰咳喘、脾胃虚寒及肾病患者忌服。

紫 菀

【歌诀】性温紫菀，润肺化痰，平喘止咳，兼利小便。

【来源】菊科植物紫菀 *Aster tataricus* L. f. 的干燥根及根茎。

【药性】辛、苦，温。归肺经。

【性能特点】辛散苦降，温润不燥，专入肺经。善润肺下气、化痰止咳，兼疏通肺经气血而宣利小便。治咳喘痰多无论新久寒热虚实皆宜，尤以风寒外束、肺气壅实之咳喘痰多者最佳。与款冬花相比，长于祛痰，常相须为用。

【功效应用】润肺下气，化痰止咳，兼疏通气血。治风寒咳嗽，常配荆芥、桔梗、百部、白前等。治肺热咳嗽、咯痰黄稠，常配黄芩、瓜蒌、竹沥等。治寒饮咳喘兼表，常配麻黄、射干、细辛等，如麻黄射干汤。治久嗽不瘥，常配款冬花、百部等。

治劳嗽咳血，常蜜炙并配川贝母、百部、阿胶等。治小便不利，属肺失宣降者，可配桔梗、浮萍、茯苓、泽泻等；属肺虚失宣者，可配党参、麦冬、茯苓等。

本品内服 5～10g，煎汤或入丸散。外感咳嗽痰多宜生用，内伤咳嗽痰少无痰及燥咳宜蜜炙。因其性温，有耗气助热之虞，故劳嗽、温燥咳血及实热咳嗽均不宜单用。

款冬花

【歌诀】平而冬花，温而不燥，润肺化痰，喘咳皆效。

【来源】菊科植物款冬 *Tussilago farfara* L. 的干燥花蕾。

【药性】辛，温。归肺经。

【性能特点】辛散温润不燥，专入肺经。善润肺下气、化痰而止咳，治咳喘痰多无论新久寒热虚实皆宜，尤以肺寒咳喘痰多者最佳，肺虚劳嗽咯血亦常用。与紫菀相比，长于止咳，常相须为用。

【功效应用】润肺下气，化痰止咳。治风寒咳嗽，常配荆芥、桔梗、百部、白前等。治痰热咳喘，常配黄芩、浙贝母、瓜蒌、竹沥等。治寒饮咳喘兼表，常配麻黄、射干、细辛等。治肺痈吐脓样痰，常配桔梗、鱼腥草、生薏苡仁、冬瓜仁等。治久嗽不瘥，常配紫菀、百部等。治劳嗽咳血，常蜜炙并配川贝母、百部、阿胶等。

本品内服 5～10g，煎汤或入丸散。外感咳嗽痰多宜生用，内伤咳嗽痰少无痰及燥咳宜蜜炙。因其性温，有耗气助热之虞，故劳嗽、温燥咳血及实热咳嗽不宜单用。

百 部

【歌诀】百部苦平，止咳最宜，杀虫灭虱，内服外治。

中医白话解读本丛书

【来源】百部科植物直立百部 *Stemona sessilifolia*（Miq.）Miq. 等的干燥块根。

【药性】甘、苦，平。归肺经。

【性能特点】甘润苦降，平而不偏，专入肺经。既润肺下气、抗结核杆菌而止咳，为润肺止咳良药，凡咳嗽无论新久寒热虚实皆可，痨咳者尤佳；又杀肠道与体表寄生虫，为杀虫灭虱佳品，可治人体多种寄生虫病，内服外用皆可。

【功效应用】润肺止咳，杀虫灭虱。治诸般咳嗽，风邪犯肺者，常配桔梗、荆芥、紫菀、白前等；肺寒有痰者，常配麻黄、杏仁等；痰热闭肺者，常配瓜蒌、竹茹、浙贝母等；火热袭肺者，常配黄芩、桑白皮、天花粉等；肺虚痨嗽者，常配知母、百合、川贝母等；百日咳者，单用制成糖浆服，或配南沙参、川贝母、白前等。治蛔虫病、蛲虫病，常配使君子、槟榔等，煎汤口服或灌肠。治体虱、头虱、臭虫，单用水煎洗，或研末掺撒。治疥疮、癣痒、阴痒，单用或配地肤子、蛇床子等水煎熏洗。此外，杀孑孓、蝇蛆，单用即可。替代有机磷或有机氯农药，以利环保。

本品内服 5 ~ 10g，煎汤，或入丸散。外用适量，研末掺，或煎汤熏洗。治燥咳、久咳、虚咳宜蜜炙用。因其易伤胃滑肠，故脾虚便溏者忌服。

蔊 菜

【歌诀】蔊菜苦辛，祛痰有功，解毒利湿，退黄消肿。

【来源】十字花科植物蔊菜 *Rorippa indica*（L.）Hiern 等的干燥或新鲜全草。

【药性】辛、苦，平。归肺、肝经。

【性能特点】辛散苦泄，平而偏凉。药食兼用，入肺肝经，既祛痰止咳兼发表，又清利湿热、清解热毒。咳嗽痰喘可用，尤以痰热兼表证或湿热下注者最宜。

【功效应用】祛痰止咳，清利湿热，清热解毒。治咳嗽痰喘，属肺热者，常配黄芩、鱼腥草、桔梗等；属肺寒者，常配紫苏子、清半夏、化橘红等。治外感表证，属风热热毒盛者，常配金银花、连翘、大青叶等；属风寒兼咽痛者，可配荆芥、桔梗、生甘草等。治湿热淋痛，常配车前草、瞿麦、蒲公英等。治水肿兼热，常配车前子、冬瓜皮、赤小豆等。治湿热黄疸，常配茵陈、栀子、垂盆草等。治疮肿，常配金银花、连翘、赤芍等。治咽喉肿痛，常配桔梗、生甘草、金银花、牛蒡子等。

本品内服 10～30g，煎汤或鲜品捣汁。外用适量，鲜品捣敷，或绞汁外涂。

矮地茶

【歌诀】矮地茶平，清利有功，祛痰止咳，活血止痛。

【来源】紫金牛科植物平地木 *Ardisia japonica*(Thunb.)Blume. 的干燥全株。

【药性】辛、苦，平。归肺、肝经。

【性能特点】辛散苦泄，平而偏凉，入肺肝经。既祛痰而止咳，又清利湿热、活血化瘀。药力较强，咳嗽痰喘宜用，尤以痰热或肺痨者最佳，也可用于结核性胸膜炎。

【功效应用】祛痰止咳，清利湿热，活血化瘀。治咳嗽痰喘，属肺热者，单用或配黄芩、胡颓叶、猪胆汁等；属寒饮者，可配麻黄、细辛、干姜、五味子等；属肺痈吐脓者，常配鱼腥草、芦根、生薏苡仁、桔梗等；属肺痨者，可配百部、十大功劳叶、天冬、川贝母等。治水肿兼热，常配车前子、冬瓜皮、茯苓皮等。治湿热黄疸，常配茵陈、山栀子、溪黄草、垂盆草等。治跌打损伤，可配丹参、川芎、苏木、乳香等。治经闭腹痛，可配当归、红花、鸡血藤、益母草等。治风湿痹痛，可配威灵仙、独活、徐长卿、桑寄生等。此外，治结核性胸膜炎，可配地榆、椒目、瓜蒌等。

本品内服 10～30g，煎汤或鲜品捣汁。外用适量，鲜品捣敷。曾报道，有 1 例患者服用本品 1 月而引发黄皮症（肝功能正常），停药后消退。

白 果

【歌诀】白果苦甘，敛肺缩尿，能平痰喘，带浊有效。

【来源】银杏科植物银杏 *Ginkgo biloba* L. 的干燥成熟种子。

【药性】涩、苦、甘、平。有小毒。归肺、肾经。

【性能特点】涩收敛，苦泄降，有小毒，甘平偏凉。入肺经，敛肺气兼祛痰而平喘哮；入肾经，固下焦兼祛湿而止带浊、缩尿。上敛肺平喘定哮，兼祛痰，凡喘哮无论寒热或有痰无痰均可选用。下固肾止带缩尿，兼祛湿，凡带浊尿频无论虚寒或湿热皆可选用。

【功效应用】敛肺平喘，止带缩尿，兼能固精。治喘哮痰多或无痰，属寒者，常配麻黄、甘草等，如鸭掌散；属热者，常配黄芩、麻黄等，如定喘汤。治湿浊带下，属虚寒者，可配白术、苍术、海螵蛸等；属湿热者，常配黄柏、车前子、芡实等，如易黄汤。治遗尿尿频，可配桑螵蛸、益智仁、乌药等。治小便白浊，可配萆薢、土茯苓、乌药等。治遗精，单用或配沙苑子、韭菜子、菟丝子等。此外，治肺结核，将其在菜籽油中浸泡 49 天后，日服半至一粒。

本品内服 6～10g，打碎入煎，或入丸散。生用毒大，炒用毒性减弱，入药时须去其外层种皮及内层的薄皮和心芽。因其敛涩有毒，故不可生食与过量服，咳痰不利者慎服。

洋金花

【歌诀】洋金花温，镇痉止痛，止咳平喘，有毒慎用。

【来源】茄科植物白花曼陀罗 *Datura metel* L. 的干燥花。

【药性】辛，温。有毒。归肺、肝经。

【性能特点】辛温燥散毒烈，入肺肝经。既善止咳平喘，寒痰咳喘或寒哮喘咳他药乏效者可投，唯无痰或痰少清稀者宜用；又善麻醉止痛，兼息风止痉，局麻与痛重者宜选，癫痫与慢惊者可用。因辛温毒烈，内服宜慎。

【功效应用】平喘止咳，麻醉止痛，息风止痉。治寒痰咳喘、痰少清稀，单用燃烟吸或煎汤服，或入复方。治寒哮喘咳无痰或痰少清稀，单用燃烟吸或煎汤服，或入复方。治诸痛重症，属脘腹冷痛者，可配桂枝、附子、炒白芍等；属风湿痹痛者，可配制川乌、制草乌、威灵仙等；属跌打损伤者，可配姜黄、血竭、乳香、没药等。手术局麻、疤痕灸，常配制川乌、制草乌、姜黄、川芎等泡酒外涂。治癫痫抽搐，可配天麻、全蝎、蜈蚣等。治小儿慢惊，可配全蝎、天麻、朱砂等，如干蝎天麻散。

本品内服，煎汤（或泡水)0.3～0.6g，入丸散0.1～0.15g，或泡酒，或作卷烟吸。外用适量，煎水洗，或研末调涂。因其辛温毒烈，故应严格控制剂量，热咳痰稠、咳痰不利、高热及表证未解者忌服。因含东莨菪碱、莨菪碱、阿托品等，故孕妇慎用，心动过速或有心动过速病史、心肺功能不全、青光眼、眼压增高、肝肾功能严重损害者禁用。

第十四章

安神药

凡以安定神志为主要功效的药物，称为安神药。

本类药味多甘，少数兼咸或苦，个别辛、咸或辛、苦；性多寒凉或平，个别温；主归心经，兼归肝、肾、肺经等。主能安神，兼能平肝潜阳、收敛、清热解毒等。主治神志不安、心悸怔忡、失眠多梦、健忘、神志恍惚等，兼治肝阳上亢、滑脱诸证、咽喉肿痛等。

本类药又可分为两类，其中：重镇安神药多为金石矿物介（贝壳）类，质重镇怯而安神。功能重镇安神，平肝潜阳。主治阳气躁动之失眠心悸、惊痫发狂。养心安神药多属植物种子、根、茎，质润滋补而安神。功能养心安神，兼滋肝补气。主治血虚或体虚心神失养之失眠多梦、心悸、怔忡、神志不安。

使用时需恰当选择本章药，据情配伍他章药；重镇安神药与养心安神药常配伍同用；用于安眠时宜睡前服；矿物类安神药宜与健脾胃药同用，且不宜长期服用，尤其是直接入丸散时，更应如此；个别有毒，用时宜谨慎。

第一节 重镇安神药

朱 砂

【歌诀】朱砂微寒，镇心安神，解毒清热，多服伤人。

【来源】硫化物类矿物辰砂族辰砂。主含硫化汞（HgS）。

【药性】甘，寒。有毒。归心经。

【性能特点】质重镇怯，甘寒清解，有毒力强，专入心经。善镇心、清解热毒而安神、疗疮、明目。为重镇安神之要药，凡心神不安兼热，无论实虚皆宜。有毒，不宜过量或持久服，更不是神仙长寿药。

【功效应用】镇心安神定惊，清热解毒明目。治神志不安实证，属心火亢盛者，常配黄连、栀子、竹叶等；属高热神昏者，常配牛黄、麝香、水牛角、冰片等；属痰热惊痫者，常配牛黄、胆南星、天竺黄等。治神志不安虚证，属阴血亏虚有热者，常配生地黄、麦冬、酸枣仁等。治热毒疮肿，常配山慈菇、红大戟、千金子等，如紫金锭。治咽喉肿烂，常配冰片、西瓜霜，如玉钥匙。治目暗不明，常配磁石、朱砂、神曲，如磁朱丸。

本品内服 0.1～0.5g，研末冲，或入丸散。外用适量，研末敷或调涂。因其有毒，故内服不宜过量或久服，肝肾功能不正常者慎服，以免汞中毒。火煅析出水银而增毒，故忌火煅。古方解其毒用童便、鲜羊血。

磁 石

【歌诀】磁石辛寒，纳气潜阳，聪耳明目，镇怯尤良。

【来源】氧化物类矿物尖晶石族磁铁矿。主含四氧化三铁（Fe_3O_4）。

【药性】辛、咸，寒。归心、肾、肝经。

【性能特点】质重沉降，辛咸而寒，镇潜补益。入心经，善重镇安神；入肝经，善平肝潜阳；入肾经，善益精、聪耳明目、纳气平喘。重镇安神不如朱砂，但长于补益肾精、聪耳明目、纳气平喘、平肝潜阳。

【功效应用】重镇安神，平肝潜阳，聪耳明目，纳气平喘。治恐怯怔忡、失眠癫痫，常配朱砂、神曲，如磁朱丸。治肝阳上亢头晕目眩，常配生牡蛎、白芍、夏枯草等。治肾虚耳聋耳鸣，常配熟地黄、石菖蒲等。治目暗不明，常配朱砂、神曲等。治虚喘，属阴虚者，常配五味子、熟地黄、山药等；属阳虚者，常配五味子、附子、熟地黄、沉香等。

本品内服，煎汤 15～30g，打碎先下；入丸、散，每次 1～3g。外用适量，研末敷。镇惊安神、平肝潜阳宜生用，聪耳明目、纳气平喘宜醋淬后用。因其为矿石类药，服后不易消化，故脾胃虚弱者不宜多服久服。

铁　落

【歌诀】铁落辛寒，镇惊平肝，善怒发狂，惊悸不安。

【来源】生铁煅至红赤，外层氧化时被锤落的铁屑。主含四氧化三铁（$FeO \cdot Fe_2O_3$）。

【药性】辛，寒。归肝、心经。

【性能特点】辛寒质重镇潜，入肝心经。平肝镇惊又安神定志，为治肝火扰心之要药，善怒惊狂者宜用。

【功效应用】平肝镇惊安神。治肝火扰心之善怒发狂惊悸不安，单用或入复方，如生铁落饮。

本品内服 30～90g，先煎，或煎汤代水。因其质重性寒，故脾胃虚寒者不宜服。

珍　珠

【歌诀】珍珠性寒，平肝镇心，解毒明目，清热益阴。

【来源】双壳类动物马氏珍珠贝 *Pteria martensii*（Dunker）、蚌科动物三角帆蚌 *Hyriopsis cumingii*（Lea）等双壳类动物受刺激形成的珍珠。

【**药性**】甘、咸，寒。归心、肝经。

【**性能特点**】介类重镇兼涩，甘寒清解兼补，入心肝经。既善清心肝之火、镇心益阴而安神定惊，又能清肝火、益肝阴而明目退翳，还能清热解毒、生肌而敛疮。重镇安神与解毒之功不如朱砂，长于明目退翳与敛疮，且无毒而益阴。治惊悸失眠无论虚实皆宜，兼热者尤佳。治目赤翳障，无论风热还是肝火所致者内服外用皆可。

【**功效应用**】安神镇惊，明目退翳，解毒敛疮。治心悸怔忡、失眠多梦，单用研末，蜜调服；或配龙骨、牡蛎、丹参、炒酸枣仁、夜交藤等。治惊风癫痫，常配等份牛黄研末服，即珠黄散。治热病神昏，常配牛黄等，如安宫牛黄丸等。治目赤翳障，内服属风热者常配菊花、谷精草等，属肝火者常配夏枯草、青葙子等；外用常配冰片等，如珍珠八宝眼药。治咽喉肿痛，常配牛黄等。治口舌生疮日久不愈，常配硼砂、人中白、儿茶等。治疮疡不敛，常配炉甘石、琥珀、儿茶、血竭等。治湿疹瘙痒，常配枯矾、炉甘石、黄柏、青黛等。

本品内服，每次 0.1～0.3g，研末冲，或入丸散，每日 2～3 次。外用适量，研末干掺，水飞研极细末点眼或吹喉。因其质重性寒，故孕妇及脾胃虚寒者慎服。

龙 骨

【**歌诀**】龙骨微寒，安神镇潜，制酸止痛，固脱收敛。

【**来源**】古代大型哺乳动物东方剑齿象、犀牛等的骨骼化石。

【**药性**】甘、涩，微寒。归心、肝经。

【**性能特点**】介类质重镇潜，甘涩微寒收敛，入心肝经。生用镇潜微寒，善镇惊安神、平肝潜阳，并收敛固涩；煅用收涩性平，善收敛固涩、制酸止痛，兼镇潜安神。性能功效虽与牡蛎相似，但无益阴之功，而镇惊固涩力却强，神志不安及滑脱不禁重症每用。

【功效应用】镇惊安神，平肝潜阳，收敛固涩，制酸止痛。治惊狂躁烦，常配牡蛎等。治心悸怔忡、失眠多梦，常配牡蛎、酸枣仁、茯神、夜交藤等，并随证配其他相应药。治肝阳上亢，常配牡蛎、生白芍、钩藤、生牛膝等。治自汗，常配煅牡蛎、桂枝、炒白芍、黄芪等。治盗汗，常配煅牡蛎、知母、麦冬、黄柏等。治遗精滑精，常配煅牡蛎、五味子、金樱子、菟丝子等。治白带不止，常配煅牡蛎、芡实、山药、炒白术等。治胃痛吐酸，常配煅牡蛎，并随证配他药。此外，煅后外用能收湿敛疮，治湿疹湿疮，常配煅牡蛎、煅石膏、枯矾等。治疮疡不敛，常配煅牡蛎、儿茶、炉甘石等。治外伤出血，常配煅牡蛎、乳香、血竭、没药等。内服还治小便不禁、久泻久痢、便血崩漏等。

本品内服，煎汤 10～30g，打碎先下；或入丸散。外用适量，研末干掺。镇惊安神、平肝潜阳宜生用，收敛固涩、制酸、收湿敛疮宜煅用。因其收敛作用较强，故湿热积滞者不宜服。

中医白话解读本丛书

龙　齿

【歌诀】龙齿甘凉，镇惊效彰，失眠惊悸，并治癫狂。

【来源】古代多种大型哺乳动物的牙齿骨骼化石。

【药性】甘、涩，凉。归心、肝经。

【性能特点】甘凉质重，涩而略敛，入心肝经。善镇惊安神，凡心神不宁无论虚实皆宜。

【功效应用】镇惊安神。治惊痫癫狂，属因惊致痫狂者，常配铁粉、寒水石、茯神等；属邪热扰心者，常配黄连、黄芩、麦冬、茯神等。治失眠多梦、心悸，属心火兼瘀者，常配丹参、竹叶、炒酸枣仁等；属气血亏虚者，常配生黄芪、当归、炒酸枣仁、夜交藤等；属气阴亏虚者，常配党参、麦冬、五味子等；属阴血亏虚者，常配麦冬、五味子、柏子仁、炒酸枣仁等；属肝郁化火、心神失养者，常配牡丹皮、栀子、柴胡、丹参等；属心肾不交者，常配莲子、远志、石菖蒲等。治小儿惊风、夜啼，常配蝉蜕、钩藤、茯苓等。

本品内服煎汤 10 ~ 15g，打碎先下；或入丸散。生用或火煅用。

中医白话解读本丛书

琥 珀

【歌诀】琥珀甘平，安神定惊，行血散瘀，利尿通淋。

【来源】古代松科松属植物的树脂，埋藏地下经年久转化而成。血珀最佳。

【药性】甘，平。归心、肝、肺、膀胱经。

【性能特点】质重能镇，色红入血，甘淡渗利，性平偏凉。内服入心肝血分而重镇行散，善镇心而安神、行血散瘀而通经消癥；入肺膀胱经而通利行散，能利尿通淋而排石、止痛。外用涩敛兼行散，能敛疮、生肌、止血。

【功效应用】内服镇心安神，行血散瘀，利尿通淋，止痛排石；外用敛疮生肌。治心悸失眠、健忘恍惚，单用或配远志等，如琥珀多寐丸。治惊风，脾虚慢惊者，可配党参、茯苓、僵蚕、天麻等；属痰热急惊者，常配胆南星、牛黄、朱砂等。治癫痫，常配朱砂、天南星、郁金等，如琥珀寿星丸。治痛经、经闭、癥瘕，常配桃仁、红花、延胡索、丹参等。治产后瘀阻腹痛，常配川芎、当归、鸡血藤等。治血瘀胸痹心痛，常配人参、三七各等份研末，每服 1g。治跌打损伤，常配血竭、丹参、苏木等。治热淋、血淋，常配木通、车前草、白茅根、栀子等。治砂淋、石淋，常配猫须草、金钱草、海金沙、石韦等。治肝胆结石，常配金钱草、海金沙、郁金、柴胡等。治疮疡不敛、创伤出血，可配血竭、儿茶、没药等。

本品内服 1～3g，不入煎剂，研末冲，或蜂蜜调，或入丸散。外用适量，研末干掺，或调敷。因其甘淡渗利伤阴，故阴虚内热及小便频数者忌服，无瘀血者不宜服。遇火易燃，故忌火煅。

紫石英

【歌诀】紫石英温，镇心定惊，温肺平喘，暖宫温肾。

【来源】卤素化合物氟化物类萤石族矿物萤石，主含氟化钙（CaF_2）。

【药性】甘，温。归心、肝、肺、肾经。

【性能特点】质重镇降，甘温暖脏。既入心肝经，善镇心定惊；又入肺肾经，能温肺肾而平咳喘、暖宫。为温性安神药，虚烦失眠兼肺肾虚或宫寒者宜用。

【功效应用】镇心定惊，温肺平喘，温肾暖宫。治虚烦失眠、心悸怔忡，常配酸枣仁、远志、茯苓等。治惊痫癫狂，常配龙骨、牡蛎、大黄等，如风引汤。治肺虚寒咳，常配紫菀、款冬花、苦杏仁等。治肺肾两虚咳喘，常配五味子、核桃仁、蛤蚧等。治宫寒不孕，常配熟地黄、当归、枸杞子、淫羊藿等。

本品内服 10～15g，打碎先煎；或入丸散。外用适量，醋煎敷。宜火煅醋淬，研末水飞晒干用。因其性温而伤阴助火，故阴虚火旺及血分有热者忌服，只可暂用不可久服。

第二节 养心安神药

酸枣仁

【歌诀】枣仁甘酸，补肝益胆，养心安神，敛汗除烦。

【来源】鼠李科植物酸枣 *Ziziphus jujuba* Mill. var. *spinosa*（Bunge）Hu ex H. F. Chou 的干燥成熟种子。

【药性】甘、酸，平。归肝、胆、心经。

【性能特点】甘补酸敛，性平不偏，入肝胆心经。既养肝益胆补心而安神、生津，又兼收敛津液而止汗。滋养性安神良药，无寒热之偏，善治虚烦不眠，兼虚汗不止或津亏者尤佳。自汗、盗汗亦治，兼失眠者尤宜。

【功效应用】养心安神，敛汗。治虚烦不眠，属肝虚有热者，常配知母、川芎等，如酸枣仁汤；属心肾两虚者，常配生地黄、麦冬等，如天王补心丹；属心脾两虚者，常配当归、人参等，如归脾汤；属心胆两虚者，常配茯神、枳壳、竹茹等。治体虚多汗，属气虚自汗者，常配黄芪、浮小麦、白术等；属阴虚盗汗者，常配知母、黄柏、五味子等。此外，古有熟酸枣仁醒脾之说，今人以炒酸枣仁大量，治夏日湿邪困脾之头昏神差者取效，并常配滑石、石菖蒲等同用。

本品内服，煎汤 6 ～ 15g，捣碎入煎；研末每次 1 ～ 1.5g，睡前吞服；或入丸散。阴虚失眠有热象者宜生用。因其兼收敛之性，故内有实邪郁火者慎服。

柏子仁

【歌诀】柏子仁平，心悸失眠，阴虚盗汗，津少便难。

【来源】柏科植物侧柏 *Platycladus orientalis*（L.）Franco 的干燥成熟种仁。

【药性】甘，平。归心、肾、大肠经。

【性能特点】甘平补虚，质润多脂。入心肾经，既补心益肾而安神，又益肾燥而治阴虚盗汗；入大肠经，润肠燥而通大便。滋养性安神佳品，无寒热之偏，善治虚烦不眠，兼肠燥者尤佳。

【功效应用】养心安神，止汗，润肠通便。治血虚心烦不眠，常配当归、茯神等，如柏子养心丸。治阴血虚失眠健忘，常配酸枣仁、五味子、熟地黄等。治阴虚盗汗，常配知母、黄柏、熟地黄等。治肠燥便秘，常配松子仁、郁李仁、桃仁等。

本品内服 10～18g，打碎煎汤，或入丸散。便溏者可用柏子仁霜。因其油润滑肠，故便溏及多痰者慎服。

灵 芝

【歌诀】灵芝甘平，益气补血，养心安神，平喘止咳。

【来源】多孔菌科真菌赤芝 *Ganoderma lucidum*（Leyss. ex Fr.）Karst. 和紫芝 *Ganoderma sinense* Zhao，Xu et Zhang 的干燥子实体。

【药性】甘、微苦，平。归心、脾、肺、肾经。

【性能特点】甘能补虚，微苦兼泄，性平不偏。既入心脾经，补气健脾、养血安神；又入肺肾经，祛痰止咳、纳气平喘。凡体虚失眠多梦心悸，无论兼寒兼热皆可。凡久咳虚喘，无论有痰无痰皆宜，兼失眠多梦者尤佳。

【功效应用】补气健脾，养血安神，纳气平喘，祛痰止咳。

治体虚失眠多梦，常配酸枣仁、茯神等。治心悸怔忡健忘，常配柏子仁、五味子等。治肺虚久咳，常配人参、五味子、川贝母等。治肾虚久喘，常配五味子、核桃仁、蛤蚧等。此外，治肿瘤、白细胞减少症、高脂血症、冠心病、高血压等，单用内服。

本品内服，煎汤 3 ～ 15g，研末每次 1 ～ 3g；或浸酒服。

夜交藤

【歌诀】夜交藤平，补血安神，祛风通络，又疗风疹。

【来源】蓼科植物何首乌 *Polygonum multiflorum* Thunb. 的干燥藤茎。

【药性】甘，平。归心、肝经。

【性能特点】甘能补，藤通散，平不偏，入心肝经。既补血安神，又通络祛风，为滋养性安神要药。善治虚烦不眠，无论兼寒兼热皆宜，兼痹痛肢麻者尤佳。

【功效应用】养血安神，通络祛风。治血虚心烦失眠多梦，常配酸枣仁、茯神、灵芝等。治血虚痹痛，常配鸡血藤、当归、川芎、木瓜等。治久痹，可配威灵仙、蕲蛇、鸡血藤、川乌等。治风疹瘙痒，单用或配地肤子、蛇床子等煎汤洗浴。

本品内服 9 ～ 15g，煎汤或入丸散。外用适量，煎汤熏洗或鲜品捣敷。

小　麦

【歌诀】小麦微寒，药食两兼，心脏得养，神志即安。

【来源】禾本科植物小麦 *Triticum aestivum* L. 的干燥成熟果实。

【药性】甘，微寒。归心经。

中医白话解读本丛书

【性能特点】甘能补，微寒清，专入心经。补虚兼清热，善养心除烦而安神。药食兼用，神志失常兼热者尤宜。

【功效应用】养心安神。治神志失常、烦躁不安，常配甘草、大枣，如甘麦大枣汤。

本品内服 30～250g，煎汤。

秫 米

【歌诀】秫米微寒，补肺利肠，失眠宜服，益阴含阳。

【来源】禾本科植物梁 *Setaria italica*（L.）Beauv. 等的干燥成熟带糯性种子。

【药性】甘，微寒。归肺、胃、大肠经。

【性能特点】甘补和，微寒清，入肺胃大肠经。补虚兼和中，善益阴和胃而安神。药食兼用，力缓用量宜大。

【功效应用】益阴和胃安神。治胃不和之卧不安，常配半夏，如半夏秫米汤。治阳盛阴虚之夜不得瞑，可配生地黄、酸枣仁、黄连等。

本品内服 10～15g，包煎。若无秫米，可用薏苡仁替代。

合欢皮

【歌诀】合欢皮平，忧忿失眠，肺痈唾浊，骨折能痊。

【来源】豆科植物合欢 *Albizia julibrissin* Durazz. 的干燥树皮。

【药性】甘、苦，平。归心、肝经。

【性能特点】甘和缓，苦能泄，性平和，入心肝经。既解郁安神，又活血消肿、生肌止痛、消痈。古云"合欢解忧"，为解郁安神常用药。药力强于花，兼和血止痛，忧郁心神不安兼血瘀者最宜。

【功效应用】解郁安神，活血消肿，止痛生肌，消痈。治忧郁思虑之失眠、心神不安，常配柴胡、夜交藤、炒酸枣仁等。治跌打损伤瘀血肿痛，常配丹参、川芎、当归等。治筋骨折伤，常配骨碎补、自然铜、当归、黄芪等。治肺痈胸痛咳吐脓血，常配鱼腥草、芦根、桔梗、冬瓜子等。治蜘蛛咬伤，配百草霜研末调敷。

本品内服 10～15g，煎汤；或入丸散。外用适量，研末敷。

合 欢 花

【歌诀】合欢花平，功与皮近，理气活血，解郁安神。

【来源】豆科植物合欢 *Albizia julibrissin* Durazz. 的干燥花序。

【药性】甘、苦，平。芳香。归心、肝、脾经。

【性能特点】甘平和缓，苦泄香疏。入心肝经，既解郁安神，又活血、消肿而止痛；入脾经，能理气开胃。古云"合欢解忧"，药力虽较皮缓，但能理气开胃，为解郁理气安神之品，忧郁心神不安兼脾胃气滞或瘀血者最宜。

【功效应用】解郁安神，活血消肿，理气开胃。治忧郁思虑之失眠、心神不安，常配香附、夜交藤、炒酸枣仁等。治跌打损伤、瘀血肿痛，常配丹参、川芎、当归、红花等。治气滞脘腹胀满食少，常配陈皮、紫苏梗、香附、炒枳壳等。

本品内服 5～10g，煎汤，或入丸散。不宜久煎。

远 志

【歌诀】远志性温，惊悸善忘，寒痰咳逆，痈疽疮疡。

【来源】远志科植物远志 *Polygala tenuifolia* Willd. 等的干燥根。

【药性】辛、苦，温。归心、肾、肺经。

【性能特点】辛散苦泄温通。入心肾经，既助心阳、益心

中医白话解读本丛书

气，又使肾气上交于心，以益智安神；还祛痰解郁，开心窍、开脑窍，以醒神定志。入肺经，祛痰浊，以止咳喘。为温性安神药，神志不安有寒或热不甚者最宜，兼热者须配寒凉性安神药。既宁心安神益智又祛痰解郁开窍，迷惑神乱属心虚或痰蔽者宜用。

【功效应用】宁心益智安神，祛痰解郁开窍，消散痈肿。治惊悸失眠，常配石菖蒲、人参、龙骨等，如安神定志丸。治迷惑、神志错乱，属痰浊蒙蔽心窍者，常配石菖蒲、郁金等；属心气虚者，常配人参、茯神、龙骨等。治寒痰咳喘兼失眠，常配苦杏仁、化橘红、半夏、紫菀等。治乳痈疮肿，单用泡酒饮敷渣，或配金银花、连翘、蒲公英等。

本品内服 3～10g，煎汤或入丸散。外用适量，泡酒涂，或研末调敷。生品善开散，祛痰开窍宜投；制者性平和，胃气虚弱者宜选；蜜制者性兼滋润，安神宁心宜遣。因其温燥，内服刺激性较强，故实火、痰热、胃炎或溃疡病患者慎服。

第十五章

平肝息风药

凡以平抑肝阳、息风止痉为主要功效的药物，称为平肝息风药。

本类药味多甘或咸；少数兼辛或苦；个别辛，或苦、辛。性多寒凉或平，个别温。均归肝经，少数兼归心、肾、肺经等。主能平肝，兼能清肝明目、镇心安神、通络、清热解毒等。主治肝阳上亢、肝风内动（肝阳化风、高热生风、虚风内动）、小儿惊风（肝热急惊、脾虚慢惊）、痫证、破伤风，兼治目赤肿痛、神志不安、痹痛、瘰疬、疮肿等。

本类药可分为两类，其中：平抑肝阳药又可分为两小类，镇潜肝阳药多为金石介类，质重镇坠，主能平肝潜阳，兼能镇心安神等；平抑肝阳药多为植物类，主能平抑肝阳，兼能疏肝、活血、行气等。而息风止痉药则多为虫类，善搜剔走窜，主能息风止痉，兼能清热解毒、软坚散结、通经络等。

使用本类药时，药性寒凉者，不宜用于脾虚慢惊；药性温燥者，不宜用于阴血亏虚之虚风内动；注意恰当选择本章药，并酌情配伍他章药，尤多配镇惊安神药。

中医白话解读本丛书

第一节 平抑肝阳药

石决明

【歌诀】石决明寒，潜阳平肝，明目退翳，劳热可痊。

【来源】鲍科动物杂色鲍 *Haliotis diversicolor* Reeve 等的贝壳。

【药性】咸，寒。归肝、肺经。

【性能特点】介类质重镇潜，咸寒清泄兼补。既入肝经，清肝火、潜肝阳、益肝阴，以平肝、明目；又入肺经，清肺，以治骨蒸。集镇潜、清肝、益阴于一体，为平肝潜阳与清肝明目之要药。

【功效应用】平肝潜阳，清肝明目，清肺火。治肝阳上亢，常配生牡蛎、白芍、牛膝等。治惊风抽搐（急惊多用），常配钩藤、蝉蜕、羚羊角等。治目赤翳障，属肝火者，常配夏枯草、青葙子、黄芩等；属风热者，常配菊花、蒺藜等，如明目蒺藜丸。治肝肾亏虚目暗不明（青盲、雀目），常配苍术、羊肝等。治骨蒸劳热，常配生地黄、知母、黄柏、鳖甲、青蒿等。

本品内服 15 ～ 30g，宜打碎先煎，或入丸散。外用适量，点眼。平肝清肝宜生用，点眼应火煅水飞用。因其咸寒易伤脾胃，故脾胃虚寒、食少便溏者慎服。

牡 蛎

【歌诀】牡蛎微寒，清热滋阴，固涩软坚，潜阳镇惊。

【来源】牡蛎科动物长牡蛎 *Ostrea gigas* Thunberg 等的贝壳。

【药性】咸，微寒。归肝、肾经。

【**性能特点**】介类质重镇潜，咸软微寒兼补，入肝肾经。生用既镇潜上浮肝阳而镇惊惕，又益肝肾阴而涵养浮阳，还软坚硬而散肿块，为治阳亢、虚风、坚肿之要药。煅用涩平质重，收湿敛疮、制酸止痛，为治滑脱、泛酸脘痛所常用。生用、煅用，均善镇惊安神，为治神乱失眠之佳品。与龙骨相比，镇惊固涩力虽不及，但兼益阴，并善软坚散结。

【**功效应用**】平肝潜阳，镇惊安神，软坚散结，收敛固涩，制酸止痛。治肝阳上亢，常配龙骨、生白芍、钩藤、生牛膝等。治阴亏血虚之虚风内动，常配生龟甲、生鳖甲等，如三甲复脉汤。治惊狂躁烦，常配龙骨、生铁落、磁石等。治心悸怔忡，常配龙骨、磁石、丹参、酸枣仁等。治失眠多梦，常配龙骨、酸枣仁、夜交藤、茯神等。治瘰疬痰核，常配夏枯草、连翘、猫爪草、浙贝母等。治肝脾肿大，常配柴胡、赤芍、丹参、土鳖虫等。治自汗，常配煅龙骨、桂枝、炒白芍、浮小麦等。治盗汗，常配煅龙骨、知母、黄柏、桑叶等。治遗精滑精，常配煅龙骨、金樱子、菟丝子等。治白带不止，常配煅龙骨、芡实、山药、炒白术等。治胃痛吐酸，常配煅龙骨、炒川楝子、延胡索、佛手等。

本品内服，煎汤 10～30g，打碎先下；或入丸散。外用适量，研末干掺。平肝潜阳、软坚散结宜生用；收敛固涩、制酸宜煅用。因其煅后收敛，故内有湿热实邪者不宜服。

珍珠母

【**歌诀**】珠母咸寒，潜阳平肝，目疾可用，神志可安。

【**来源**】珍珠贝科动物马氏珍珠贝 *Pteria martensii*（Dunker）、蚌科动物三角帆蚌 *Hyriopsis cumingii*（Lea）等贝壳的珍珠层。

【**药性**】咸，寒。归肝、心经。

【性能特点】介类质重镇潜，咸寒清泄略补。生用镇潜清补，入肝经，清肝、潜阳、益阴而平肝、明目；入心经，镇心清热而安神。集镇潜、清肝、益阴于一体，为平肝潜阳与清肝明目之要药。煅用涩敛质重，能收湿敛疮。

【功效应用】平肝潜阳，清肝明目，镇心安神，收湿敛疮。治肝阳上亢之头晕目眩，常配生牡蛎、女贞子、墨旱莲等。治目赤翳障，属肝火者，常配夏枯草、龙胆、黄芩等；属风热者，常配菊花、木贼、谷精草等。治视物昏花，常配熟地黄、枸杞子、楮实子等。治烦躁心悸失眠，可配酸枣仁、夜交藤、栀子等。治湿疹湿疮，常单用并配青黛、儿茶、煅龙骨等。

本品内服 15 ～ 30g，宜打碎先煎。外用适量，研末掺或调敷。收湿敛疮宜煅用，余皆宜生用。

玳 瑁

【歌诀】玳瑁甘寒，镇心平肝，神昏痉厥，高热毒陷。

【来源】海龟科动物玳瑁 *Eretmochelys imbricata*（Linnaeus）的背甲。

【药性】甘，寒。归肝、心经。

【性能特点】介类质重镇潜，甘寒清解兼补。既入肝经，能镇潜肝阳、益阴含阳，以平肝潜阳；又入心经，能镇心、清热，以除烦安神、解毒。其性效介乎犀角与羚羊角之间，既清热镇惊安神又平肝潜阳。

【功效应用】平肝镇心，清热解毒。治热病惊狂谵语，常配牛黄、水牛角、朱砂等，如至宝丹。治小儿肝热惊风，常配牛黄、胆南星、钩藤、朱砂等。治斑痘疹毒内陷（色紫黑、高热神昏），常配紫草、大青叶等。治痈肿疮毒伴高热神昏，常配水牛角、羚羊角、生地黄、金银花等。

本品内服 3 ～ 6g，水煎或入丸散；亦可水磨取汁服。代犀角 10 倍量用，代羚羊角则酌情增量。

赭　石

【歌诀】赭石苦寒，清火平肝，重镇降逆，凉血血安。

【来源】氧化物类矿物刚玉族赤铁矿，又名代赭石。主含三氧化二铁（Fe_2O_3）。

【药性】苦，寒。归肝、心、肺、胃经。

【性能特点】重镇潜降，苦寒清泄。入肝心经，既平肝潜阳，又清血分热而凉血止血；入肺胃经，重镇降逆，以止呃、止呕、止喘。既为治阳亢、气逆之佳品，又为治血热气逆出血之要药。

【功效应用】平肝潜阳，重镇降逆，凉血止血。治肝阳上亢头晕目眩，常配牛膝、龙骨、白芍等，如建瓴汤。治肝火上升之头痛眩晕，常配牡蛎、玄参等，如镇肝息风汤。治顽固性高血压属肝阳上亢，常配羚羊角、天麻、钩藤等。治呕吐、呃逆、噫气，常配旋覆花等，如旋覆代赭汤。治肺气上逆喘息，常配旋覆花、紫苏子、莱菔子等。治血热气逆之吐衄便尿血、崩漏，可配牛膝、小蓟、生地黄等。

本品内服，煎汤 10 ～ 30g，打碎先下；或入丸散。平肝潜阳、重镇降逆宜生用，收敛止血宜煅用。因其苦寒重坠，故寒证及孕妇慎服；含微量砷，故不宜长期服。

紫贝齿

【歌诀】贝齿微寒，明目清肝，镇惊安神，眩晕释然。

【来源】宝贝科动物阿拉伯绶贝 *Mauritia arabica*（L.）的贝壳。

【药性】咸，平。归肝、心经。

【性能特点】质重镇潜，咸平偏凉。入肝经，善平肝潜阳、清肝明目；入心经，善镇心安神。阳亢、肝热及心神不安兼热者宜用。

【功效应用】平肝潜阳，清肝明目，镇心安神。治肝阳上亢，常配菊花、白芍、牡蛎、夏枯草等。治目赤肿痛，可配桑叶、菊花、木贼等。治惊悸失眠，常配龙骨、朱砂、酸枣仁等。

本品内服 10 ～ 30g，打碎先下；或入丸散。外用适量，水飞点眼。

蒺 藜

【歌诀】蒺藜平凉，平抑肝阳，行散疏肝，散风止痒。

【来源】蒺藜科植物蒺藜 *Tribulus terrestris* L. 的干燥成熟果实。又名刺蒺藜。

【药性】苦、辛，平。归肝经。

【性能特点】苦泄辛散，平而偏凉，专入肝经。既平抑肝阳、疏肝解郁，又散风止痒、明目，并兼行气活血。集平肝、疏肝、散风、行气血于一体，平抑肝阳力一般，而疏散力却较强，治风痒多用。治肝阳亢、肝郁均可投，兼气滞血瘀或风痒者最宜。

【功效应用】平肝，疏肝，祛风，明目，止痒，行气活血。治肝阳上亢，常配钩藤、天麻、珍珠母等。治肝郁胸胁痛，常配柴胡、枳壳、香附、赤芍等。治风热目赤多眵多泪，常配菊花等，如明目蒺藜丸。治风疹瘙痒，常配荆芥、炒苍耳子、地肤子、防风等。治白癜风，单用研末服，外用补骨脂酊涂，并用紫外线照射。治气滞血瘀，症见经闭者，常配当归、川芎、红花等；症见癥瘕者，常配土鳖虫、丹参、桃仁等。治肝郁缺乳，常配柴胡、当归、路路通、漏芦等。

本品内服 6 ～ 9g，煎汤或入丸散。外用适量，泡酒涂。因其苦泄辛散行血，故孕妇及气血亏虚者不宜服。

稽豆衣

【歌诀】稽豆衣平，能补肾虚，祛风活血，盗汗可愈。

【来源】豆科植物大豆 *Glycine max*（L.）Merr. 的干燥黑色种皮。

【药性】甘，平。归肝、肾经。

【性能特点】甘补虚，平偏凉，入肝肾经。善养血益阴而平肝、退虚热，虽为滋养性平肝药，但药力较缓，常做辅助之品。

【功效应用】养血平肝，滋阴退热。治肝阳上亢，可配夏枯草、钩藤、白芍、生地黄、磁石等。治阴虚盗汗，可配青蒿、鳖甲、知母、生地黄等。

本品内服 6 ～ 15g，煎汤。

罗布麻叶

【歌诀】罗布麻寒，清热平肝，兼可利尿，降压灵丹。

【来源】夹竹桃科植物罗布麻 *Apocynum venetum* L. 的干燥叶。

【药性】甘、苦，微寒。归肝、肾经。

【性能特点】苦泄降，微寒而清，甘淡渗利，入肝肾经。既平肝、清热、利尿，又降压、消肿。阳亢、肝热宜用，兼水肿者尤佳。

【功效应用】清热平肝，降压利尿。治肝阳上亢或高血压病属肝阳上亢者，常配夏枯草、钩藤、生牡蛎等。水肿、小便不利，常配泽泻、茯苓等。

中医白话解读本丛书

本品内服 3 ～ 10g, 水煎或开水泡。或云本品有小毒, 故用量不宜过大。

第二节　息风止痉药

羚羊角

【歌诀】羚羊角寒, 泻火明目, 息风定惊, 散血解毒。

【来源】牛科动物赛加羚羊 *Saiga tatarica* Linnaeus 的角。

【药性】咸, 寒。归肝、心、肺经。

【性能特点】质重潜降, 味咸入血, 性寒清解。入肝经, 善泻肝火、潜肝阳、平息肝风、止痉挛; 入心经, 善泻心火、凉血、解热毒。既为治肝火上升、热极生风及肝热急惊之要药, 又善治疮疹或斑疹证属血热毒盛兼动风先兆者。此外, 或云兼入肺经, 能清肺热, 治肺热咳嗽、咽喉肿痛等。

【功效应用】平肝息风, 清肝明目, 凉血解毒。治热极生风, 常配钩藤、白芍、生地黄等。治肝热急惊, 常配钩藤、朱砂、蝉蜕等。治癫痫抽搐, 轻者单用, 重者配钩藤、天竺黄、牛黄等。治顽固性高血压病属肝火或阳亢者, 常配磁石、夏枯草等。治肝火目赤翳障, 常配菊花、夏枯草、赤芍、石决明等。治高热神昏狂躁或抽搐, 常配水牛角、磁石等, 如紫雪散。治疮肿属血热毒盛, 常配水牛角、赤芍、金银花、蒲公英等。治斑疹内陷高热动风, 常配水牛角、大青叶、紫草等。治肺胃热盛、感受时邪之身热头晕、四肢酸懒、咳嗽痰盛、咽喉肿痛, 可配浙贝母、天花粉、桔梗等, 如《药典》羚羊清肺丸。治流行性感冒, 症见发热恶风、头痛头晕、咳嗽胸闷、咽喉肿痛者,可配牛蒡子、金银花、荆芥等，如《药典》羚羊感冒片。

本品内服，煎汤 1 ～ 3g，另煎对入。磨汁或锉末，每次 0.3 ～ 0.5g。因其性寒，故脾虚慢惊者忌服，脾胃虚寒者慎服。

钩 藤

【歌诀】钩藤微寒，清热平肝，息风止痉，还兼透散。

【来源】茜草科植物钩藤 *Uncaria rhynchophylla*(Miq.)Jacks. 等的干燥带钩茎枝。

【药性】甘，微寒。归肝、心包经。

【性能特点】甘缓平和，微寒清泄，质轻疏透，入肝心包经。善清热平肝、息风止痉，兼透散风热。虽清热力不及羚羊角，但息风止痉力却佳，并能轻疏透热。因善平肝阳、息肝风，兼清肝热，且力平和，故为治肝热动风或肝阳上亢之要药。因善息风止痉，清透热邪，味不苦宜服，为治高热惊抽佳品，凡小儿高热，无论有无惊抽或表证皆宜投用。

【功效应用】息风止痉，清热平肝，疏风透热。治高热动风，常配羚羊角、生白芍、生地黄等。治肝火头胀痛，常配菊花、川芎、夏枯草等。治小儿惊风，属肝热急惊者，常配蝉蜕、僵蚕、龙胆等；属脾虚慢惊者，常配天麻、白术、茯苓等。治子痫抽搐，常配当归、桑寄生、茯神等。治肝阳上亢，常配夏枯草、天麻、生白芍、生牡蛎等。治外感风热之头痛目赤，常配菊花、薄荷、蔓荆子等。治斑疹不透、高热抽风，常配牛蒡子、金银花、紫草、蝉蜕等。

本品内服9 ～ 15g，煎汤或入丸散。入汤剂不宜久煎，一般不超过 20 分钟。药力较弱，用量宜大些。

中医白话解读本丛书

天　麻

【歌诀】天麻辛平，止痉息风，柔润平肝，通络止痛。

【来源】兰科植物天麻 *Gastrodia elata* Bl. 的干燥块茎。

【药性】甘，平。归肝经。

【性能特点】甘缓质重，柔润不燥，性平不偏，专入肝经。主平肝息风止痉，兼祛风通络止痛。甘平柔润，不燥烈伤阴，为息风药中之润剂，治肝风、阳亢诸证，不论寒热虚实皆宜。

【功效应用】息风止痉，平抑肝阳，祛风通络。治肝阳上亢，常配钩藤、石决明、黄芩等。治痰饮眩晕，常配半夏、白术等。治小儿惊风，属脾虚慢惊者，可配全蝎、白术、茯苓等；属肝热急惊者，常配蝉蜕、钩藤、龙胆等。治癫痫抽搐，常配制南星、羚羊角、郁金等。治破伤风，常配制南星、防风、白附子等。治风湿痹痛，可配羌活、独活、威灵仙、川芎等。治肢体麻木，常配鸡血藤、当归、夜交藤等。治头风头痛，常配川芎、蔓荆子等。

本品内服，煎汤 3～10g；研末每次 1～1.5g。

地　龙

【歌诀】地龙咸寒，清热定惊，平喘利尿，通络善行。

【来源】巨蚓科动物参环毛蚓 *Pheretima aspergillum*（E. Perrier）等的新鲜或干燥体。

【药性】咸，寒。归肝、肺、膀胱经。

【性能特点】咸寒清泄，走窜通利。入肝经，清热息风、走经络而定惊、止痉、通络；入肺经，能清热平喘；入膀胱经，能清热利尿。清热息风弱于羚羊角，但却善平喘、通络、利尿，且价廉易得。

【功效应用】清热息风，平喘，通络，利尿。治高热神昏狂躁、肝热急惊抽搐，单用水煎或鲜品绞汁服；或配钩藤、生石膏等，如地龙解痉汤。治喘咳，属实证者，可配麻黄、杏仁、石膏、黄芩等；属虚证者，常配罂粟壳、五味子、核桃仁等。治痰哮，属热证者，可配麻黄、射干、白果、黄芩等；属寒证者，可配麻黄、杏仁、白果、紫苏子等。治风湿痹痛，可配川乌、乳香等，如小活络丹。治半身不遂，可配生黄芪、赤芍、川芎等，如补阳还五汤。治热结膀胱小便不利或尿闭不通，单用鲜品捣烂绞汁服；或配车前子、木通、滑石等。此外，能降压，治高血压属肝阳上亢，常配钩藤、天麻、白芍、牛膝、石决明、车前子等。治急性腮腺炎、下肢溃疡、烫伤，用鲜品与白糖适量，捣烂外敷。

本品内服，煎汤 5～15g，鲜品 10～20g，研粉每次 1～2g。外用适量，鲜品捣敷。因其性寒，故脾胃虚寒或内无实热者慎服。

僵　蚕

【歌诀】白僵蚕平，祛风泄热，止痉化痰，解毒散结。

【来源】蚕蛾科动物家蚕 *Bombyx mori* Linnaeus4～5 龄的幼虫感染（或人工接种）白僵菌 *Beauveria bassiana*（Bals.）Vuillant 而致死的干燥体。

【药性】咸、辛，平。归肝、肺经。

【性能特点】辛发散，咸软坚，平偏凉，入肝肺经。既息风化痰而止痉，又清热散风而止痛、止痒，还化痰散结而消痰核与肿痛。治肝风、风热所致病证皆可，兼痰者尤佳。疗肿毒、痰核、癌肿皆可，兼肝风者尤宜。

【功效应用】息风止痉，祛风止痒，化痰散结，消肿止痛。

中医白话解读本丛书

治中风口呙，常配白附子、全蝎等，如牵正散。治小儿惊风，属痰热急惊，常配朱砂、牛黄、胆星等；属脾虚慢惊，可配天麻、白术、茯苓等。治风热头痛目赤，可配桑叶、菊花、蔓荆子等。治皮肤疮疹作痒，可配荆芥穗、地肤子、连翘等。治痄腮，常配夏枯草、板蓝根、牛蒡子、金银花等。治咽喉肿痛，可配桔梗、牛蒡子、生甘草等。治瘰疬痰核，常配夏枯草、连翘、浙贝母、猫爪草等。此外，兼抗癌，治癌肿，常配全蝎、蜈蚣、白花蛇舌草、半枝莲等。

本品内服，煎汤 3～9g；研末每次 1～1.5g。散风热宜生用，余皆宜炒用。

全 蝎

【歌诀】全蝎辛平，息风止痉，攻毒散结，通络止痛。

【来源】钳蝎科动物东亚钳蝎 *Buthus martensii* Karsch 的干燥体。

【药性】辛，平。有毒。归肝经。

【性能特点】辛散平而有毒，虫类搜剔走窜，专入肝经。善息肝风而止痉挛，通经络而止疼通，攻邪毒与散结肿，为治风动痉抽、顽痹拘挛、恶疮肿毒之要药。功似蜈蚣而性平，毒性与药力稍缓，常相须为用以增药力。蝎尾毒大力强，高温下毒性大减乃至无毒。

【功效应用】息风止痉，通络止痛，攻毒散结。治中风口呙，常配白附子、僵蚕等，如牵正散。治半身不遂，常配蜈蚣、黄芪、赤芍、地龙等。治惊风抽搐，属肝热急惊，常配牛黄、朱砂、胆南星、龙胆等；属脾虚慢惊，可配党参、天麻、白术、茯苓等。治癫痫抽搐，常配蜈蚣、郁金、天麻、制南星等。治破伤风，常配蜈蚣、制南星、防风、僵蚕等。治狂犬病，常配蜈蚣、马钱子、制南星、蕲蛇等。治风湿顽痹，常配蜈蚣、川乌、马钱子、威灵仙等。治头风头痛日久不愈，常配蜈蚣、川芎、细辛、蔓荆子等。治瘰疬痰核，常配蜈蚣、夏枯草、猫爪草、浙贝母等。治恶疮肿毒，常配蜈蚣、雄黄、麝香、儿茶等。治癌肿，常配蜈蚣、雄黄、麝香、蟾酥等。

本品内服，煎汤 2～5g；研末每次 0.6～1g。研末服不宜过量，蝎尾用量为全蝎的 1/3。外用适量，研末调敷，或做成药线插入疮疡的瘘管中。因其有毒，辛散走窜，故内服用量不宜过大，孕妇及血虚生风者慎服。

蜈　蚣

【歌诀】蜈蚣辛温，比蝎功胜，相须为用，药力倍增。

【来源】蜈蚣科动物少棘巨蜈蚣 *Scolopendra subspinipes mutilans* L. Koch 的干燥体。

【药性】辛，温。有毒。归肝经。

【性能特点】辛散温而有毒，虫类搜剔走窜，专入肝经。既息肝风而止痉挛，又通经络而止疼通，还攻邪毒与散结肿，为治风动痉抽、顽痹拘挛、恶疮肿毒之要药。功似全蝎而性温，毒大力强，常相须为用（即止痉散）以增强药力。占有入药需去头足之说，今据验证，以其全体入药者力强，故不必去头足。

【功效应用】息风止痉，通络止痛，攻毒散结。治中风口喎，常配禹白附、僵蚕、全蝎等。治半身不遂，常配全蝎、黄芪、地龙、川芎等。治惊风抽搐，属肝热急惊，可配牛黄、朱砂、胆南星、龙胆等；属脾虚慢惊，可配党参、天麻、白术、茯苓等。治癫痫抽搐，常配全蝎、郁金、天麻、制南星等。治破伤风，常配全蝎、蝉蜕、制南星、防风等。治狂犬病，常配全蝎、马钱子、防风、蕲蛇等。治风湿顽痹，常配全蝎、川乌、马钱子、威灵仙等。治头风头痛日久不愈，常配全蝎、川芎、僵蚕、蔓荆子等。治疗瘰疬痰核，常配全蝎、夏枯草、猫爪草、浙贝母等。治恶疮肿毒，常配全蝎、雄黄、麝香、儿茶等。治癌肿，常配全蝎、雄黄、麝香、蟾酥等。

本品内服，煎汤 2～5g；研末每次 0.6～1g。研末服不宜过量。外用适量，研末调敷，或油浸涂敷患处。因其有毒，辛散走窜，故内服用量不宜过大，孕妇及血虚生风者慎服。

第十六章

开窍药

凡具辛香走窜之性，以开窍醒神为主要功效的药物，称为开窍药。

本类药味多辛香；性虽寒、温、平均有，但以温为多；多归心、肝、脾经。主能开窍（开心、脑、血管之窍，改善脑供血与微循环）醒神，兼能活血通经、行气化湿、辟秽、消肿止痛。主治神昏实证，即热病神昏、中风、气厥、痰厥、中恶窍闭、惊风窍闭、癫证、痫证等；兼治胸痹、经闭、癥瘕、跌打瘀肿、风湿痹痛、疮肿、瘰疬等。

本类药只用于闭证，脱证一般不用；多用于急救，治神志不清之标，待神清后，再随证用药，以治其本；多辛香走窜，极易挥发，故内服大多入丸散而不入汤剂；不宜长期或大量服用，以免耗泄元气。

麝 香

【歌诀】麝香辛温，芳香开窍，活血通经，肿痛莫少。

【来源】鹿科动物林麝 *Moschus berezovskii* Flerov 等成熟雄体香囊中的干燥分泌物。

【药性】辛，温。芳香。归心、肝、脾经。

【性能特点】辛散温通，芳香走窜，入心肝脾经。既开窍辟秽而醒神，又活血通经而消肿止痛、堕胎催产。作用强烈，药力甚强。既为开窍醒神第一要药，又治瘀血肿痛、癥瘕之佳品。

虽属温开，但凉开也常用，为内、外、伤、妇科之良药，治神昏闭证无论寒热均宜，治瘀血肿块或疼痛重症每用。

【功效应用】开窍醒神，活血通经，消肿止痛，防腐辟秽。治痰厥、中风、高热之神昏闭证，属寒闭者，常配苏合香等，如苏合香丸；属热闭者，常配牛黄等，如安宫牛黄丸；治热闭痉抽者，常配生石膏、羚羊角等，如紫雪散。治胸痹心痛，常配三七、人参各等份研末服。治顽痹疼痛，常配威灵仙、独活、蕲蛇。治癥瘕积聚，常配丹参、三棱、莪术、鳖甲等。治痧胀腹痛，可配丁香、藿香等。治痈肿疮毒，常配乳香、没药、雄黄等，如醒消丸。治咽喉肿痛，常配朱砂、蟾酥、雄黄、冰片等，如六神丸。治跌打损伤，常配血竭、儿茶、乳香、没药等，如七厘散。治经闭不行，常配当归、红花、桃仁、川芎等。治难产死胎，可配皂角、天花粉引产（放置宫颈口）。治胞衣不下，可配牛膝、益母草、红花等。此外，还常用于癌肿特别是肝癌的治疗。

本品内服 0.03 ~ 0.1g，入丸散，不入煎剂，或舌下含服。外用适量，调涂或放膏药（布膏）上敷贴，又可吹喉、嗒鼻、点眼，一般用于皮肉未破溃时。因其走窜力强，能破血、兴奋子宫，故虚证慎服，妇女月经期及孕妇忌用。

苏合香

【歌诀】苏合香温，芳香开窍，豁痰辟恶，神昏良药。

【来源】金缕梅科植物苏合香树 *Liquidambar orientalis* Mill. 树干渗出的香树脂，经加工精制而成。

【药性】辛，温。芳香。归心、脾经。

【性能特点】辛散温通，芳香走窜，入心脾经。既开窍辟秽而醒神（回苏），又温通血脉而止痛。功似麝香，善开窍醒神而力较缓，专治中风、痰厥、气厥、中恶等猝然昏厥属寒闭者，并治气滞、血瘀、寒凝、痰浊之胸腹痞满冷痛。

【功效应用】开窍辟秽醒神，温通止痛。治寒闭神昏，常配麝香、冰片等，如苏合香丸。治胸痹心痛，常配冰片、檀香等，如冠心苏合丸。治胸闷腹胀痛，常配麝香、冰片、丁香等。

本品内服 0.3～1g，入丸散，不入煎剂。外用适量，溶于酒精或制成软膏、搽剂涂敷。因其辛温香燥，故脱证、热闭证忌服，孕妇、阴虚及气虚者慎服。

石菖蒲

【歌诀】菖蒲辛温，燥湿辟秽，开窍除痰，去湿开胃。

【来源】天南星科植物石菖蒲 *Acorus tatarinowii* Schott 的新鲜或干燥根茎。

【药性】辛、苦，温。芳香。归心、胃、肾经。

【性能特点】辛散香窜，苦燥温化。内服既入心肾经，除痰开心、肾之窍而宁神；又入胃经，化湿浊而开胃、醒神。外用能祛湿而止痒。尤善祛湿邪痰浊而开窍开胃，治痰湿蒙蔽清窍或中阻皆宜。

【功效应用】内服除痰开窍，祛湿开胃；外用祛湿止痒。治湿温神昏，常配郁金等，如菖蒲郁金汤。治癫狂神乱，轻者常配铁落等，如生铁落饮，重者可加入大承气汤中用。治健忘恍惚，常配远志、人参、茯苓等，如开心散。治耳聋耳鸣，属肝火上炎者，可配龙胆、栀子、黄芩等；属肝肾亏虚者，常配磁石等，如耳聋左慈丸。治湿阻中焦，属寒者可配苍术、半夏、陈皮、藿香等，属热者可配苍术、黄芩、黄连、佩兰等。治噤口痢，属湿热蕴结者，常配黄芩、黄连、木香、石莲子等；属脾虚夹湿者，常配党参、茯苓、白术、陈仓米等；属热毒炽盛

中医白话解读本丛书

者，常配黄芩、黄连、秦皮等。治湿疹瘙痒，常配白鲜皮、地肤子、苦参等。

本品内服 5～10g，鲜品加倍，煎汤或入丸散。外用适量，研末敷或煎汤洗。因其辛温香散，易伤阴耗气，故阴亏血虚及精滑多汗者慎服。

安息香

【歌诀】安息香平，开窍醒神，行气活血，辟秽止疼。

【来源】安息香科植物白花树 *Styrax tonkinensis*（Pierre）Craib ex Hart. 等的干燥树脂。

【药性】辛、苦，平。芳香。归心、肝、脾经。

【性能特点】辛散苦泄，芳香走窜，性平不偏，入心肝脾经。既开窍、辟秽而醒神，又行散而行气活血、止痛。开窍醒神通用药，寒闭、热闭均宜。

【功效应用】开窍辟秽醒神，行气活血止痛。治闭证神昏，属寒闭者，常配苏合香等，如苏合香丸；属热闭者，常配玳瑁、冰片等，如至宝丹。治猝然心痛，可配附子、人参等。治产后血晕胀闷欲死，可配五灵脂、生姜等。

本品内服 0.3～1.5g，研末冲或入丸散。因其辛香苦燥，故阴虚火旺者慎服。

冰 片

【歌诀】冰片微寒，开窍散火，止痛生肌，外用最妥。

【来源】龙脑香科植物龙脑香 *Dryobalanops aromatica* Gaertn. f. 树干经水蒸气蒸馏所得的结晶。现多用人工合成冰片，即用樟脑、松节油等经化学方法合成，又名合成冰片。

【药性】辛、苦，微寒（凉）。芳香。归心、脾经。

【性能特点】辛散苦泄，芳香走窜，微寒清凉，入心脾肺经。既开窍辟秽（通过血脑屏障）而醒神，又清热消肿而止痛，外用清热防腐，消肿、生肌、止痛。功似麝香而力缓，长于散郁热，虽属凉开药，但温开亦用，又善清热止痛、消肿生肌，为内、外、伤、眼、喉科之佳品。

【功效应用】开窍醒神，清热止痛，消肿生肌。治闭证神昏，属热闭者，常配牛黄等，如安宫牛黄丸；属寒闭者，常配苏合香等，如苏合香丸。治胸痹心痛，常配丹参等，如丹参滴丸。治疮疡肿毒，各期均可，多入复方，如生肌散等。治湿热疮疹痒痛，常配蛇床子、黄柏、炉甘石等。治目赤肿痛翳障，常配炉甘石、珍珠等。治咽喉肿烂，常配硼砂等，如冰硼散。治跌打肿痛，常配血竭、儿茶、乳香等。此外，治心脑血管病属血瘀气滞者，常配川芎、红花、丹参、三七等。

本品内服 0.03～0.1g，入丸散，不入煎剂。外用适量，研末干掺或调敷。因其辛香走窜，故孕妇及气血虚者慎服。

第十七章

补虚药

凡能补充人体物质亏损，增强人体机能活动，以提高抗病能力，消除虚弱证候为主要功效的药物，称为补虚药。习称补益药或补养药。

本类药味多甘；性多温或平，少数寒凉；多归五脏之经。主能补气、血、阴、阳之虚而扶正，兼能祛邪。主治各种虚证，兼治虚实互见或邪实正虚证。

本类药分类分为四类，其中：补气药味多甘；性多温，少平，个别凉。多归肺、脾、胃经。主能补气、补肺气、补脾气、补心气、补元气，兼生津。主治气虚（肺气虚、脾气虚、心气虚）、气阳两虚、气阴两虚、气血两虚、气血阴阳俱虚。易甘壅滞气，故气滞、湿浊停留者不宜服。

补阳药味甘、辛，或苦、辛；性多温热，少数平偏温。多归肾、肝、脾经。主能补肾阳、补命门火、补脾阳、补心阳，兼散寒暖肝。主治阳虚（肾阳虚、脾阳虚、心阳虚）、命门火衰、心肾阳衰、脾肾阳虚、气阳两虚、阴阳两虚、气血阴阳俱虚。易伤阴助火，故阴虚内热火旺者不宜服。

补血药味或甘，或酸；性或寒，或温，或平。多归肝、肾经。主补血，兼滋阴。主治血虚（心血虚、肝血虚）、阴血亏虚、精血亏虚、气血双亏、气血阴阳俱虚。易滋腻碍胃，故脾胃虚弱者不宜单服。

补阴药味多甘；性多寒凉，少数平偏凉，个别平偏温。多归肺、脾、肾、肝、心、胃经。主能补阴（滋阴），兼退虚热。主治阴虚（肾阴虚、心阴虚、肝阴虚、肺阴虚、胃阴虚、脾阴虚）、阴血亏虚、气阴两虚、气血阴阳俱虚。易滋腻碍胃，故脾胃虚弱者不宜单服。

本类药多有敛邪之弊，若邪气未尽，不宜早用；注意保护胃气，不能一味讲补而过用补剂，以免腻膈碍胃或伤气；常与陈皮、砂仁等健脾胃药同用，以保胃气；力求用药准确，以免犯虚虚实实之错而贻误病情。

第一节　补气药

人　参

【歌诀】人参微温，益气生津，大补元气，增智安神。

【来源】五加科植物人参 *Panax ginseng* C. A. Mey. 的干燥根。

【药性】甘、微苦，微温。归脾、肺经。

【性能特点】甘补微温，微苦不泄，入肺脾经。肺主一身之气，脾为后天之本。脾肺气足，则元气得补。善补脾肺之气、大补元气而生津、益智、安神。补气强壮力强，为治虚劳内伤第一要药，气虚重症与气阳两虚证最宜。

【功效应用】大补元气，补脾益肺，生津安神。治气虚欲脱、脉微欲绝，大量单用，即独参汤。治气阳双脱，常配附子，即参附汤。治气阴虚脱，常配麦冬、五味子，即生脉散。治脾气虚弱，常配白术、茯苓、甘草治。治肺气虚之久咳，可配五味子、紫菀、款冬花等。治肺肾两虚喘息，常配蛤蚧、核桃仁等。治热病气津两伤，症见高热汗出不止气短倦怠者，常配石膏、知母等；症见身热骤退、神疲凉汗者，常配麦冬、五味子等。治气津两伤消渴，常配山药、麦冬、五味子等。治血虚萎黄，常配当归、熟地黄、制何首乌等。治气血双亏，常配黄芪、当归、制何首乌等。治阳痿，常配鹿茸、菟丝子、淫羊藿等。此外，治气虚外感，常配羌活、防风等；治里实正虚，常配大黄、芒硝、枳实等。又能抗癌（有效成分为人参皂苷），治各种癌症，尤其是化疗、放疗或手术切除后体虚者，单用或配黄芪、仙鹤草等。

本品内服，一般用 5～9g，宜文火另煎，对入其他药汤内服。日常保健 1～3g，水煎或沸水泡服。益气救脱可用 15～30g，煎汁分数次灌服。研末吞服，每次 0.5～1g，日服 1～2 次。野生人参功效最佳，多用于挽救虚脱；生晒人参性较平和，适用于气阴不足者；红参药性偏温，多用于气阳两虚者。因其甘补微温，故骨蒸劳热、血热吐衄、肝阳上亢、目赤头眩等一切实证、火郁证均忌服。服用人参时，不宜饮茶水和吃白萝卜。反藜芦，畏五灵脂，恶莱菔子、皂荚，均忌同用。服人参腹胀、烦躁不安，可用炒莱菔子、炒枳壳煎汤服而解之。为防其温热助火，常配麦冬、天冬等。为防作胀，常配陈皮、炒枳壳等。长期、过量服用易患滥用人参综合征。

党 参

【歌诀】 党参甘平，补中益气，养血生津，不燥不腻。

【来源】 桔梗科植物党参 *Codonopsis pilosula*（Franch.）Nannf. 等的干燥根。

【药性】 甘，平，归脾、肺经。

【性能特点】 甘补而平，不燥不腻，入脾肺经。能补脾肺气而养血、生津，功似人参而力缓，善补中气、益肺气，兼养血。

凡气虚、气血亏虚或气津两伤，无论兼寒兼热皆宜。

【功效应用】补中益气，养血生津。治脾胃气弱，常配白术、茯苓、甘草等。治中虚有寒，常配木香、砂仁、陈皮等。治肺气亏虚，可配黄芪、蛤蚧、核桃仁等。治血虚萎黄，常配当归、熟地黄、炒白芍。治气血双亏，常配黄芪、当归、白术等。治气虚津亏，常配麦冬、五味子等。此外，治崩漏（子宫功能性出血）属气血亏虚，大量单用（30～60g）。与祛邪药同用，有扶正祛邪之效，如治气虚外感，常配紫苏、羌活等；治里实正虚，常配大黄、芒硝等。

本品内服 6～10g，大剂量可用至 30g，水煎，或入丸散。代人参用，量需加倍；或配伍白术、附子。因其甘补，故实热证不宜服，正虚邪实者不宜单用。

太子参

【歌诀】太子参平，补而略清，益气养胃，又可生津。

【来源】石竹科植物孩儿参 *Pseudostellaria heterophylla*（Miq.）Pax et Pax et Hoffm. 的干燥块根。

【药性】甘、微苦，平。归脾、肺经。

【性能特点】甘能补，平偏凉，微苦略泄，补虚略清，入脾肺经。既补气，又略清热而生津。功似党参而力缓，主补中气、益肺气，略兼清热，不燥不腻。善治气虚与气津两伤轻症，兼热而又不甚者尤宜，小儿病后体虚常用。

【功效应用】补气生津。治气津两伤，常配山药、五味子、党参等。治病后体虚，常配陈皮、山药、茯苓等。

本品内服 10～30g，煎汤，或入丸散。小儿多用。因其甘补，故邪实者慎服。

西洋参

【歌诀】西洋参寒，生津清火，气阴两伤，服之最妥。

【来源】五加科植物西洋参 *Panax quinquefolium* L. 的干燥根。

【药性】苦、微甘，寒。归心、肺、肾经。

【性能特点】微甘能补，苦寒清泄，入心肺肾经。既补气养阴，又清火生津。补虚清泄两相兼，以补虚为主，补虚中兼清泄火热之邪。补气之功虽缓于人参，但能养阴清火，故生津力强于人参。凡气虚有热或气阴两伤火盛者宜用。虽无温燥之害，但有凉腻之弊。

【功效应用】补气养阴，清火生津。治阴虚火旺之咳嗽痰少带血丝，常配知母、贝母、百部等。治热病气阴两伤之烦倦口渴，常配五味子、麦冬、生地黄等。治气阴两伤之消渴，常配黄芪、知母、天花粉、葛根等。治气虚津伤口渴，常配五味子、麦冬、南沙参等。治肠热便血，常配黄芩、龙眼肉、槐花、炒枳壳等。

本品内服 3 ~ 6g，另煎对服，或入丸散。因其微甘能补，苦寒清泄，能伤阳助湿，故中阳虚衰、寒湿中阻及气郁化火等一切实证、火郁之证均忌服。

黄　芪

【歌诀】黄芪甘温，气虚莫少，固表托疮，升阳利尿。

【来源】豆科植物蒙古黄芪 *Astragalus membranaceus*（Fisch.）Bge. var. *mongholicus*（Bge.）Hsiao 等的干燥根。

【药性】甘，微温。归脾、肺经。

【性能特点】甘温补升，甘淡渗利；生用微温，蜜炙性温，入脾肺经。既补气升举清阳而摄血、益卫气、固肌表、托疮毒外出、促肌肉生长、生津、行滞，又利水而祛邪。集补、升、固、托、利于一体，主补升而固托，兼利水湿而祛邪。补气升阳利水之要药，凡气虚、气陷、气虚水肿、气血亏虚均宜。补气生津与人参相似，但力缓，长于升阳、固表、托毒、利水。

【功效应用】补气升阳，益卫固表，托毒生肌，利水退肿，行滞生津。治脾气虚弱，单用或配人参，如参芪膏。治中气下陷，常配人参、升麻、柴胡等。治脏器脱垂，常在补气升阳基础上再加大量枳实或枳壳等。治气不摄血，常配人参、当归、陈皮等。治肺气虚咳嗽，可配党参、茯苓、紫菀、橘红等。治气血双亏，常配当归等。治气虚发热，常配人参、当归、白术等。治体虚多汗，属气虚自汗者，常配浮小麦、麻黄根、煅龙骨等；属阳虚自汗者，常配附子等；属气虚夹风者，常配防风、白术；治阴虚盗汗者，常配黄柏、知母、熟地黄等。治气血亏虚之疮痈，属脓成日久不溃者，常配人参、当归、皂刺等；属溃后久不收口者，常配桂枝、人参、当归等。治气虚水肿，属脾气虚者，常配白术、茯苓、猪苓等；属阳气虚者，常配附子、桂枝、茯苓等。治血痹肢麻，常配当归、鸡血藤、木瓜、夜交藤等。治久痹兼气血亏虚，常配川芎、当归、威灵仙等。治半身不遂属气虚血瘀，常配当归、川芎、地龙等。治消渴属气津两伤，常配生山药、天花粉、生葛根等。此外，扶正御邪预防感冒，生黄芪煎汤滴鼻。又含大量多糖与硒，能增强免疫力，抑制癌细胞生长，治疗癌症特别是癌症经放、化疗后，常单用或入复方。

本品内服 10～15g，大剂量可用至 30～120g，水煎或入丸散。补气升阳宜炙用，其他宜生用。因其甘温补升止汗，易于助火敛邪，故表实邪盛、气滞湿阻、食积内停、阴虚阳亢、疮痈毒盛者，均不宜服。

白 术

【歌诀】白术性温，健脾补中，燥湿安胎，止汗有功。

【来源】菊科植物白术 *Atractylodes macrocephala* Koidz. 的干燥根茎。

【药性】甘、苦，温。归脾、胃经。

【性能特点】甘补渗利，苦温而燥，入脾胃经。既补气健脾而固表、止汗、安胎，又燥湿、利湿。集补、固、安、燥、利于一体，既补气健脾又燥湿利水，凡脾虚气弱、脾虚夹湿、脾虚水肿均宜。生用炒用性能小有差别，炒后补脾力强，生用祛湿力强。补气、固表、利水与黄芪相似，力虽稍缓，但长于燥湿与安胎。

【功效应用】补气健脾，燥湿利水，固表止汗，安胎。治脾气虚弱，常配人参、茯苓、甘草。治脾虚夹湿，常配人参、薏苡仁、陈皮等。治脾虚气滞，常配枳实。治心脾两虚，常配人参、当归、黄芪、龙眼肉等。治气虚水肿，常配黄芪、茯苓、猪苓等。治阳虚水肿，属脾阳虚者，常配桂枝、茯苓等；属肾阳虚者，常配附子、茯苓等。治痰饮眩晕心悸，可配半夏、天麻、茯苓、泽泻等。治湿浊带下，常配苍术、山药、陈皮、海螵蛸等。治气虚自汗，单用或配黄芪、浮小麦、麻黄根等；夹风者常配防风、黄芪。治气虚胎动不安，无热者可配党参、砂仁等；有热者可配黄芩、竹茹等。此外，大量生用可通便，治老年脾虚便秘，取生品配熟地黄、升麻煎汤。治消渴病证属脾虚夹湿者，可酌情选用。

本品内服 5～15g，通便 30～90g，水煎，或入丸散。补气健脾宜炒用，健脾止泻宜炒焦用，燥湿利水宜生用。因其苦燥伤阴，故津亏燥渴、阴虚内热或盗汗者不宜服。

白扁豆

【歌诀】扁豆微温，化湿补中，伤暑吐泻，脾虚可用。

【来源】豆科植物扁豆 Dolichos lablab L. 的干燥成熟种子。

【药性】甘，微温。归脾、胃经。

【性能特点】甘补解毒，微温化湿，入脾胃经。既补脾化湿而消暑，又解酒毒、河豚毒。集补脾、化湿、消暑、解毒于一体，为补泄兼施之品。补虚力缓，兼能化湿祛暑、解毒，脾虚夹湿与暑湿宜用。

【功效应用】补脾化湿，消暑，解毒。治脾虚夹湿轻症，可配党参、薏苡仁、茯苓等。治病后体虚初进补剂，常配太子参、稻芽、谷芽等。治暑湿伤中，常配藿香、白豆蔻、砂仁、厚朴等。治大量饮酒中毒，常配陈皮、白豆蔻、葛花等。治河豚中毒，常配芦根等。

本品内服 6～20g，煎汤或入丸散。补脾化湿宜炒用，消暑解毒宜生用。

山 药

【歌诀】山药甘平，益气养阴，补脾肺肾，固涩生津。

【来源】薯蓣科植物薯蓣 Dioscorea opposita Thunb. 的干燥根茎。

【药性】甘，平。归肺、脾、肾经。

【性能特点】甘补兼涩，性平不偏，入肺脾肾经。既补虚能补气养阴而生津，又涩敛能敛肺、固精、缩尿、止带、涩肠。以补为主，补中兼敛。益气、养阴、涩敛，气虚、阴虚、气阴两虚皆宜，兼便溏或遗滑者尤佳。补力平和，味美宜食，食药两宜，可常用久服。

【功效应用】益气养阴，固精缩尿，止带，生津止渴。治脾胃虚弱，常配人参、茯苓、薏苡仁等。治咳喘，属肺气虚者，常配党参、川贝母、百部等；属肺阴虚者，常配南沙参、川贝母、知母等；属肺肾虚者，常配核桃仁、蛤蚧、五味子等。治阴虚潮热盗汗，常配知母、黄柏、地黄等。治肾虚下元不固，症见遗精者，常配金樱子、菟丝子、沙苑子等；症见遗尿者，常配乌药、益智仁。治带下，属脾虚湿注者，常配白术、苍术、陈皮等；属湿化热者，常配黄柏、车前子、芡实等；属脾肾两虚者，常配山茱萸、五味子、海螵蛸等。治气阴两虚之消渴，单用或配黄芪、知母等。

本品内服，煎汤 10～30g，大量 60～250g；研末，每次6～10g；或入丸散。外用适量，鲜品捣敷。健脾止泻宜炒用，补阴宜生用。因其甘补涩敛，故湿盛中满等邪实证者忌服，便秘者慎服。

甘　草

【歌诀】甘草甘平，润肺补脾，缓急和药，解毒最宜。

【来源】豆科植物甘草 *Glycyrrhiza uralensis* Fisch. 等的干燥根及根茎。

【药性】甘，平。归心、肺、脾、胃经。

【性能特点】甘补润缓，生平偏凉，炙平偏温，入心肺脾胃经。既益气、补脾、润肺、养心；又解药、食、热毒，素有甘草解百毒之说；还能缓和药性，调和诸药；并益心气而安神志，治心虚动悸脉结代。生者凉润，炙则温润，治咳喘无论寒热虚实均宜。大量久用，可引发水钠潴留性水肿，故水肿患者当谨慎。

【功效应用】补脾益气，润肺止咳，缓急止痛，清热解毒，缓和药性。治中气虚弱，常配人参、白术、茯苓等。治气血双亏，常配黄芪、当归、党参等。治咳嗽喘息，属风寒袭肺者，常配麻黄、苦杏仁等；属风热犯肺者，常配麻黄、生石膏等；属燥邪伤肺者，常配桑叶、苦杏仁、南沙参等；属痰饮停肺者，常配麻黄、细辛、干姜、五味子等；属肺肾两虚者，常配人参、五味子、核桃仁等。治心虚动悸脉结代，常配人参、阿胶、桂枝、麦冬等。治血虚脏躁，常配小麦、大枣等。治脘腹或四肢挛急作痛，常配白芍，再酌加他药。治口疮，可单用或配金银花、连翘、黄芩等。治咽喉肿痛，常配桔梗、金银花、黄芩、牛蒡子等。治疮肿，轻者单用，重者常配蒲公英、金银花、连翘等。治诸药中毒，轻者单用，重者常配绿豆、赤小豆等。治食物中毒，单用或配他药。此外，能缓和药性，与干姜、制附子同用，缓其燥热之性；与生石膏、知母同用，缓其寒凉之性；与大黄、芒硝同用，缓其峻泻之性；与黄芪、当归、熟地黄同用，使补力缓和而持久；与半夏配黄芩或干姜配黄连同用，使其相互协同；与乌头等毒烈药同用，可缓解其毒烈之性。

本品内服 3 ～ 10g，大剂量可用至 15 ～ 30g，煎汤，或入丸、散、膏剂。外用适量，研末调敷，或熬膏涂。泻火解毒宜生用，补气缓急宜炙用，尿道痛者宜用生甘草梢。因其甘补润缓，易助湿壅气，故湿盛中满者不宜服。大剂量服用易引起浮肿，故水肿者不宜大量服，或与利水药同用。反大戟、甘遂、芫花、海藻，故忌同用。

蜂　蜜

【歌诀】蜂蜜甘平，缓急止痛，润燥解毒，清热补中。

【来源】蜜蜂科昆虫中华蜜蜂 *Apis cerana* Fabricius 等酿的蜜。

【药性】甘，平。归脾、肺、大肠经。

【性能特点】甘补润缓，生平偏凉，熟平偏温，入脾肺大肠经。既益气、补脾、润肺；又润肠燥、缓通大便；还缓急止痛、缓和药性，解药、食、热毒。甘甜可口，药食兼用。治燥咳、虚咳、劳嗽，无痰或痰少而黏者最宜，痰多者忌投。

【功效应用】补中润肺，缓急止痛，润肠通便，清热解毒，缓和药性。治脾胃虚弱，轻者单用，重者可配党参、黄芪等。治肺虚久咳劳嗽，常配川贝母、百部、紫菀、款冬花等。治燥咳无痰或痰极少，常配川贝母、百部、南沙参等。治中虚腹痛，常配陈皮、甘草等。治肠燥便秘，单用或配火麻仁、枳壳、炒决明子等。治口疮，单用或调生甘草粉外涂患处。治疮疡，单用外敷或高压消毒后外敷。治阴疮，常配生甘草粉调匀外涂患处。和百药，制中药丸剂常加炼蜜，以和药与赋形。解乌头、附子毒，单用即可。

本品内服 15～30g，冲服，或入丸剂、膏剂。外用适量，涂敷。内服或制丸宜炼熟用，外涂治疮疡宜用新鲜生蜜。因其甘平滋腻，助湿滞气滑肠，令人中满，故不宜恣食，痰湿内蕴所致中满痞胀、呕吐纳呆，以及痰浊咳喘、溏泻者忌服。对蜂蜜过敏者忌用。

大 枣

【歌诀】大枣甘温，养血安神，调营和药，益气补中。

【来源】鼠李科植物枣 *Ziziphus jujuba* Mill. 的干燥成熟果实。

【药性】甘，温。归脾、胃经。

【性能特点】温补甘缓，入脾胃经。既善补中益气、养血而安神，又缓和药物毒烈之性。甘甜可口，药食兼用，为补气养血佳品。鲜枣生食大量易致便溏。

【功效应用】补中益气，养血安神，缓和药性。治脾胃虚弱，症见体倦乏力者，常配人参、白术、陈皮等；症见食少便溏，常配白术、干姜、鸡内金，如益脾饼。治血虚萎黄，单用或配黄芪、当归等。治血虚脏躁，常配甘草、小麦等。治血虚心悸，常配炙甘草、麦冬、阿胶等。与葶苈子同用，能缓解其峻烈之性；与甘遂、大戟、芫花同用，能缓解其毒性。此外，常与生姜同用作药引，若再配解表药，可调和营卫，治风寒表虚有汗，如桂枝汤；再配补虚药，可健脾益胃，以促进药力。治非血小板减少性紫癜（单纯性或过敏性），每服生大枣 10 个，每日 3 次。

本品内服 3 ～ 12g，或 10 ～ 30g，或擘碎煎汤，或去皮核后入丸散。因其温补甘缓，能助湿生热，令人中满，故湿盛中满、食积、虫积、龋齿作痛及痰热咳喘者均忌服，小儿患疳积者不宜服。生鲜枣能滑肠，故大便稀溏者不宜食。

饴　糖

【歌诀】饴糖甘温，益气补中，润肺止咳，缓急止痛。

【来源】以米、大麦、小麦、粟或玉蜀黍等粮食经发酵糖化制成的糖类食品。

【药性】甘，温。归脾、胃、肺经。

【性能特点】温补甘缓质润，入脾胃肺经。既善补中益气，又润燥、解药毒。甘甜可口、药食兼用，长于润燥。

【功效应用】补中益气，缓急止痛，润肺止咳，兼润肠。治脾胃虚弱，常配桂枝、芍药、生姜等，如小建中汤。治虚寒腹痛，常配人参、花椒等，如大建中汤。治肺虚咳嗽，常配百部、百合、甜杏仁等。治肠燥便秘，单用或配香油制成栓剂纳入谷道（肛门）或内服。此外，能缓和药性而解毒，解乌头、附子毒烈之性，单用或配甘草。

本品内服 30 ～ 60g，入汤剂，分二三次冲服。也可熬膏或为丸服。因其质润温补，能助湿生热，令人中满，故湿盛中满、食积、虫积、龋齿作痛及痰热咳喘者忌服，小儿患疳积者不宜服。

红景天

【歌诀】红景天甘，益气平喘，活血通脉，善治体倦。

【来源】景天科植物大花红景天 *Rhodiola crenulata*（Hook. f. et Thoms.）H. Ohba 等的干燥根及根茎。

【药性】甘、苦，平。归肺、脾、心经。

【性能特点】甘补苦泄，平而偏凉，补兼行散。入肺脾经，善益气而平喘；入心经，善活血而通脉。凡气虚或气虚血瘀、血脉不畅者即可选用，兼热而不盛者尤宜。

【功效应用】益气平喘，活血通脉。治气虚体倦，单用或配黄芪、党参、仙鹤草等。治久咳虚喘，单用或配人参、蛤蚧、核桃仁等。治气虚血瘀，属胸痹心痛者，单用即可，如诺迪康胶囊；属中风偏瘫者，可配黄芪、川芎、丹参等。此外，治高原红细胞增多症，口服红景天糖浆，每次 15 ～ 20mL，日 3 次，4 周为一疗程；治高原低血压，口服红景天糖衣片（每片含生药 0.265g），每次 2 片，日 3 次。

本品内服 3 ～ 6g，煎汤，或制成糖浆、片剂，或入丸散。

绞股蓝

【歌诀】绞股蓝寒，益气功善，清热解毒，止咳祛痰。

【来源】葫芦科植物绞股蓝 *Gynostemma pentaphyllum*（Thunb.）Makino 的干燥全草。

【药性】甘、苦，寒。归脾、肺、肾经。

【性能特点】甘补苦泄，寒能清解，入脾肺肾经。既益气健脾而生津，又祛痰止咳喘、清解热毒。民间喜用，扶正祛邪两相兼。治气虚或气津两伤兼热者尤佳，治咳嗽痰喘无论兼热兼虚均宜，治热毒疮痈或癌肿兼体虚者尤善。

【功效应用】健脾益气，祛痰止咳，清热解毒。治气虚乏力，单用或配黄芪、党参、太子参等。治气津两虚，单用或配黄芪、太子参、山药等。治痰热咳喘，可配黄芩、桑白皮、浙贝母等。治燥痰劳嗽，可配知母、南沙参、川贝母等。治热毒疮痈，可配蒲公英、金银花、连翘等。治癌肿，可配夏枯草、仙鹤草、山慈菇、半枝莲等。治高脂血症，可服绞股蓝口服液。此外，还治动脉硬化、肝炎及白发等。

本品内服煎汤 15 ～ 30g，研末吞 3 ～ 6g，亦可沸水浸泡代茶饮。少数患者服药后出现恶心、呕吐、腹胀、腹泻或便秘、头晕等不良反应，应加以注意。

第二节　补阳药

鹿　茸

【歌诀】鹿茸甘温，补肾壮阳，生精益血，筋骨能强。

【来源】鹿科动物梅花鹿 *Cervus nippon* Temminck 或马鹿 *Cervus elaphus* Linnaeus 的雄鹿未骨化密生茸毛的幼角。

【药性】甘、咸，温。归肝、肾经。

【性能特点】甘温峻补，咸入肾走血。入肝肾经，既补肾阳、益精血而强筋骨、固本，又温补而托疮；入冲任带脉，温固冲任带脉而止血、止带。为血肉有情之品，补肾阳、益精血之主药，肾阳不足、精血亏虚、筋骨软弱及小儿发育不良（五迟、五软）之重症宜用。

【功效应用】补肾阳，益精血，强筋骨，温固冲任带脉，温补托疮。治肾阳亏虚、精血不足之畏寒肢冷、腰膝冷痛、阳痿早泄、宫冷不孕、精神疲乏、头昏耳鸣、小便频数或遗尿者，单用浸酒服或配人参、熟地黄、白术、山药、山茰肉、枸杞子等，如参茸固本丸与参茸卫生丸等。治肝肾亏虚筋骨无力，单用或配炒杜仲、巴戟天、刺五加等。治小儿发育不良，单用或配熟地黄、山药、山茰肉等。治冲任虚寒、带脉不固，症见崩漏不止者，常配三七、当归、阿胶等；症见带下清稀者，常配狗脊、白蔹、海螵蛸等。治阴疽久溃不敛脓清稀，常配麻黄、芥子、熟地黄等。

本品内服 1 ～ 2g，研粉冲，或入丸散剂；亦可浸酒。小量可以提精神，大量可以增强性功能。因其温热峻烈，易伤阴助火，故阴虚阳亢、实热、痰火内盛、血热出血及外感热病者忌服。宜从小剂量开始，逐渐加量，以免伤阴动血。

鹿角胶

【歌诀】鹿角胶甘，性温助阳，补精益血，止血宜尝。

【来源】鹿科动物梅花鹿 *Cervus nippon* Temminck 或马鹿 *Cervus elaphus* Linnaeus 的角熬制而成的胶块。

【药性】甘、咸，温。归肝、肾经。

【性能特点】甘温补，咸入血，质黏腻，入肝肾经。既善温补肝肾，又善益精养血、止血。止血力尤佳，为治阳虚精血亏、虚寒出血之要药。

【功效应用】温补肝肾，益精养血，止血。治肝肾不足、精血亏虚、虚劳羸瘦、腰膝酸软，常配熟地黄、枸杞子、菟丝子等，偏于肾阳虚、命门火衰者，可再加附子、肉桂等；偏于肝肾阴虚、津液不足者，可再加龟板胶、覆盆子等。治血虚萎黄，常配熟地黄、当归、黄芪、肉桂等。治虚寒出血，症见吐血、衄血者，可配生地黄炭、焦栀子等；症见尿血者，可配血余炭、小蓟、白茅根等；症见便血不止者，可配炮姜、海螵蛸、地榆炭等；症见崩漏者，可配阿胶、艾叶炭等；症见胎动胎漏者，可配桑寄生、苎麻根、黄芩炭等。治阴疽内陷，常配麻黄、熟地黄、芥子、肉桂等。

本品内服 5～10g，开水或黄酒化服，入汤剂应烊化服，或入丸散膏剂。外用适量，溶化涂敷。因性温黏腻，故阴虚火旺、湿滞中满者忌服。

鹿角霜

【歌诀】鹿角霜平，补阳不腻，药力虽微，脾虚不忌。

【来源】梅花鹿 *Cervus nippon* Temminck 或马鹿 *Cervus elaphus* Linnaeus 的角熬制鹿角胶后剩余的骨渣。

【药性】咸、涩，温。归肝、肾经。

【性能特点】咸软入肾，温涩补敛，入肝肾经。既补肾助阳，又收敛固涩止血。虽补力小，但收敛力强，且不助火、不滋腻碍胃。阳虚不受腻补，或兼脾胃虚寒而见食少便溏者最宜。

【功效应用】益肾助阳，收敛止血。治肾阳虚，可配巴戟天、肉苁蓉、枸杞子等。治肾虚精滑，可配龙骨、金樱子、菟丝子等。治尿频或遗尿，属年老体衰者，可单服或配乌药、茯苓、白果等；属产后兼气虚不摄者，可配黄芪、韭菜子、桑螵蛸等。治肾阳虚兼脾胃虚寒而见食少便溏、呕吐，可配陈皮、砂仁、白术等。治阳虚久泻，常配补骨脂、肉豆蔻、五味子等。治带下清稀如注、阴部湿冷，症轻者，可配党参、白术、芡实等；症重者，可配肉桂、附子、海螵蛸等。治膏淋日久，涩痛不著，腰痛如折，可配茯苓、秋石；若小便淋痛，加滑石、海金沙等。此外，还治疮疡久溃不敛及创伤出血，单用或入复方。

本品内服 10～15g，煎汤或入丸散。外用适量，研末敷。因性温，故阴虚火旺者忌服。

黄狗肾

【歌诀】黄狗肾温，专归肾经，滋补壮阳，可治阴冷。

【来源】犬科动物黄狗 Canis familiaris L. 的干燥阴茎和睾丸。

【药性】咸，温。归肾经。

【性能特点】咸入肾而温补，专入肾经，善壮阳补精，为血肉有情之品。鲜品带血、低温焙干吃，或泡酒服，或干品研末服，壮阳力均较强。水煎则壮阳力减，但可补虚。羊肾子（睾丸）、公鸡殖（睾丸）与其功似可替代。

【功效应用】壮阳补精。治肾阳不足、精亏虚冷之阳痿精冷、腰膝酸软、畏寒肢冷，单用鲜品，勿用水洗，带血焙干，或研末，或入丸、泡酒服；或配淫羊藿、枸杞子、覆盆子等。治腹中冷痛，可配吴茱萸、高良姜、甘松等。

本品内服：煎汤，3～9g；研末或装胶囊，每次 1～2g；亦可泡酒。带血者焙干效佳，补虚可入汤剂，用治生殖机能障碍不入汤剂，研末装胶囊服。也可用鲜品，每次 10g，切薄片，焙熟，口嚼服，早晚各一次。因其温热壮阳，易伤阴助火，故不可过量、长期连续服用，阴虚火旺、痰热咳喘者忌服。

海狗肾

【歌诀】腽肭脐热，壮阳填精，阳痿不举，服之立应。

【来源】海狮科动物海狗 Callorhinus ursinus Linnaeus 和海

豹科动物斑海豹 *Phoca largha* Pallas 等的干燥阴茎和睾丸。又名腽肭脐。

【**药性**】咸，热。归肾经。

【**性能特点**】咸热入肾而补，专入肾经。善壮阳补精，为血肉有情之品。鲜品带血、低温焙干吃，或泡酒服，或干品研末服，壮阳力均较强。水煎则壮阳力减，但可补虚。羊肾子（睾丸）、公鸡殖（睾丸）与其功似可替代。

【**功效应用**】壮阳补精。治肾阳不足、精亏虚冷之阳痿精冷、腰膝酸软、畏寒肢冷，单用鲜品，勿用水洗，带血焙干吃，或研末，或入丸、泡酒；或配淫羊藿、枸杞子、覆盆子等。治腹中冷痛，可配吴茱萸、高良姜、甘松等。

本品内服：煎汤，3～9g；研末或装胶囊，每次1～2g；亦可泡酒。带血者焙干效佳，补虚可入汤剂，用治生殖机能障碍不入汤剂，研末装胶囊服。也可用鲜品，每次10g，切薄片，焙熟，口嚼服，早晚各一次。因其温热壮阳，易伤阴助火，故不可过量、长期连续服用，阴虚火旺、痰热咳喘者忌服。

雄蚕蛾

【**歌诀**】雄蚕蛾温，补肾壮阳，生肌止血，遗精效彰。

【**来源**】蚕蛾科动物家蚕蛾 *Bombyx mori* L. 的干燥雄性成虫。

【**药性**】咸，温，归肝、肾经。

【**性能特点**】咸温补敛，入肝肾经，既补肾壮阳，又固精止遗，为血肉有情之品，尤善治遗精。外用生肌止血。

【**功效应用**】补肾壮阳，固精止遗，生肌止血。治肾虚阳痿遗精，单用研末或油炸服，或配枸杞子、桑螵蛸等。治阳虚宫冷不孕，单用研末或油炸服，或配枸杞子、熟艾叶等。治遗尿尿频，单用研末或油炸服，或配覆盆子、桑螵蛸、乌药等。

治疮疡不敛，可配煅龙骨、儿茶、血竭等。治外伤出血，可配三七、煅龙骨、儿茶等。

本品内服 1 ～ 5g，研末或油炸，或入丸散。用于壮阳起痿，用量可增至 30g。用时去足、翅、鳞毛。外用适量，研末掺或调涂。因其性温壮阳，易伤阴助火，故阴虚火旺者忌服。

海 参

【歌诀】海参平温，益肾助阳，补精养血，润燥滑肠。

【来源】刺参科动物刺参 *Apostichopus japonicus*（Selenka）等的去内脏的干燥体。

【药性】甘、咸，平。归肾、心、肺经。

【性能特点】甘能补，咸入血，平偏温，入肾心肺经。既补肾助阳，又益精养血而润燥，兼止血。食药兼用，血肉有情之品。益精养血润燥力强，助阳力缓兼止血，肾阳虚、精血虚皆宜，兼出血或肠燥者尤佳。

【功效应用】补肾助阳，益精养血，润燥止血。治精血亏虚，单用或配熟地黄、枸杞子等。治虚弱老怯，单用或配山药等。治阳痿梦遗，轻者单用，重者配牡蛎、枸杞子、莲子心等。治小便频数，可配山药、益智仁、覆盆子等。治肠燥便秘，大量单用或配白木耳、决明子、当归等。治肺虚咳嗽咯血，可配阿胶珠、白及粉等。治肠风便血，可配防风炭、炒枳壳、藕节炭等。治外伤出血，单用研末或配三七粉等外敷。

本品内服，煎汤 15 ～ 30g，入丸散 5 ～ 15g。外用适量，研末服。因其甘利，故脾虚不运，外邪未尽者禁服。

海 马

【歌诀】海马甘温，壮阳补肾，活血散结，消肿止疼。

【来源】海龙科动物线纹海马 *Hippocampus kelloggi* Jordan et Snyder 等的干燥全体。

【药性】咸，温，归肝、肾经。

【性能特点】咸温补散，入肝肾经。内服既补肾壮阳、纳气平喘，又活血散结、消肿止痛。外用能止血生肌。为血肉有情之品，肾虚阳痿、喘息及瘀肿宜用。

【功效应用】补肾壮阳，纳气平喘，活血散结，消肿止痛，生肌止血。治肾虚阳痿，单用或配淫羊藿、鹿茸、炒杜仲等。治遗尿尿频，可配沙苑子、覆盆子、桑螵蛸等。治肾虚作喘，常配人参、蛤蚧、沉香、核桃仁等。治癥瘕积聚，常配丹参、三棱、土鳖虫等。治跌打损伤，单用研末温黄酒送服，或配川芎、红花、延胡索等。治难产，单用研末服。治恶疮肿毒，常配穿山甲、冰片、麝香、朱砂等。治疮疡不敛，可配乳香、没药、儿茶等，研粉外敷。治外伤出血，可配煅龙骨、海螵蛸、三七等，研粉外敷。

本品内服，煎汤 3～9g，研末每次 1～1.5g，多入丸散或泡酒。外用适量，研末掺或调涂。因其温阳行散，故孕妇及阴虚火旺者忌服。

紫河车

【歌诀】紫河车温，善治虚损，阳痿不育，喘咳骨蒸。

【来源】健康人的干燥或新鲜胎盘。

【药性】甘、咸，温。归肺、肝、肾经。

【性能特点】甘咸温补而不燥热，入肺肝肾经。既补阳填精、益气养血，又纳气平喘。平补气、血、精、阳，为血肉有情之品。药力较缓而不燥热，凡气血精阳虚皆可酌投。治肾虚久喘，在间歇期用之尤宜，可减少或预防发作。

【功效应用】补阳填精，益气养血，纳气平喘。治肾虚不孕、阳痿，可配人参、枸杞子等。治气血双亏，单用或配黄芪、当归、党参等。治癫痫久发气血亏，单用或配绿豆、生甘草、砒石，即温脾散。治肾虚喘息，单用或配核桃仁等。治劳瘵虚损、骨蒸，常配山药、人参、茯苓等，如河车丸。

本品内服 1～3g，研末装入胶囊吞服，每日 2～3 次；或入丸散。也可用鲜品煨食，每次半个或 1 个，1 周 2～3 次。现已制成片剂等，可供选用。治生殖机能障碍宜低温焙干研末服，补虚则水煎与研末服均可。因其温热，故阴虚火旺者不宜单独应用，风寒痰喘者忌服。须用健康产妇的胎盘，患有甲肝、乙肝、丙肝、梅毒、艾滋病产妇的胎盘忌用。

蛤　蚧

【歌诀】蛤蚧平咸，止咳平喘，肺肾亏虚，功效颇善。

【来源】壁虎科动物蛤蚧 *Gekko gecko* Linnaeus 除去内脏的干燥体。

【药性】咸，平。归肺、肾经。

【性能特点】咸平补虚偏温，入肺肾经。善补肺气、助肾阳、益精血、定喘嗽。为血肉有情之品，治肺虚咳嗽、肾虚作喘良药，肾不纳气者尤佳。药力缓，久服方效。

【功效应用】补肺气，助肾阳，定喘嗽，益精血。治肺虚咳嗽，常配人参、苦杏仁、五味子、百部等。治肾虚作喘，常配人参、知母、川贝母等。治支气管哮喘缓解期属肺肾两虚，单用研末服或入复方。治阳虚精亏之阳痿遗精、腰膝酸软，常单用或配人参、鹿茸、淫羊藿、杜仲等浸酒服。

本品内服，煎汤 6～9g，研末每次 1～2g，浸酒每次 1～2 对。古人认为尾部力强，入药只用尾。当代研究证明，全体也有效。古人又认为眼有毒而使用时须去头足。临床研究表明，眼无毒。故今之临床多用全体而不去头足。因其滋补助阳，故风寒、实热及痰湿喘咳者忌服。

冬虫夏草

【歌诀】虫草甘平，补肺益肾，止血化痰，虚损常品。

【来源】麦角菌科真菌冬虫夏草 *Cordyceps sinensis*（Berk.）Sacc. 寄生在蝙蝠科昆虫幼虫上的子座及幼虫尸体的干燥复合体。简称虫草。

【药性】甘，平。归肾、肺经。

【性能特点】甘平补虚，入肾肺经。善补肾肺、化痰止血而定喘嗽，偏补肺阴，兼化痰止血。治肺虚咳嗽、肾虚作喘效良，治肺痨咳嗽、痰中带血效佳，病后体虚或自汗畏寒可用。药力缓，久服方效。

【功效应用】益肾补肺，化痰止血。治肾虚精亏之阳痿遗精、腰膝酸软，单用或配淫羊藿、巴戟天、炒杜仲、刺五加等。治久咳虚喘属肺肾虚，单用炖食，或配蛤蚧、核桃仁等。治劳嗽咳痰带血，常配南沙参、川贝母、阿胶、白及等。治病后体虚自汗畏寒，单用与鸭、鸡、猪肉或素菜炖服。

本品内服 5～9g，煎汤，或与鸡、鸭、猪肉等炖服。因其甘平补虚，故表邪未尽者慎服。

核桃仁

【歌诀】胡桃温甘，敛肺补阳，纳气定喘，润燥通肠。

【来源】胡桃科植物胡桃 *Juglans regia* L. 的干燥成熟种仁。又名胡桃肉。

【药性】甘，温。归肾、肺、大肠经。

【性能特点】甘温补虚，多脂质润，香美可口。入肾肺经，能补肾益精、温肺定喘；入大肠经，滑润大肠而通便。药食兼用，偏于温肺，久咳虚喘有寒者宜用，兼肠燥便秘者尤佳。药力缓，久服方效。

【功效应用】补肾益精，温肺定喘，润肠通便。治肾虚腰痛脚弱，常配炒杜仲、补骨脂等。治肾虚遗尿尿频，常配覆盆子、桑螵蛸、益智仁等。治肾虚耳鸣，常配五味子、蜂蜜各适量，口嚼服。治虚寒喘嗽，民间单用火焙后，口嚼服；或配人参、五味子等。治津枯肠燥便秘，轻者单用，重者常配肉苁蓉、当归等。

本品内服 10～30g，煎汤或入丸散。定喘止咳连皮用，润肠通便去皮用。因其性温滑润，故阴虚火旺、痰热咳喘及大便稀溏者慎服。

肉苁蓉

【歌诀】肉苁蓉温，补肾壮阳，益精补血，润燥滑肠。

【来源】列当科植物肉苁蓉 *Cistanche deserticola* Y. C. Ma 带鳞叶的干燥肉质茎。

【药性】甘、咸，温。归肾、大肠经。

【性能特点】味咸入肾，甘温补润。入肾经，能补肾阳、益精血；入大肠经，润肠燥而通便。药力和缓从容不峻，与锁阳相比，助阳润肠而不燥热，但润肠力较强，津枯肠燥便秘宜用，并治阴阳两虚之消渴。

【功效应用】补肾阳，益精血，润肠通便。治肾阳亏虚、精血不足，若见腰膝冷痛，常配巴戟天、杜仲等；若见筋骨无力，常配杜仲、马钱子等；若见阳痿遗精，可配鹿茸、菟丝子、桑螵蛸等；若见宫冷不孕，常鹿角胶、当归、紫河车、熟地黄等。

治津枯肠燥便秘，常配火麻仁、当归、柏子仁等。此外，治阴阳两虚之消渴，常配枸杞子、菟丝子、覆盆子等。

　　本品用量宜大，内服 10～20g，煎汤或入丸散。因其甘温助火滑肠，故阴虚火旺、热结便秘、便溏者忌服。

锁　阳

　　【歌诀】锁阳甘温，补肾壮阳，强骨荣筋，亦能润肠。

　　【来源】锁阳科植物锁阳 *Cynomorium songaricum* Rupr. 的干燥肉质茎。

　　【药性】甘，温。归肝、肾、大肠经。

　　【性能特点】甘温补虚。入肝肾经，能补肾阳、益精血；入大肠经，兼润肠燥而通便。助阳润肠而不燥热，但润肠力较弱，治津枯肠燥便秘少用。药力和缓，用量宜大。

　　【功效应用】补肾阳，益精血，润肠通便。治肾阳亏虚、精血不足，若见腰膝冷痛，常配巴戟天、杜仲、续断等；若见筋骨无力，常配杜仲、川续断、马钱子等；若见阳痿遗精，常配鹿茸、菟丝子、桑螵蛸等；若属宫冷不孕，常配鹿角胶、当归、紫河车、熟地黄等。治津枯肠燥便秘，常配火麻仁、当归、柏子仁等。

　　本品内服 10～20g，煎汤或入丸散。因其甘温助火，故阴虚火旺、热结便秘者忌服。

补骨脂

　　【歌诀】补骨脂温，补肾壮阳，温脾止泻，固精勿忘。

　　【来源】豆科植物补骨脂 *Psoralea corylifolia* L. 的干燥成熟果实。

　　【药性】苦、辛，温。归肾、脾经。

中医白话解读本丛书

【性能特点】苦辛温燥，补涩相兼，温补涩纳。入肾脾经，既补火壮阳、固精缩尿、温肾纳气，又温脾阳而止泻。作用偏于肾，善补肾阳，多用于肾阳虚衰、下元不固诸证；又兼纳气平喘，治肾阳不足喘息。

【功效应用】补火壮阳，固精缩尿，温肾纳气，温阳止泻。治阳虚火衰、下元不固诸证，症见遗精阳痿者，常配鹿茸、人参等；症见宫冷不孕者，常配淫羊藿、紫河车等；症见带下清稀者，常配白术、苍术、山药等；症见遗尿尿频，常配山药、乌药、龙骨等。治阳虚喘息，常配五味子、核桃仁、蛤蚧等。治阳虚泄泻，常配肉豆蔻、吴茱萸、五味子等。此外，治白癜风，取 30g 入 95% 酒精 100mL 中，浸 7 日过滤，以棉球蘸擦，每日 3 次，并配合紫外线照射或晒太阳。

本品内服均用 5～10g，煎汤或入丸散。因其温燥助阳而易伤阴，故阴虚火旺、大便燥结及性欲亢进者忌服。

益智仁

【歌诀】益智仁温，温补脾肾，开胃摄唾，缩尿固精。

【来源】姜科植物益智 *Alpinia oxyphylla* Miq. 的干燥成熟果实。

【药性】辛，温。归脾、肾经。

【性能特点】辛温香燥，补涩相兼，温补固摄，入脾肾经。既温补脾肾之阳、固精缩尿，又温脾散寒开胃而止泻、摄唾。药力较强，作用偏于脾，善温脾散寒，多用于中焦虚寒之腹痛吐泻；又开胃摄唾，治食少多唾宜用。

【功效应用】温脾开胃摄唾，温肾固精缩尿。治脾胃受寒，症见脘腹冷痛者，常配高良姜、香附、干姜等；症见呃逆呕吐者，常配生姜、姜半夏、陈皮等。治中寒泄泻，属初期者，常配茯苓、炒泽泻等；属中期者，常配干姜、炒白术、五味子等；属久不愈者，常配肉豆蔻、五味子、莲子肉等。治脾胃虚寒食少多唾，常砂仁、党参、陈皮等。治阳衰遗滑，症见遗尿尿频者，常配山药、乌药等；症见阳痿遗精者，常配鹿茸、金樱子、沙苑子等；症见宫冷不孕者，常配淫羊藿、紫河车等；症见带下清稀者，常配白术、苍术、山药等。

本品内服均用 5～10g，煎汤或入丸散。因其温燥，易助火伤阴，故热结便秘、阴虚火旺，以及因热所致的遗精、尿频者忌服。

菟丝子

【歌诀】菟丝子温，止泻固精，明目解渴，平补三阴。

【来源】旋花科植物菟丝子 *Cuscuta chinensis* Lam. 的干燥成熟种子。

【药性】辛、甘、平。归肝、肾、脾经。

【性能特点】甘补辛润，平而偏温，并兼收涩，不燥不腻，平补固涩。入肾肝脾经，既补肾助阳、固精缩尿，又养肝明目，还补脾止泻、安胎。既补阳又补阴，为平补阴阳兼收涩之品，并兼明目、安胎与健脾止泻。治肾虚滑脱、目暗不明、脾虚虚泻、胎动宜用。

【功效应用】补肾助阳，固精缩尿，养肝明目，补脾止泻，安胎。治阳虚下元不固，症见腰膝酸痛者，常配炒杜仲、枸杞子、女贞子等；症见阳痿遗精者，常配五味子、金樱子、沙苑子等；症见遗尿尿频者，常配覆盆子、益智仁、乌药等。治肝肾亏虚目暗不明，常配枸杞子、楮实子、熟地黄等，如驻景丸。治脾虚便溏或泄泻，常配炒山药、炒白术、炒薏苡仁等。治肝肾亏虚胎动不安，常配阿胶、续断、桑寄生等，如寿胎饮。此

中医白话解读本丛书

外，能平补阴阳而生津止渴，治阴阳两虚之消渴，可配枸杞子、覆盆子、女贞子等。

本品内服 9～15g，包煎，或入丸散、泡酒。外用适量，泡酒外涂。因其虽曰平补阴阳，但仍偏补阳，且带涩性，故阴虚火旺而见大便燥结、小便短赤者不宜服用。

沙苑子

【歌诀】沙苑子温，补肾固精，养肝明目，并治尿频。

【来源】豆科植物扁茎黄芪 *Astragalus complanatus* R. Br. 的干燥成熟种子。

【药性】甘，温。归肝、肾经。

【性能特点】甘温补涩，不燥不烈，温补固涩，入肝肾经。既补肾助阳、固精缩尿，又养肝明目。温补固涩力较强，善治肝肾亏虚、下焦滑脱诸证。

【功效应用】补肾助阳，固精缩尿，养肝明目，止带。治阳虚下元不固，症见阳痿遗精者，常配菟丝子、枸杞子、淫羊藿等；症见腰膝酸痛者，单用或配炒杜仲、桑寄生、续断等；症见遗尿尿频者，常配菟丝子、桑螵蛸、益智仁等。治肝肾亏虚之目暗不明，常配枸杞子、楮实子、菟丝子等。治虚寒带下，常配山药、白术、益智仁等。

本品内服 9～20g，水煎或入丸散。因其温补固涩，易伤阴助火涩敛，故阴虚火旺及小便不利者忌服。

韭菜子

【歌诀】韭菜子温，补益肝肾，固精缩尿，阳痿宫冷。

【来源】百合科植物韭菜 *Allium tuberosum* Rottler 的干燥成熟种子。

【**药性**】辛、甘，温。归肝、肾经。

【**性能特点**】辛甘发散，温补兼涩，温补固涩，入肝肾经。既补益肝肾，又固精缩尿。善治肝肾亏虚、下元不固诸证。

【**功效应用**】补肾壮阳，固精缩尿，兼养肝。治肾肝亏虚、下元不固，症见阳痿不举者，常配山萸肉、鹿茸、枸杞子等；症见遗精早泄者，常配金樱子、覆盆子、补骨脂等；症见宫冷不孕者，常配淫羊藿、当归、巴戟天等；症见白带清稀者，常配芡实、海螵蛸、龙骨等；症见遗尿尿频者，常配益智仁、乌药、山药等；症见腰膝冷痛者，常配炒杜仲、续断、狗脊等。

本品内服 5～15g，煎汤或入丸散。因其温燥，易伤阴助火，故阴虚火旺者均忌服。

阳起石

【**歌诀**】阳起石温，温补有毒，补火助阳，不宜久服。

【**来源**】硅酸盐类矿物角闪石族矿物透闪石及异种透闪石石棉的矿石。主含钙镁铁硅酸盐 $\{Ca_2(Mg, Fe^{2+})_5[Si_4O_{11}]_2[OH]_2\}$。

【**药性**】咸，温。归肾经。

【**性能特点**】咸入肾，温补有毒，专入肾经。善温肾壮阳，肾阳虚衰、下元不固宜投。

【**功效应用**】补肾壮阳。治肾虚阳衰、下元不固诸证，症见阳痿不举者，古单用，今配山萸肉、雄蚕蛾、韭菜子等；症见遗精早泄者，古单用，今配金樱子、覆盆子、韭菜子等；症见宫冷不孕者，常配淫羊藿、巴戟天、韭菜子等；症见白带清稀者，常配芡实、鹿角霜、龙骨等；症见遗尿尿频者，常配益智仁、乌药、覆盆子等；症见腰膝冷痛者，常配炒杜仲、桑寄生、狗脊等。

本品内服 3～6g，多入丸散，也可入煎。因其为矿物药而温燥有毒，能伤阴助火，故阴虚火旺者均忌服，不宜大量或久服。或云为强致癌物质，不提倡服用，特别是研末服用。

胡芦巴

【歌诀】胡芦巴温，逐冷壮阳，腹痛寒疝，脚气宜尝。

【来源】豆科植物胡芦巴 *Trigonella foenum-graecum* L. 的干燥成熟种子。

【药性】苦，温。归肝、肾经。

【性能特点】苦燥温补，入肝肾经。既温肾阳、暖肝，又逐寒湿。祛寒燥湿力较强，尤宜阳虚兼寒湿者，并能暖肝。

【功效应用】温肾阳，除寒湿。治阳痿遗精，常配韭菜子、菟丝子、沙苑子、枸杞子等。治宫冷不孕，常配淫羊藿、巴戟天、当归等。治肾寒虚冷之胁腹胀痛，常配附子、干姜、青皮等。治寒湿下注之脚气肿痛，常配蛇床子、木瓜、吴茱萸、槟榔等。治寒疝腹痛，常配木香、香附、青皮、延胡索等。

本品内服 3～10g，煎汤或入丸散。因其苦温燥热，易伤阴助火，故阴虚火旺或有湿热者忌服。

蛇床子

【歌诀】苦温蛇床，暖肾助阳，散寒燥湿，杀虫止痒。

【来源】伞形科植物蛇床 *Cnidium monnieri*（L.）Cusson 的干燥成熟果实。

【药性】辛、苦，温。归肾经。

【性能特点】辛散苦燥温补，专入肾经。既温阳、散寒，又燥湿、祛风、杀虫而止痒。与胡芦巴相比，虽均苦燥温补，为温肾散寒除湿之品，但唯燥湿力较强，又兼辛味而善祛风杀虫止痒。

【功效应用】温肾壮阳，燥湿散寒，祛风杀虫，止痒。治阳痿遗精，常配韭菜子、菟丝子、沙苑子等。治宫冷不孕，常配淫羊藿、巴戟天、当归等。治湿痹腰痛，常配独活、制苍术、木瓜等。治寒湿带下，常配制苍术、白术、芡实等。治皮肤湿疹，常配地肤子、土茯苓、炒苍耳子等。

本品内服 3～9g，煎汤或入丸散。外用 15～30g，煎汤熏洗或研末敷。因其辛散苦燥温补，易伤阴助火，故阴虚火旺及下焦湿热者不宜服。

仙 茅

【歌诀】仙茅辛热，阳痿灵丹，腰膝冷痛，遗尿精寒。

【来源】石蒜科植物仙茅 *Curculigo orchioides* Gaertn. 的干燥根茎。

【药性】辛，热。有毒。归肾、肝、脾经。

【性能特点】辛热燥散，温补有毒。主入肝肾经，既补肾壮阳、强筋健骨，又祛风除湿；兼入脾经，散寒温脾而止泻。治肝肾亏虚、阳气衰微及风寒湿痹兼肝肾虚或肾阳虚者可选，治脾虚有寒者可用。

【功效应用】补肾壮阳，强筋健骨，祛风寒湿，温脾止泻。治肾虚阳衰诸证，症见阳痿精冷者，常配枸杞子、沙苑子、鹿茸等；症见宫冷不孕者，常配淫羊藿、巴戟天、当归、小茴香等；症见遗尿尿频者，单用泡酒或配覆盆子、桑螵蛸等；症见筋骨无力者，常配巴戟天、桑寄生、炒杜仲、刺五加等。治风寒湿痹兼阳虚，常配桂枝、独活、羌活等。治脾肾阳虚腹痛泄泻，常配干姜、炒白术、茯苓、党参等。此外，治月经不调、更年期高血压或综合征，证属阴阳两虚，常配淫羊藿、当归、巴戟天、知母、黄柏，如二仙汤。

本品内服 3 ～ 9g。水煎或泡酒，也可入丸散。因其辛热有毒，有伤阴助火之弊，久服极易令人口舌焦燥，故用量不宜过大，不能长期服用，阴虚火旺与湿热火毒者忌服。

淫羊藿

【歌诀】淫羊藿温，阳痿肾虚，腰膝无力，风湿皆祛。

【来源】小檗科植物淫羊藿 *Epimedium brevicornum* Maxim. 等的干燥地上部分。又名仙灵脾。

【药性】辛、甘，温。归肝、肾经。

【性能特点】辛散甘补温燥，入肝肾经。既补肾阳、强筋骨，又祛风除湿。补肾阳与祛风湿力均较强，既善治肝肾亏虚、阳气衰微诸证，又可治风寒湿痹兼肝肾虚或肾阳虚者。

【功效应用】补肾阳，强筋骨，祛风湿。治肾虚阳衰，症见阳痿精冷者，单用或配金樱子、枸杞子、沙苑子等；症见宫冷不孕者，单用或配仙茅、巴戟天、当归、小茴香等；症见遗尿尿频者，常配覆盆子、桑螵蛸、菟丝子、乌药等；症见筋骨无力者，常配巴戟天、桑寄生、刺五加等。治风寒湿痹兼阳虚，常配桂枝、独活、刺五加等。治偏枯不遂（小儿麻痹症），急性期制成注射液，能抑制脊髓灰质炎病毒；后遗症期能强筋骨，多配桑寄生、五加皮、萆薢、炒杜仲等。治月经不调、更年期高血压或综合征，证属阴阳两虚，常配仙茅、当归、巴戟天、知母、黄柏，如二仙汤。此外，口服淫羊藿总黄酮苷片，治冠心病有效。

本品内服 10 ～ 15g，煎汤，或浸酒、熬膏及入丸散。壮阳当用羊油炒。因其辛燥温热，有伤阴助火之弊，故阴虚火旺与湿热火毒者忌服。

巴戟天

【歌诀】巴戟微温，壮阳益精，兼祛风湿，健骨强筋。

【来源】茜草科植物巴戟天 *Morinda officinalis* How 的干燥根。

【药性】辛、甘，微温。归肾、肝经。

【性能特点】辛散甘补，微温不烈，入肾肝经。既补肾阳，兼益精血而强筋骨，又祛风湿。燥热性较小，药力平和，且兼益精血。治肝肾亏虚、阳气衰微诸证及风寒湿痹兼肝肾虚常用，治宫冷不孕、月经不调及经寒痛经可投。

【功效应用】补肾阳，益精血，强筋骨，祛风湿。治肾阳虚衰、精亏血虚有寒，症见阳痿精冷者，常配鹿茸、枸杞子、沙苑子等；症见宫冷不孕者，常配仙茅、肉桂、当归、艾叶等；症见遗尿尿频者，常配覆盆子、桑螵蛸、益智仁、乌药等；症见月经不调者，常配当归、川芎、炒白芍、柴胡、香附等；症见经寒痛经者，常配当归、炮姜、川芎等。治肝肾亏虚腰膝酸软，常配炒杜仲、桑寄生、续断、刺五加等。治风寒湿痹兼肝肾虚，常配独活、桑寄生、淫羊藿、熟地黄等。此外，治月经不调、更年期高血压或综合征，证属阴阳两虚，常配仙茅、淫羊藿、知母、黄柏、当归，如二仙汤。

本品内服 10～15g，煎汤或入丸散。因其辛燥温热，有伤阴助火之弊，故阴虚火旺与湿热火毒者忌服。

杜 仲

【歌诀】杜仲甘温，补益肝肾，筋骨强健，胎元安稳。

【来源】杜仲科植物杜仲 *Eucommia ulmoides* Oliv. 的干燥树皮。

【药性】甘，温。归肝、肾经。

【性能特点】甘温补虚，入肝肾经。善补肝肾、强筋骨、降血压、安胎元。补力较强，并能安胎。既为治肝肾亏虚之腰痛、筋骨无力之佳品，又为治肝肾亏虚胎动不安或频惯堕胎之良药，还为治高血压属肝肾亏虚或肝阳上亢者所常用。炒用比生用好，煎剂比酊剂好。

【功效应用】补肝肾，强腰膝，安胎，降血压。治肝肾亏虚诸证，症见肾虚腰痛者，常配补骨脂、核桃仁、续断等；症见筋骨无力者，可配鹿胎、肉苁蓉、萆薢等；症见麻痹后遗者，可配鹿胎、萆薢、马钱子等；症见胎动不安者，常配菟丝子、桑寄生、续断等；症见频惯堕胎者，常配桑寄生、菟丝子、续断、艾叶等。治高血压，属肝肾亏虚者，常配熟地黄、当归、磁石、牛膝、钩藤等；属肝阳上亢者，常配夏枯草、钩藤、天麻、白芍、牡蛎等。

本品内服 10～15g，煎汤或入丸散。炒用疗效较佳。因其甘温补虚，易伤阴助火，故阴虚火旺者慎服，不宜单用。

续　断

【歌诀】续断微温，补益肝肾，行血安胎，治伤效敏。

【来源】川续断科植物川续断 *Dipsacus asperoides* C. Y. Cheng et T. M. Ai 的干燥根。

【药性】苦、甘、辛，微温。归肝、肾经。

【性能特点】甘补微温，苦泄辛散，入肝肾经。生用温补行散，既补肝肾、强筋骨、安胎，又行血脉、续筋骨而消伤肿、止痛，还扶正托疮、消肿生肌而促疮疡愈合。炒炭则温补行散中兼收敛而止血，虚寒出血兼瘀者宜用。有补而不滞之长，虽补力不及杜仲，但兼行散，为妇、伤、外、内科所常用。

【功效应用】补肝肾，强腰膝，安胎，通血脉，续筋骨。治肝肾亏虚诸证，症见肾虚腰痛者，常配杜仲、桑寄生、牛膝等；症见筋骨无力者，可配杜仲、牛膝、巴戟天、熟地黄等；症见胎动欲坠者，常配菟丝子、桑寄生、阿胶，如寿胎丸；症见胎漏下血者，常配阿胶、菟丝子、苎麻根、艾叶等；症见血瘀崩漏者，常炒炭后配熟地黄炭、藕节炭、艾炭等。治筋骨折伤，常配骨碎补、自然铜、土鳖虫等。治痈疽溃疡，常配连翘、金银花、当归、黄芪等。治乳痈肿痛，常配蒲公英、牛蒡子、瓜蒌等。治乳汁不下，常配王不留行、漏芦、穿山甲等。

本品内服 10～20g，水煎或入丸散。外用适量，研末调敷。治崩漏下血宜炒炭用。因其甘补微温，有伤阴助火之虞，故阴虚火旺者不宜单用。

狗　脊

【歌诀】狗脊性温，补益肝肾，强健腰脊，除寒湿风。

【来源】蚌壳蕨科植物金毛狗脊 *Cibotium barometz*（L.）J. Sm. 的干燥根茎。

【药性】苦、甘，温。归肝、肾经。

【性能特点】甘温而补，苦能燥泄，入肝肾经。既补肝肾而强筋骨，又祛风寒湿邪，并兼固涩。既治肝肾虚兼风寒湿痹，尤宜腰背强痛俯仰不利（退行性脊椎炎）者，又治肾虚不固小便不禁与冲任虚寒白带过多。

【功效应用】补肝肾，强腰膝，祛风湿。治肝肾亏虚兼有风湿之腰背强痛、俯仰不利，常配杜仲、续断、牛膝、木瓜等。治腰痛较弱，常配熟地黄、牛膝、海风藤等。治筋骨无力，常配桑寄生、杜仲、当归、黄芪等。此外，兼固涩，治肾气不固，症见小便不禁，常配桑螵蛸、覆盆子、益智仁等；症见白带过多者，常配海螵蛸、白蔹、鹿茸、山药等。

本品内服 10 ～ 15g，煎汤，或入丸散，或浸酒。因其温补固涩，故肾虚有热、小便不利或短赤、口苦口干者忌服。

骨碎补

【歌诀】骨碎补温，续伤止血，补肾行瘀，耳鸣久泻。

【来源】水龙骨科植物槲蕨 *Drynaria fortunei*（Kunze）J. Sm 的干燥根茎。

【药性】甘、苦，温。归肝、肾经。

【性能特点】甘补苦泄温通，温补行散，入肝肾经。既补肾强骨，又活血、止痛、续伤（续筋接骨）、止血。为治肾虚腰痛与筋伤骨折之要药。

【功效应用】补肾强骨止痛，活血止血续伤。治肾虚腰痛，常配杜仲、牛膝、桑寄生等。治肾虚耳鸣耳聋，以其煎汤送服六味地黄丸。治肾虚牙痛，单用水煎服，或配他药。治肾虚泄泻，可配炒白术、补骨脂、沙苑子等。治跌打损伤、筋伤骨折，常配续断、川芎、丹参、黄芪等。此外，治链霉素所致耳聋耳鸣，可单用，或分别配生葛根或配黄精等。治斑秃，可配闹羊花或配斑蝥、辣椒、松针等浸酒外涂。

本品内服 9 ～ 20g，水煎或入丸散。外用适量，鲜品捣敷或干品研末调敷，也可浸酒外涂。因其苦温燥散，易伤阴助火，故阴虚内热及无瘀血者不宜服。既活血化瘀又续筋接骨的药还有自然铜、土鳖虫、川续断，要注意鉴别。

羊红膻

【歌诀】羊红膻温，助阳补肾，养心健脾，活血止痛。

【来源】伞形科植物缺刻叶茴芹 *Pimpinella thelungiana* Wolff 的干燥根或全草。

【药性】甘、辛，温。归肾、脾、心、肺经。

【性能特点】甘补辛散温通。既入肾经，能补肾助阳；又入脾心经，能健脾养心、活血止痛；还入肺经，能温肺散寒而止咳喘。

【功效应用】补肾助阳，健脾养心，活血止痛，温肺散寒。治肾虚阳痿、精冷不育，单用或配淫羊藿、枸杞子等。治脾虚倦怠，单用或配党参、白术、黄芪等。治虚烦心悸，可配甘草、大枣、炒酸枣仁等。治血瘀胸痹心痛，可配丹参、川芎、红花等。治肺寒咳喘，可配苦杏仁、紫苏子、炙麻黄、甘草等。

本品内服 10 ～ 15g，水煎，沸水泡，或入丸散。因其甘辛性温，能伤阴助火，故阴虚内热及肺热咳嗽者忌服。

第三节　补血药

当　归

【歌诀】当归性温，补血活血，行气散寒，润肠莫缺。

【来源】伞形科植物当归 *Angelica sinensis*（Oliv.）Diels 的干燥根。

【药性】甘、辛，温。归肝、心、脾经。

【性能特点】甘能润补，辛温行散，入肝心脾经，温补行散而润。既善补血、活血、行气而止痛、调经，又润肠燥而通大便。凡血虚、血瘀、气滞、有寒、肠燥者宜用，为妇、内科之良药。

【功效应用】补血活血，调经止痛，润肠通便。治月经不调，常配川芎、芍药等，如四物汤。治痛经经闭，常配桃仁、

中医白话解读本丛书

红花、川芎等。治宫外孕，常配三棱、莪术、丹参等。治磕碰伤胎，常配川芎、续断等，如佛手散。治产后瘀痛，常配川芎、桃仁、炮姜等。治血虚萎黄，常配黄芪、熟地黄、制何首乌等。治虚寒腹痛，常配桂枝、白芍、饴糖等。治血痹痛麻，常配鸡血藤、木瓜、白芍等。治风湿久痹，常配桑寄生、威灵仙、独活、蕲蛇等。治痈疽疮疡，属久溃不敛者，常配黄芪、桂枝等；属脓成日久不溃者，常配黄芪、皂刺等；属初起未脓者，常配金银花、天花粉等。治跌打瘀肿，常配穿山甲、大黄、天花粉等。治肠燥便秘，常配肉苁蓉、枳壳、牛膝等。此外，还能止咳平喘，治肾虚水泛之久咳虚喘夹痰，可配熟地黄、陈皮、茯苓等，如金水六君煎；治夜咳久不愈者，可在辨证组方的基础上加入当归。能升高白细胞，常配黄芪治放疗、化疗白细胞减少证属气血双亏者。

本品内服 5～15g，煎汤，浸酒，熬膏，入丸散。外用适量，多入药膏中用。当归身补血，当归尾破血，全当归和血。一般生用，酒炒增强活血作用，血瘀有寒宜用。因其主甘补温润，故湿盛中满、大便泄泻者忌服。

熟地黄

【歌诀】 熟地微温，滋补肝肾，益精养血，能固根本。

【来源】 玄参科植物地黄 *Rehmannia glutinosa* Libosch. 根的炮制加工品。

【药性】 甘，微温。归肝、肾经。

【性能特点】 质润黏腻，甘补微温，入肝肾经，微温滋养。既善养血填精而固本、生髓，又善滋阴而促生津液。滋腻性强，凡血虚有寒、阴血两虚或阴虚热不盛及阴阳两虚者均宜，脾胃虚弱者当配健脾胃药。

【功效应用】养血滋阴，填精补髓。治血虚萎黄眩晕，常配当归，如内补丸。治血虚心悸气短，常配人参，如两仪膏。治月经不调，常配当归、川芎等，如四物汤。治崩漏，常配当归、党参、海螵蛸等。治肾阴虚，症见腰酸盗汗，常配山药、牡丹皮等，如六味地黄丸；症见火旺潮热，常配知母、黄柏等，如知柏地黄丸。治精血虚，症见头晕眼花，常配当归、枸杞子、楮实子等；症见耳鸣耳聋，常配菖蒲、磁石等；症见须发早白，常配制何首乌、女贞子、墨旱莲等。治阴虚津亏消渴，常配生山药、山茱萸、麦冬等。此外，治肾虚水泛咳喘，常配当归、陈皮、半夏等，如金水六君煎。

本品内服 10～30g，煎汤或入丸散膏剂。为防其滋腻，宜与健脾胃的砂仁、陈皮等同用。因其滋腻恋邪，易碍消化，故脾胃气滞、痰湿内阻之脘腹胀满、食少便溏者忌服。

何首乌

【歌诀】制首乌甘，补肝肾虚，涩精健骨，黑发乌须。

生首乌苦，截疟解毒，补弱行散，通肠可服。

【来源】蓼科植物何首乌 *Polygonum multiforum* Thunb. 的干燥块根。

【药性】苦、甘、涩，微温。归肝、肾经。

【性能特点】生、制用性效有别，入肝肾经。制用微温甘补兼涩，不燥热不滋腻，补虚兼涩敛，善补肝肾、益精血而乌须发、强筋骨，为滋补良药。生用平偏凉，多苦泄，少甘补，略补润，清解行散兼补润，既解毒、截疟，又润肠而缓通便。

【功效应用】制用补肝肾，益精血，乌须发，强筋骨，敛精气；生用解毒，截疟，润肠通便。治精血亏虚诸证，症见萎黄苍白者，常配熟地黄、当归、党参等；症见腰膝酸软、头晕眼花、须发早白、遗精不育者，常配枸杞子、菟丝子、当归、牛膝等，如七宝美髯丹。治崩漏带下，常配当归、茯苓、白术、海螵蛸等。治月经不调，常配当归、川芎、芍药等。治疮肿日久兼正虚，以生品配蒲公英、金银花、黄芪等。治瘰疬日久兼正虚，以生品配夏枯草、浙贝母、猫爪草等。治体虚久疟，以生品配常山、青蒿等。治血虚肠燥便秘，以生品常配炒枳壳、当归、决明子等。此外，尚可降血脂，治高血脂、脂肪肝，用量多在 15g 以上。

本品内服 10～30g，煎汤，熬膏，浸酒，入丸散。外用适量，煎汤洗，研末撒或调敷。补益精血当用制首乌，截疟、解毒、润肠通便宜用生首乌，鲜首乌的解毒润肠作用较干生首乌更佳。因其制用微温甘补兼涩，故湿滞痰壅者不宜服。生用缓通大便，故脾虚便溏者慎服。

龙眼肉

【歌诀】龙眼肉平，甘润养心，益脾增智，补血安神。

【来源】无患子科植物龙眼 *Dimocarpus longan* Lour. 的干燥假种皮。

【药性】甘，温。归心、脾经。

【性能特点】甘润温补，入心脾经。善补心脾、益气血而安心神。药食兼用，甘甜温补，且不滋腻，为滋补心脾之良药。

【功效应用】补心脾，益气血，安心神。治心脾两虚之惊悸失眠健忘，常配酸枣仁等，如归脾汤。治体虚赢瘦，常配制何首乌、当归、熟地黄等。治气血双亏，常配党参、大枣等。

本品内服 10～15g，大剂量 30g，煎汤，熬膏，浸酒，入丸剂。因其甘温，易生湿助火，故湿阻中满或内有停饮、停痰、郁火者忌服。虽可食用，但不能无节制过量服食，最多不超过

60g，多则口鼻出血。

阿 胶

【歌诀】阿胶甘平，补血止血，润燥滋阴，清肺除热。

【来源】马科动物驴 *Equus asinus* Linnaeus 的皮，经漂泡去毛后熬制而成的胶块。

【药性】甘，平。归肝、肾经。

【性能特点】甘能补，质黏腻，平偏凉，入肝肾经，平补滋润。既善补血、止血，又滋阴而润燥（肠燥、肺燥）、抑阳退热。滋补力强，能促进红细胞和血红蛋白生长，为血肉有情之品，凡血虚、阴亏、阴血双亏皆宜，兼出血者尤佳。

【功效应用】补血，滋阴，止血，润燥。治血虚萎黄眩晕惊悸，单用或配黄精、当归、地黄等。治阴虚心烦不眠，常配麦冬、生地黄、丹参等。治阴虚风动惊惕肉瞤，常配白芍、生龟甲、生地黄等，如大定风珠。治阴血亏虚之多种出血，常酌配他药，如血虚有寒崩漏经多，常配艾叶等，如胶艾汤。治肺燥咳嗽，属凉燥者，常配杏仁、百部、紫菀等；属温燥者，常配桑叶、川贝母、南沙参等。治虚劳咳嗽痰中带血，常配知母、川贝母、白及等。治肠燥便秘，常配郁李仁、决明子、炒枳壳等。此外，治阴虚小便不利、水肿，常配猪苓、茯苓、滑石等，如猪苓汤；治久痢血虚，可配木香、黄连、当归等。

本品内服 5～10g，用开水或黄酒化开，入汤剂应烊化冲服，亦可入丸服。阿胶虽不入煎，而阿胶珠则可以入煎。止血宜蒲黄炒，润肺宜蛤粉炒。因其滋腻黏滞，故脾胃不健、纳食不佳、消化不良及大便溏泻者忌服。

白 芍

【歌诀】白芍微寒，养血平肝，柔肝止痛，敛阴止汗。

【来源】毛茛科植物芍药 *Paeonia lactiflora* Pall. 的干燥根。

【药性】酸、甘、苦，微寒。归肝、脾经。

【性能特点】甘补酸敛，苦微寒兼清泄，入肝脾经，养血敛阴。善平肝、柔肝而调经、止痛、止汗，又略兼清热。治血虚阴亏、肝阳亢、虚风内动、肝急诸痛皆宜，兼内热或便秘者宜生用，兼里寒或便溏者宜炒用。治体虚多汗无论盗汗自汗还是风寒表虚汗出不止者皆可。治肝急诸痛要药，无论兼寒兼热、属虚属实抑或虚实夹杂，也无论是平滑肌痉挛还是横纹肌痉挛皆可酌选，并常配甘草。

【功效应用】养血调经，敛阴止汗，平抑肝阳，柔肝止痛。治血虚萎黄，常配熟地黄、制何首乌、当归等。治妇科血虚诸证，症见月经不调、痛经、崩漏、妊产诸疾，常配川芎、地黄、当归，如四物汤；若偏热再配黄芩、栀子、牡丹皮等；若偏寒再配官桂、艾叶、小茴香等；若兼肝郁再配柴胡、香附、蒺藜等。治体虚多汗，属盗汗者，常配五味子、黄柏、知母等；属自汗者，常用炒白芍配桂枝、黄芪、煅龙骨等；属外感风寒表虚自汗者，常配桂枝、生姜、大枣等。治虚风内动惊惕肉瞤，常配龟甲、地黄、生牡蛎等。治肝阳上亢，常配生地黄、生牛膝、生赭石等。治肝急诸痛常配甘草，属肝郁胁痛，再配柴胡、香附、当归等；属脘腹挛急痛，若为肝气乘脾者再配防风等，若为中寒肝乘脾者再配饴糖等，若为热痢里急后重者再配黄连等，若为术后肠粘连者再配木香等；属四肢挛急痛，若为血虚不养筋者再配木瓜、鸡血藤等，若为久痹血虚兼瘀者再配鸡血藤、独活等。此外，治习惯性便秘，可用大量生白芍配甘草、枳壳同用。治糖尿病证属阴血亏虚而热盛者，以生白芍配天花粉、黄连同用。

本品内服 5～10g，大剂量 15～30g，煎汤，或入丸散。炒用偏温，故养血调经多炒用，平肝敛阴多生用。杭白芍效最佳。因其微寒有伤阳之虞，故阳衰虚寒者不宜单用。反藜芦，故内服忌与藜芦同用。

第四节 补阴药

南沙参

【歌诀】南沙参甘，清肺微寒，养阴生津，益气祛痰。

【来源】桔梗科植物轮叶沙参 *Adenophora tetraphylla*（Thunb.）Fisch. 等的干燥根。

【药性】甘、微苦，微寒。归肺、胃经。

【性能特点】甘补微苦微寒清泄，清补而入肺胃经。既清肺胃热、养肺胃阴、兼益气而生津，又兼祛痰而止咳嗽。药用历史久，《神农本草经》即载，肺胃阴伤有热宜用。然兼微苦味，清泄力较强，且兼祛痰、益气，故燥咳痰黏有热者最宜，阴虚有热兼气虚者可选。又因质虚轻清上浮，故治肺热咳嗽痰黏、口干而表邪又未尽者也可酌选。

【功效应用】清肺养阴，益胃生津，益气，祛痰。治燥热咳嗽，常配桑叶、苦杏仁、麦冬等。治阴虚劳嗽，常配天冬、麦冬、知母、川贝母等。治肺热咳嗽痰黄，常配桑白皮、瓜蒌、黄芩、浙贝母等。治热咳有痰兼表，常配黄芩、桑叶、枇杷叶、桔梗等。治胃阴虚，属热病伤阴者，常配鲜地黄、鲜石斛等；

属久病伤阴津亏者，常配石斛、玉竹等，如益胃汤。治气阴两虚口渴，常配麦冬、太子参、黄精等。

本品内服 10 ～ 15g，鲜品 15 ～ 60g，煎汤或入丸散。鲜用即常用的鲜沙参，清热养阴生津力较好，热病津伤者每用。因其甘微寒而清补，故风寒作嗽、寒饮喘咳及脾胃虚寒者忌服。又反藜芦，故内服不宜与藜芦同用。

北沙参

【歌诀】北沙参甘，清养微寒，功似南者，养阴尤善。

【来源】伞形科植物珊瑚菜 *Glehnia littoralis* Fr. Schmidt ex Miq. 的干燥根。

【药性】甘，微寒。归肺、胃经。

【性能特点】甘补微寒清泄，清养而入肺胃经。善清肺胃热、养肺胃阴而生津。药用史短，与南沙参一样，均能清热养阴生津，肺胃阴伤有热宜用。然因其质较瓷实、味唯甘而滋阴力强，故肺胃阴伤较重兼热者，如燥热咳嗽无痰或阴虚劳嗽等多用。

【功效应用】清肺养阴，益胃生津。治阴虚劳嗽，常配天冬、麦冬、知母、川贝母等。治燥热咳嗽，常配桑叶、苦杏仁、麦冬等。治肺热咳嗽，常配桑白皮、浙贝母、黄芩等。治胃阴虚，属热病伤阴者，可配鲜地黄、鲜石斛等；属久病伤阴津亏者，常配石斛、玉竹等，如益胃汤。此外，治肝肾阴虚、血燥气郁，可配生地黄、枸杞子、川楝子等，如一贯煎。

本品内服 10 ～ 15g，鲜品 20 ～ 30g，煎汤、入丸散或熬膏服。因其甘补微寒，故风寒作嗽、脾胃虚寒及寒饮喘咳者忌服。

石 斛

【歌诀】石斛微寒，益胃生津，滋阴解渴，虚热能清。

【来源】环草石斛 *Dendrobium loddigesii* Rolfe.、铁皮石斛 *Dendrobium candidum* Wall. ex Lindl. 或金钗石斛 *Dendrobium nobile* Lindl. 等的新鲜或干燥茎。

【药性】甘，微寒。归胃、肾经。

【性能特点】甘能滋养，微寒清凉，甘腻清养。入肾经，滋肾阴、清虚火，以强腰、明目；入胃经，养阴清热，以益胃生津、止渴。既滋阴又清热，既退虚热又除实热，凡阴亏津伤有热者即可投用，兼虚热者径用，兼实热火毒者当配清热泻火之品。

【功效应用】养胃生津，滋阴清热，明目强腰。治热病津伤（气、营、血分），常配生地黄、麦冬、玄参等。治胃阴亏虚、口干舌燥，常配沙参、玉竹、麦冬等。治阴虚发热，常配生地黄、青蒿、白薇、地骨皮等。治内热消渴，常配天花粉、玉竹、麦冬、知母等。治阴亏视力减退，常配枸杞子、石决明等。治阴虚腰膝酸软，常配熟地黄、牛膝、桑寄生等。

本品内服 6 ～ 15g，鲜品 15 ～ 30g，煎汤，熬膏或入丸散。鲜石斛清热生津力强，热病伤津者多用；一般阴虚口干可用干石斛。干品入汤剂宜先煎。霍山石斛（简称霍石斛），效佳而性不太寒，宜老人、体虚津亏不宜大寒者。川石斛，宜用于胃阴不足者。金钗石斛，作用较差而价廉，症轻者可用。耳环石斛（又名枫斗），价贵而生津力最强，不甚寒凉，可代茶用。因其甘补恋邪助湿，故温热病不宜早用，湿温尚未化燥者忌服。

天 冬

【歌诀】天冬大寒，滋阴清热，润肺清燥，润肠除结。

【来源】百合科植物天冬 *Asparagus cochinchinensis*（Lour.）Merr. 的干燥块根。

【药性】甘、苦，大寒。归肺、肾经。

【性能特点】甘润滋养，苦寒清降，清养滋润，入肺肾经。善清肺降火滋阴，以生津润燥而止咳、通便、止渴。善清养肺肾之阴，清润滋腻性较强，凡肺肾阴虚火旺者每用。此外，治乳结可用。

【功效应用】清肺养阴，润肠通便。治燥热咳嗽，常配麦冬、知母、川贝母等。治劳嗽咳血，常配麦冬、川贝母、百部、白及等。治久咳伤阴，常配麦冬、紫菀、百部等。治肺火咳喘痰黄，常配桑白皮、地骨皮、黄芩、生石膏等。治热病伤阴口干，若无气虚者，单用或配麦冬为膏服；若兼气虚者，常配人参、地黄等。治内热消渴，常配麦冬、天花粉、生葛根、知母等。治咽喉肿痛，属肾阴虚虚火上炎者，常配熟地黄、玄参、麦冬等；属肺火炽盛者，常配黄芩、桔梗、生甘草、射干等。治阴虚肠燥便秘，常配麦冬、知母、玄参等。此外，治乳腺增生及乳腺癌，单用鲜品削皮隔水蒸服，或配柴胡、夏枯草、猫爪草、漏芦等。

本品内服 6～15g，煎汤、熬膏、隔水蒸或入丸、散。因其甘润滋养，苦寒清降，故虚寒泄泻、风寒或痰饮咳嗽者忌服。

麦 冬

【歌诀】麦冬微寒，润肺养阴，生津益胃，除烦清心。

【来源】百合科植物麦冬 *Ophiopogon japonicus*（Thunb.）

Ker-Gawl. 的干燥块根。

【药性】甘、微苦，微寒。归肺、心、胃经。

【性能特点】甘能补润，微苦微寒清泄，清养滋润。入肺胃经，善清养肺胃，以养阴生津、润肺益胃润肠而止渴、通便。入心经，善清心养阴而除烦。善清养肺胃心之阴，凡肺胃心阴伤有热者每用。与天冬相比，虽均能清热养阴润肠，但清热润燥力与滋腻性均较天冬为弱，并能清心除烦。治肺燥咳嗽常用，尤宜温燥或燥邪化火者。

【功效应用】清肺养阴，养胃生津，清心除烦，润肠通便。治燥热咳嗽，属外感温燥者，常配桑叶、阿胶等，如清燥救肺汤；属燥邪化火，常配天冬、知母、川贝母等。治劳嗽咳血，常配天冬、川贝母、百部、白及等。治胃阴亏虚，无兼证者，常配石斛、玉竹、南沙参等；兼气逆呕呃，可配姜半夏、粳米、甘草等；兼气虚者，可配党参、五味子等。治内热消渴，常配天冬、天花粉、生葛根、知母等。治心烦不眠，属阴虚火旺，可配知母、炒酸枣仁、黄柏等；属热病邪入营血，可配生地黄、丹参、赤芍等。治气阴两虚自汗，常配人参、五味子、南沙参等。治阴虚肠燥便秘，常与天冬、知母、玄参等同用。

本品内服 10 ～ 15g，煎汤、熬膏或入丸散。清养肺胃之阴多去心用，滋阴清心多连心用。因其微寒润养，故风寒或痰饮咳嗽、脾虚便溏者忌服。

百　合

【歌诀】百合微寒，润肺清心，劳嗽吐血，惊悸不宁。

【来源】百合科植物卷丹 *Lilium lancifolium* Thunb.、百合 *Lilium brownii* F. E. Brown var. *viridulum* Baker 等的干燥肉质鳞叶。

【药性】甘,微寒。归肺、心经。

【性能特点】甘能补润,微寒清泄。入肺经,善清肺热、养肺阴,以润肺止咳;入心经,善清心热、养心阴,以除烦安神。药食兼用,力较缓,凡肺心阴虚有热即可酌选。

【功效应用】滋阴润肺,清心除烦。治肺虚久咳,常配款冬花、生熟地黄等。治劳嗽咳血,常配天冬、麦冬、川贝母、白及等。治虚烦惊悸,常配麦冬、生地黄、炒酸枣仁、磁石等。治失眠多梦,常配茯神、酸枣仁、柏子仁等。治精神恍惚心神不安,常配生地黄、知母等。此外,治疮肿不溃,单用鲜品,洗净捣烂外敷。

本品内服 10 ～ 30g,煎汤,蒸食或煮粥食。外用适量,鲜品捣敷。因其寒润,故风寒咳嗽或中寒便溏者忌服。

玉 竹

【歌诀】玉竹甘平,补虚养阴,润燥止咳,解渴生津。

【来源】百合科植物玉竹 *Polygonatum odoratum*（ Mill. ）Druce 的干燥根茎。

【药性】甘,平。归肺、胃经。

【性能特点】柔润甘补,平而不偏。入肺经,养阴润肺而止咳;入胃经,养阴生津而止渴。长于养阴,短于清热。力平和,不腻不恋邪,凡阴虚无论兼否表证皆宜。功似北沙参而清热力不及。

【功效应用】养阴润肺,益胃生津。治燥咳,属温燥者,常配桑叶、杏仁、川贝母等;属凉燥者,常配百部、款冬花、紫菀等。治劳嗽,常配麦冬、天冬、川贝母、百部等。治阴虚外感,常配白薇等。治胃阴亏虚,常配南沙参、石斛等。此外,能降糖,治消渴属热不盛者,常配天花粉、百合、麦冬、生葛根等。

本品内服 10～15g，煎汤、熬膏或入丸散。阴虚热盛者宜生用，而热不甚者宜蒸制用。因其柔润甘补，故脾虚有痰湿者不宜服。

黄 精

【歌诀】黄精甘平，润肺生津，补脾益气，滋肾强阴。

【来源】百合科植物黄精 *Polygonatum sibiricum* Red. 等的干燥根茎。

【药性】甘，平。归脾、肺、肾经。

【性能特点】质润甘补，平而不偏。入脾肺肾经。既滋阴，以润肺、填精、润肠；又补气，以健脾。平补气阴（或平补三阴经），兼润肠，气阴虚兼便秘者宜用。

【功效应用】滋阴润肺，补脾益气。治肺燥咳嗽，属温燥者，常配紫苏、杏仁、紫菀等；属凉燥者，常配桑叶、贝母、南沙参等。治劳嗽久咳，常可配北沙参、百部、川贝母等。治肾虚精亏，常配枸杞子，即二精丸。治精血双亏，常配当归，如九转黄精丹。治消渴证，属热盛者，常配生石膏、知母、黄连等；属阴伤重者，常配生地黄、熟地黄、知母等；属阴阳两虚，常配枸杞子、熟地黄、菟丝子等；属气阴两虚，常配西洋参、山药、太子参等。治脾胃虚弱，属气虚者，常配人参、白术、甘草等；属阴虚者，常配玉竹、麦冬、石斛等；属气阴两虚，常配山药、太子参、南沙参等。此外，治足癣，可单用泡酒外涂。治链霉素中毒性耳聋耳鸣，可配骨碎补各 15g，水煎服。

本品内服 10～15g，鲜者 30～60g，煎汤、熬膏或入丸散，干品入汤剂宜先煎。外用适量，煎水洗，或以酒、醋泡涂。因其滋腻，易助湿邪，故脾虚有湿、咳嗽痰多及中寒便溏者忌服。

枸杞子

【歌诀】杞子甘平，阴虚宜服，滋肾补肝，生精明目。

【来源】茄科植物宁夏枸杞 *Lycium barbarum* L. 的干燥成熟果实。

【药性】甘，平。归肝、肾、肺经。

【性能特点】质润甘补，平而偏温。入肝肾经，补肝肾阴而明目，益肾阳而治肾阳虚；入肺经，滋润肺脏而止嗽。药食兼用，补虚而不燥热，药力较强，为平补阴阳之品，凡肾虚或肝肾亏虚者皆宜。

【功效应用】滋补肝肾明目，兼润肺止嗽。治肝肾阴虚，若为视物昏花者，常配黄精等；若为头晕目眩者，常配菊花、熟地黄等；若为腰膝酸软者，常配炒杜仲、川续断、桑寄生等。治阴血亏虚，若为面色萎黄者，常与鸡蛋同煮食；若为须发早白者，常配制何首乌、熟地黄、墨旱莲等；若为失眠多梦者，常配柏子仁、炒酸枣仁、夜交藤等。治阴阳精血俱虚，若为全身赢瘦，单用口嚼服或配入食品；若为阳痿遗精，常配鹿茸、龟板胶等；若为宫虚不孕，常配菟丝子、覆盆子、紫河车等。治阴阳俱虚消渴，单用口嚼服或配地黄、山药、菟丝子等。治阴虚劳嗽，常配天冬、百部、百合等。此外，治疖肿、烫伤，单用焙脆，研粉，凡士林调匀外涂。

本品内服 5～15g，煎汤，熬膏，浸酒，口嚼，入丸散。外用适量，鲜品捣敷。因其滋阴润燥，易生湿滑肠，故脾虚有湿及泄泻者忌服。

桑 椹

【歌诀】桑椹甘寒，止渴生津，润肠通便，补血滋阴。

【来源】桑科植物桑 *Morus alba* L. 的新鲜或干燥成熟果穗。

【药性】甘，寒。归心、肝、肾经。

【性能特点】甘寒质润滋补，入心肝肾经。善滋补阴血，以生津止渴、润燥通便。药食兼用，为平和的滋补肝肾之品。与黑芝麻相比，甘甜可口而性寒，功偏补血，润肠力较缓。

【功效应用】滋阴补血，生津止渴，润肠通便。治阴血亏虚，症见失眠多梦者，常配炒酸枣仁、夜交藤、龙骨等；症见头晕眼花者，单用熬膏或配枸杞子、熟地黄；症见须发早白者，常配制何首乌、熟地黄、墨旱莲等。治津伤口渴，常配天冬、麦冬、生地黄等。治内热消渴，常配天花粉、黄连、生白芍等。治肠燥便秘，常配炒决明子、郁李仁、瓜蒌仁等。

本品内服 10～15g，煎汤，熬膏，浸酒，入丸散，或生啖。桑椹膏 15～30g，温开水送服。因其甘寒滋润滑肠，故脾虚溏泻或湿滞者忌服。

黑芝麻

【歌诀】芝麻甘平，益肾补肝，须发早白，眩晕便难。

【来源】脂麻科植物脂麻 *Sesamum indicum* L. 的干燥成熟种子。

【药性】甘，平。归肝、肾经。

【性能特点】甘平滋补，油润多脂，平补滑润，入肝肾经。善滋补阴血，又润滑肠道而通便。药食兼用，为平和的滋补肝肾之品。与桑椹相比，香甜可口而性平，且润肠力较强。

【功效应用】补益精血，润肠通便。治精血亏虚，症见头晕眼花，常配桑叶、枸杞子等，如桑麻丸；症见须发早白，常配桑椹、制何首乌、墨旱莲等。治肠燥便秘，大量单用或配决明子、瓜蒌仁等。

本品内服 10～30g，煎汤，或入丸散（宜炒熟）。外用适量，煎汤洗浴，或捣敷。因其甘香滋润，故大便溏泻者不宜服。

银　耳

【歌诀】银耳甘平，润肺滋阴，虚劳久咳，益气生津。

【来源】银耳科植物银耳 *Tremella fuciformis* Berk. 的干燥子实体。

【药性】甘，平。归肺、胃经。

【性能特点】甘补虚，平偏凉，入肺胃经。能滋阴、润肺、益气，以止咳、生津。药力平和，药食兼用。

【功效应用】滋阴润肺，益气生津。治虚劳久咳，常配冰糖或川贝母、南沙参等。燥咳痰少带血，可配川贝母、白及、紫珠等。治热病气津两伤口渴，常配南沙参、太子参、天冬等。治病后体虚属气津两伤，常配太子参、白扁豆、山药等。此外，治肠燥便秘，单用煮烂食，或配他药。

本品内服 3～10g，煎汤，或与冰糖或肉类炖服，用于肠燥便秘宜煮烂服。因其甘平偏凉，故风寒咳嗽及痰湿咳嗽者忌服。

女贞子

【歌诀】女贞子凉，阴虚可服，滋肾补肝，清热明目。

【来源】木犀科植物女贞 *Ligustrum lucidum* Ait. 的干燥成熟果实。

【药性】甘、苦，凉。归肝、肾经。

【性能特点】甘补凉清，苦泄不腻，入肝肾经。善滋补肝肾之阴，以退虚热、明眼目。补而不腻，药力平和，缓补久服者宜用。与墨旱莲相比，长于滋阴、退虚热与明目。

【功效应用】滋肾补肝明目，退虚热。治肝肾阴虚之腰膝酸软、头目昏花、须发早白，常配墨旱莲等，如二至丸。治肝肾亏虚之目暗不明，常配菟丝子、沙苑子、枸杞子等。治阴虚发热，常配生地黄、青蒿、白薇等。此外，能升高白细胞，治放疗之白细胞减少属阴虚者，单用或入复方。

本品内服 10～15g，煎汤、熬膏或入丸剂。外用适量，熬膏点眼。因其性凉，故脾胃虚寒泄泻及肾阳虚者忌服。

墨旱莲

【歌诀】墨旱莲寒，滋阴补虚，凉血止血，固齿乌须。

【来源】菊科植物鳢肠 *Eclipta prostrata* L. 的干燥或新鲜地上部分。

【药性】甘、酸，寒。归肝、肾经。

【性能特点】甘酸滋补，寒能清泄，清补凉血，入肝肾经。既滋补肝肾之阴，又凉血止血，阴虚热盛或阴虚血热出血者用之为佳。与女贞子相比，长于清热、凉血止血。

【功效应用】滋阴益肾补肝，清热凉血止血。治肝肾阴虚之腰膝酸软、头目昏花、须发早白，常配女贞子等，如二至丸。治阴虚血热出血，轻者单用鲜品捣汁或干品煎服；重者常配生地黄、白茅根、侧柏叶等。治外伤出血，单用鲜品捣烂或干品研粉外敷。此外，治白喉，单用鲜品捣汁服。治痢疾，单用干品水煎服。

本品内服 10～30g，煎汤、熬膏、捣汁或入丸、散服。外用适量，鲜品捣敷，干品研末撒，或捣绒塞鼻。因其滋补清泄，故肾阳虚或脾胃虚寒、大便泄泻者不宜服。

楮实子

【歌诀】楮实甘寒，滋阴补肝，健脾利水，善治目暗。

【来源】桑科植物构树 *Broussonetia papyrifera*（L.）Vent. 的干燥成熟果实。

【药性】甘，寒。归肝、肾、脾经。

【性能特点】甘寒清补渗利，清补祛邪。入肾经，滋阴益肾；入肝经，滋肝阴、清肝热，以明目；入脾经，既健脾又利水。虽甘补，但不恋水湿之邪，真阴亏虚兼水湿者宜用。

【功效应用】滋阴益肾，清肝明目，健脾利水。治肾虚腰酸阳痿不育，常配蛇床子、枸杞子、菟丝子等。治肝肾阴虚之目暗不明，常配车前子、熟地黄，如驻景丸。治肝热目翳，常配青葙子、谷精草、密蒙花等。治脾虚阴伤水肿，常配血余炭、阿胶、茯苓等。

本品内服 6～10g，煎汤或入丸散服。外用适量，捣敷。因其甘寒清补，故脾胃虚寒、大便溏泻者慎服。

龟　甲

【歌诀】龟甲性寒，滋阴清热，健骨潜阳，凉血补血。

【来源】龟科动物乌龟 *Chinemys reevesii*（Gray）的腹甲及背甲。

【药性】甘、咸，寒。归肝、肾、心经。

【性能特点】甘滋补，咸入血，寒清泄，质重镇潜，为血肉有情之品。入肝肾经，善滋肝肾阴、平肝潜阳，以益肾强骨、清退虚热。入心经，善养阴血、镇心神，以补心安神；清血分热，以凉血止血。滋阴与镇潜力均较强，阴虚、阳亢、虚热、血热宜用。

　　【功效应用】滋阴清热，平肝潜阳，益肾强骨，补心安神，凉血止血。治阴虚发热，常配熟地黄、知母、黄柏、猪脊髓等。治骨蒸潮热，常配知母、黄柏、地骨皮等。治热病伤阴、虚风内动，常配生鳖甲、生牡蛎、生白芍等。治肝阳上亢眩晕，常配生赭石、生白芍、生牛膝等。治肾虚精亏腰膝酸软，常配鹿角、人参、枸杞子等。治小儿囟门不合，常配熟地黄、塞隆骨（代虎骨）等。治心虚惊悸失眠健忘，常配龙骨、远志、石菖蒲等。治阴虚血热出血，常配生地黄、阿胶、墨旱莲、白茅根等。此外，烧灰性收敛，治疮疡不敛，外用即可。

　　本品内服 10～30g，煎汤、熬膏或入丸、散，入汤剂宜打碎先煎。外用适量，烧灰研末敷。因其甘寒清补，故脾胃虚寒者忌服。古云其能治难产，故孕妇慎服。

中医白话解读本丛书

鳖　甲

　　【歌诀】鳖甲咸寒，滋阴退热，潜阳软坚，消癥散结。

　　【来源】鳖科动物鳖 *Trionyx sinensis* Wiegmann 的背甲。

　　【药性】咸，寒。归肝、肾经。

　　【性能特点】咸软寒清，质重镇潜，入肝肾经，为血肉有情之品。既滋肝肾阴、平肝潜阳，又清热、软坚散结，阴虚、阳亢、虚热、癥瘕宜投。

　　【功效应用】滋阴清热，潜阳，软坚散结。治阴虚发热，常配青蒿、知母、地骨皮等。治骨蒸劳热，常配青蒿、胡黄连等，如清骨散。治风劳骨蒸，常配秦艽、知母等，如秦艽鳖甲汤。治热病伤阴虚风内动，常配生鳖甲、生牡蛎、生白芍等。治久疟疟母，常配射干、土鳖虫、丹参等。治肝脾肿大，单用或配郁金、丹参、三棱、土鳖虫等。治经闭癥瘕，常配桃仁、红花、大黄、土鳖虫等。

本品内服 10～30g，煎汤、熬膏或入丸、散，入汤剂宜打碎先煎。外用适量，烧灰研末敷。滋阴潜阳宜生用，软坚散结宜醋炙用。因其咸寒质重，故孕妇及脾胃虚寒之食少便溏者慎服。

哈蟆油

【歌诀】哈蟆油平，润肺养阴，劳嗽咯血，补肾填精。

【来源】蛙科动物中国林蛙 *Rana tenporaria chensinensis* David 或黑龙江林蛙 *Rana amurensis* Boulenger 雌蛙的干燥输卵管。

【药性】甘、咸，平。归肾、肺经。

【性能特点】甘补虚，咸入肾，平不偏。入肾经，补肾填精；入肺经，养阴润肺。药食兼用，养阴益精而力平和，阴虚精亏者可用。

【功效应用】补肾填精，养阴润肺。治肾虚精亏、体虚羸瘦，单用炖汤服或配他药。治潮热盗汗，单用或配知母、黄柏等。治劳嗽咯血无痰者，常配银耳、冰糖各适量炖服。

本品内服 5～15g 炖汤，或入丸散。因其甘咸滋腻，有恋邪之弊，故外有表邪、内有痰湿者忌服。

鸡子黄

【歌诀】鸡子黄平，滋阴安神，熬涂疗疮，养血息风。

【来源】雉科动物家鸡 *Gallus gallus* domesticus Brisson 的蛋黄。

【药性】甘，平。归心、肝、肾经。

【性能特点】甘能补，平偏凉，入心肝肾经。生用善滋养，能滋阴养血，以安神、润燥、息风。美味可口，药食兼用，虚劳属阴血亏虚者最宜。煮熟取出，经熬制后即蛋黄油，甘解收敛，能消肿解毒、敛疮生肌，促进创面愈合，治疮疡、烧烫伤、湿疹创面溃烂者最佳，多作外用，亦可灌肠。

【**功效应用**】滋阴润燥，养血息风。治热病伤阴、心烦失眠，常配黄连、阿胶、芍药等。治阴虚内热、风动痉厥，常配阿胶、龟甲、钩藤等。治虚劳吐血、血痢，常配阿胶、仙鹤草、墨旱莲等。治崩漏下血，可配阿胶、藕节炭、荆芥炭等。治脓肿，可配桔梗、赤芍、枳实等。治疮疡溃烂、烧烫伤、湿疹，单取蛋黄油外涂。

本品内服 1～3 枚，煮食、生服或药汁冲服。外用适量，调涂或熬油涂敷。因其甘补，多食则滞，故高血压、冠心病、动脉粥样硬化及胆结石患者慎服。

第十八章

收涩药

凡以收敛固涩为主要功效的药物，称为收涩药。又称收敛药或固涩药。

本类药味多酸涩，性温、平、寒、凉，归肺、脾、肾、大肠、膀胱等经。主能收敛固涩（敛汗、敛肺止咳、涩肠止泻、固精止遗、缩尿、止带、止血），兼能清热、生津、补虚、杀虫等。主治正虚无邪滑脱不禁证（体虚多汗、自汗盗汗、肺虚久咳、虚喘、久泻久痢、肾虚遗精、滑精早泄、遗尿尿频、尿失禁、带下日久不愈、崩漏经多、大出血），兼治津伤口渴、疥癣等。

本类药多于治标少于治本，故使用时常配补虚药，以扶正固本；有敛邪之弊，邪气未尽时不宜使用本章药。

五味子

【歌诀】五味酸温，敛肺生津，收汗滋肾，止泻涩精。

【来源】木兰科植物五味子 *Schisandra chinensis*（Turcz.）Baill. 的干燥成熟果实。

【药性】酸，温。归肺、肾、心经。

【性能特点】酸敛质润温补。入肺肾经，善敛肺气、滋肾阴，以定咳喘、生津液、止汗；固下元，以固精、止遗、止泻。入心经，善养心阴、益心气，以宁心安神。五味俱备，唯酸独胜；虽曰性温，但质滋润；敛补相兼，节流增源。药力较强，为补虚强壮收涩之要药。有南北两种，北者效果较好。

【功效应用】敛肺滋肾，生津止汗，固精止泻，宁心安神。治肺虚久咳，可配罂粟壳、饴糖等煎膏服。治肾虚喘息，偏阴虚者，常配熟地黄、山药等，如都气丸；偏阳虚者，可配补骨脂、沉香及桂附地黄丸等。治痰饮咳喘日久不愈，常配干姜、细辛、麻黄等。治气阴虚津伤口渴，常配麦冬、人参，如生脉散。治消渴证属气阴虚，常配麦冬、西洋参、天花粉等。治自汗，常配黄芪、白术、麻黄根、煅龙骨等。治盗汗，常配黄柏、知母、青蒿、鳖甲等。治肾虚遗精，常配沙苑子、菟丝子、枸杞子、山萸肉等。治肾虚久泻，常配吴茱萸、补骨脂、肉豆蔻等。治虚烦心悸、失眠多梦，属气阴两虚，常配人参、麦冬、炒酸枣仁等；属气血亏虚，常配人参、龙眼肉、酸枣仁等；属阴血亏虚，常配丹参、麦冬、柏子仁等。此外，能降转氨酶，在辨证组方时适量加入本品，对减低转氨酶有帮助。

本品内服，煎汤 2～6g，研末每次 1～3g，也可入丸散、熬膏。因其酸温补涩敛，故表邪未解、内有实热、咳嗽初起及麻疹初发均忌服。

山萸肉

【歌诀】山萸肉温，补益肝肾，缩尿秘精，固脱良品。

【来源】山茱萸科植物山茱萸 Cornus officinalis Sieb. et Zucc. 的成熟果肉。

【药性】酸、甘、微温。归肝、肾经。

【性能特点】酸能固涩，甘温补虚，入肝肾经。善补肝肾、固精气，以固表、固脱、涩肠。温补固涩力均较强，凡肝肾亏虚或滑脱不禁有寒者宜用。

【功效应用】补益肝肾，收敛固脱。治肝肾亏虚、精气不固，属肾阳虚，常配肉桂、附子等，如金匮肾气丸；属肾阴虚，常配知母、黄柏等，如知柏地黄丸。治冲任带脉不固，症见崩漏经多者，常配黄芪、棕榈炭等，如固冲汤；症见带下日久者，常配白术、海螵蛸、山药等。治大汗虚脱，大量单用或配黄芪、附子等。治体虚欲脱，单用煎汤或配人参、附子等。此外，治放化疗后白细胞下降，证属肝肾亏虚有寒者，单用或配鸡血藤等。

本品内服 6～12g，可重用至 30g，煎汤，或入丸散。因其温补固涩，故命门火炽、素有湿热及小便不利者慎服。

莲子肉

【歌诀】莲子肉平，养心安神，补脾止泻，益肾固精。

【来源】睡莲科植物莲 *Nelumbo nucifera* Gaertn. 的干燥成熟种子。

【药性】甘、涩，平。归脾、肾、心经。

【性能特点】甘补涩敛，平而不偏。入脾经，能补脾止泻；入肾经，能益肾固精；入心经，能养心安神。药食兼用，药力平和。与芡实相比，偏于补脾止泻，补力较强，多用于脾虚，素有"脾果"之称。交通心肾而养心安神，治心虚或心肾不交之失眠多梦宜用。

【功效应用】补脾止泻，益肾固精，养心安神（交通心肾）。治脾虚泄泻，常配人参、茯苓、白术等。治肾虚遗精尿不禁，常配芡实、菟丝子、莲须等。治脾肾虚带下不止，属寒者，常配白果、金樱子、芡实、鹿角霜等；属热者，常配苍术、黄柏、车前子等。治虚烦失眠多梦健忘，兼遗滑者，常配炒酸枣仁、龙骨、夜交藤等；心肾不交者，常配远志、石菖蒲、炒酸枣仁、地黄等；心脾两虚者，常配五味子、茯苓、党参、炒酸枣仁等。

本品内服用量 6～15g，煎汤，或入丸散。因其甘涩止泻，故大便秘结者不宜服。

芡　实

【**歌诀**】芡实甘平，益肾补脾，涩精止泻，带浊咸宜。

【**来源**】睡莲科植物芡 *Euryale ferox* Salisb. 的干燥成熟种仁。

【**药性**】甘、涩，平。归脾、肾经。

【**性能特点**】甘补涩敛，平而不偏，入脾肾经。既补脾止泻、益肾固精，又利湿止带。药食兼用，药力平和。与莲子肉相比，偏于补肾固精，补力稍弱，兼祛湿，不燥不腻，不敛邪，为补虚收敛祛湿之品，多用于肾虚或脾肾两虚之滑脱。兼湿者尤佳。

【**功效应用**】补脾止泻，益肾固精，祛湿止带。治脾虚泄泻，常配莲子肉、人参、茯苓、白术等。治肾虚遗精、尿不禁，常配乌药、山药、益智仁、覆盆子等。治脾肾虚带下不止，兼寒者，常配鹿角霜、金樱子等；兼热者，常配山药、黄柏等。治膏淋白浊，常配山药、乌药、萆薢、龙骨等。

本品内服用量 6～15g，煎汤，或入丸散。因其甘涩止泻，故大便秘结者不宜服。

桑螵蛸

【**歌诀**】桑螵蛸平，补肾助阳，固精缩尿，功效较强。

【**来源**】螳螂科动物大刀螂 *Tenodera sinensis* Saussure 等的干燥卵鞘。

【**药性**】甘、咸，平。归肾、肝经。

【**性能特点**】甘能补，咸入肾，平偏温，兼涩敛，入肾肝经，为血肉有情之品。既补益又收敛，为补肾助阳、固精缩尿之良药，凡肾虚阳衰、下焦滑脱不禁咸宜，尤以遗尿尿频用之为佳。

【功效应用】固精缩尿，补肾助阳。治阳虚不固，症见遗尿尿频者，常单用或配乌药、益智仁、山药等；症见遗精滑精者，常配覆盆子、枸杞子、沙苑子、菟丝子等。治肾虚阳痿，常配淫羊藿、枸杞子、羊红膻等。治宫冷不孕，常配覆盆子、当归、艾叶、淫羊藿等。治带下清稀不止，常配覆盆子、山药、海螵蛸等。

本品内服 3～10g，宜入丸散，也可煎汤。因其补肾助阳固涩，故膀胱湿热者忌服，阴虚火旺者不宜服。

覆盆子

【歌诀】覆盆子温，补肾固精，乌须明目，缩尿立应。

【来源】蔷薇科植物华东覆盆子 *Rubus chingii* Hu 的干燥果实。

【药性】甘、酸，微温。归肝、肾经。

【性能特点】甘补酸敛，微温质润，入肝肾经。既补阳，又补阴，还固涩、明目，为平补肝肾（或平补阴阳）兼固涩之良药，凡肝肾亏虚、下焦滑脱不禁咸宜，尤以遗尿尿频用之为佳。

【功效应用】补肝益肾，固精缩尿，助阳明目。治肾虚不固，症见遗尿尿频者，单用或配乌药、益智仁、山药等；症见遗精滑精者，常配桑螵蛸、沙苑子、菟丝子等；症见阳痿不举者，常配淫羊藿、枸杞子、黄狗肾等。治宫冷不孕，常配桑螵蛸、肉桂、当归、艾叶等。治带下清稀不止，常配桑螵蛸、鹿角霜、海螵蛸等。治肝肾亏虚，症见腰膝酸软者，常配熟地黄、枸杞子、炒杜仲等；症见目暗不明者，常配枸杞子、女贞子、楮实子等。治须发早白，常配制何首乌、女贞子、墨旱莲等。

本品内服 3 ～ 10g，煎汤或入丸散。因其微温补虚固涩，故膀胱湿热者忌服，阴虚火旺者不宜服。

莲 须

【歌诀】莲须涩平，固肾涩精，清心止血，崩遗用灵。

【来源】睡莲科植物莲 *Nelumbo nucifera* Gaertn. 的干燥雄蕊。

【药性】甘、涩，平。归心、肾经。

【性能特点】甘涩敛，平偏凉，入心肾经。既固肾涩精，又清心止血。固涩力强而清热力缓，肾虚不固兼热者宜用，出血而热不盛者宜投。

【功效应用】固肾涩精，清心止血。治肾虚，症见遗精滑精者，常配龙骨、牡蛎、沙苑子等；症见遗尿尿频者，常配覆盆子、山药、益智仁等；症见带下者，常配芡实、山药、金樱子等。治吐血衄血，常配栀子、桑白皮、紫珠等。治崩漏，可配当归、仙鹤草、茜草炭等。

本品内服 1 ～ 3g，煎汤或入丸散。

麻黄根

【歌诀】麻黄根平，止汗常用，研末外扑，亦收良功。

【来源】麻黄科植物草麻黄 *Ephedra sinica* Stapf 或中麻黄 *Ephedra intermedia* Schrenk et C. A. Mey. 的干燥根及根茎。

【药性】甘，平。归肺经。

【性能特点】甘平涩敛，专入肺经，善收涩走表而止汗，内服外扑皆佳。

【功效应用】止汗。治自汗，常配桂枝、炒白芍、煅龙骨、浮小麦等。治盗汗，常配黄柏、知母、地骨皮、糯稻根须等。

中医白话解读本丛书

本品内服 3～10g，煎汤，或入丸散。外用适量，研粉扑之。因其专于收敛，故表邪未尽者忌用。

浮小麦

【歌诀】 浮麦凉甘，善止虚汗，除热益气，劳热亦蠲。

【来源】 禾本科植物小麦 *Triticum aestivum* L. 的干燥未成熟颖果。

【药性】 甘，凉。归心经。

【性能特点】 甘凉清敛，略兼补益，专入心经。能除热益气，以止虚汗、退劳热。盗汗、自汗均宜，力缓而用量宜大。

【功效应用】 止虚汗，退劳热。治自汗，常配桂枝、炒白芍、煅牡蛎、麻黄根等。治盗汗，常配黄柏、知母、糯稻根须、桑叶等。治虚劳发热，常配地骨皮、银柴胡、黄柏、黄芪等。

本品内服 15～30g，煎汤，或炒焦研末。

糯稻根须

【歌诀】 糯稻根须，敛汗补虚，兼治丝虫，虚热可去。

【来源】 禾本科植物糯稻 *Oryza sativa* L. var. *glutinosa* Matsum. 的干燥根须。

【药性】 甘，平。归心、肝经。

【性能特点】 甘平偏凉，清敛驱虫，入心肝经。既退虚热、止虚汗、生津，又驱丝虫。盗汗、自汗皆宜，兼津伤或丝虫病者尤佳。但力缓，用量宜大。

【功效应用】 止虚汗，退虚热，生津，驱丝虫。治盗汗，常配黄柏、知母、地骨皮、桑叶等。治自汗，常配桂枝、炒白芍、煅龙骨、麻黄根等。治潮热，常配地骨皮、银柴胡、黄柏、知母等。治热病津伤口渴，常配南沙参、石斛、知母等。治马来丝虫病，单用30g至500g，水煎服。此外，治乳糜尿，单用12g，水煎服。

本品内服 15～30g，煎汤。

五倍子

【歌诀】倍子酸寒，固精涩肠，敛肺止汗，止血疗疮。

【来源】漆树科植物盐肤木 *Rhus chinensis* Mill. 等叶上的虫瘿，主要由五倍子蚜 *Melaphis chinensis*(Bell)Baker 寄生而形成。

【药性】酸、涩，寒。归肺、大肠、肾、肝经。

【性能特点】酸涩收敛，寒而清泄，入肺大肠肾肝经。既敛肺而止咳，固表而止汗；又涩肠止泻、固精缩尿、止血、敛疮；还清解火毒而生津。久咳或滑脱不固有热者皆宜，疮疡与出血者皆可。

【功效应用】内服敛肺止汗，降火生津，涩肠止泻，固精缩尿，收敛止血；外用收湿敛疮，解毒消肿。治肺虚久咳，常配五味子、罂粟壳等。治自汗盗汗，单用或入复方，内服外用均可，并宜敷脐。治内热消渴，可配生地黄、生葛根、天花粉、天冬等。治久泻久痢脱肛，常配五味子、赤石脂、椿皮等。治遗精遗尿，常配桑螵蛸、覆盆子、益智仁等。治内外伤出血，单用或入复方，内服外用均可。治疮疖肿毒，可配黄柏、大黄各等份研末涂。治湿疮流水，可配细辛、冰片等，研细外敷。此外，治子宫脱垂，单用煎汤，熏洗并坐浴。

本品内服 1～6g，宜入丸散剂用。外用适量，煎汤熏洗或研末敷。因其品酸涩收敛，故外感咳嗽、湿热泻痢者忌服。

诃 子

【歌诀】诃黎勒平，苦重酸轻，涩肠敛肺，下气开音。

【来源】使君子科植物诃子 *Terminalia chebula* Retz. 等的干燥成熟果实。

【药性】苦、酸、涩，平。归肺、大肠经。

【性能特点】苦能泄降，酸涩收敛，苦多于酸，生、煨用性能有别。生用平偏凉，入肺经，善敛肺下气降火而止咳逆、利咽、开音，咳逆兼咽痛喑哑者宜用。煨用平偏温，入大肠经，善涩肠下气而消胀止泻，久泻久痢有寒兼腹胀者宜用。与乌梅相比，虽均敛肺涩肠，但生用平偏凉，善苦降而降火下气、利咽开音。

【功效应用】生用敛肺降火，下气利咽；煨用涩肠止泻。治肺虚咳喘，常配人参、五味子、蛤蚧等。治久咳失音，单用生品含之咽汁或配桔梗、生甘草等。治久泻久痢，单用或配罂粟壳、炮姜等；若湿热未尽者，常配黄连、木香、甘草等。此外，煨用还可用于崩漏、带下、遗精、尿频等。

本品内服 3～10g，煎汤或入丸散。用时去核取肉，涩肠止泻宜煨用，清肺开音宜生用。因其收涩，故外有表邪、内有湿热积滞者忌服。

乌　梅

【歌诀】乌梅酸平，敛肺涩肠，生津止渴，安蛔功良。

【来源】蔷薇科植物梅 *Prunus mume*（Sieb.）Sieb. et Zucc. 的干燥近成熟果实。

【药性】酸，平。归肝、脾、肺、大肠经。

【性能特点】酸涩收敛，平而不偏，入肝脾肺大肠经。生用酸多涩少，既善安蛔而止痛，又能敛肺气而止咳，还生津开胃而止渴、助消化，为治蛔厥腹痛（即胆道蛔虫病、蛔虫性肠梗阻）之要药。炒炭涩多酸少，内服涩肠而止泻、收敛而止血，外用涩敛消散而敛疮消胬肉。药食兼用，为酸涩安蛔生津开胃之品，生用、炒炭性效有别。

【功效应用】敛肺止咳，涩肠止泻，安蛔，生津止渴，收敛止血。治肺虚久咳，常配罂粟壳、苦杏仁等。治久泻久痢，炒炭并配罂粟壳、诃子、肉豆蔻等。治蛔厥腹痛，常配黄连、黄柏、花椒、附子等。治津伤口渴，单用或配天花粉、麦冬、生葛根等。治胃阴虚消化不良，常配北沙参、石斛、山楂、炒枳壳等。治便血，常配地榆炭、黄芩、炒枳壳、棕榈炭等。治崩漏，单用或配海螵蛸、地榆炭、当归炭、仙鹤草等。此外，治疮疡、胬肉攀睛、烧伤烫伤之疤痕，炒炭研末外敷。

本品内服 10～30g，煎汤或入丸散。外用适量，研末敷。止泻止血宜炒炭，生津安蛔当生用。因其酸涩收敛，故表邪未解及实热积滞者不宜服。

罂粟壳

【歌诀】罂粟壳平，善止诸痛，敛肺涩肠，有毒慎用。

【来源】罂粟科植物罂粟 *Papaver somniferum* L. 的干燥成熟果壳。

【药性】酸、涩，平。有毒。归肺、大肠、肾经。

【性能特点】酸涩收敛，性平有毒，入肺大肠肾经。上敛肺而止咳，中涩肠而止泻，下固肾而止遗，久咳、久泻、遗滑可选。止痛力强，心腹筋骨诸痛皆可。唯有毒易成瘾，内服宜慎。

【功效应用】敛肺止咳，涩肠止泻，固精止遗，麻醉止痛。治肺虚久咳，单用蜜炙或配乌梅、地龙等。治久泻久痢，常配乌梅炭、诃子、肉豆蔻等。治遗精滑泄，多入复方。治心腹、筋骨诸痛，单用或入复方。

本品内服 3～10g，煎汤或入丸散。止咳宜蜜炙，止痛止泻宜醋炙。因其酸涩收敛有毒，并易成隐，故咳嗽与泻痢初起者忌服，不宜大量或久服，哮喘患者忌服。因所含吗啡能使胆道与肾小管平滑肌痉挛，故胆、肾绞痛不宜用。又属当今法定的特管麻醉有毒药，过量使用易致中毒。急性中毒有三大特征，即昏睡、瞳孔缩小及呼吸抑制。解救方法：进行人工呼吸，或给氧（不宜给纯氧），使用中枢兴奋剂尼可刹米（可拉明）或吗啡颉颃药纳洛酮。

肉豆蔻

【歌诀】肉豆蔻温，虚寒宜用，止泻涩肠，行气止痛。

【来源】肉豆蔻科植物肉豆蔻 *Myristica fragrans* Houtt. 的干燥成熟种仁。

【药性】辛，温。芳香。归脾、胃、大肠经。

【性能特点】温而涩敛，辛香燥散，入脾胃大肠经。既善涩肠止泻，又能温脾开胃、行气宽中。虚寒久泻兼寒湿气滞者宜用，并治中焦寒湿气滞之证。

【功效应用】涩肠止泻，温脾开胃，行气宽中。治虚寒久泻，常配补骨脂、五味子、吴茱萸等。治久痢脱肛，单用或配煨诃子、罂粟壳、人参等。治中焦寒湿气滞之脘腹胀痛、食少呕吐，常配木香、陈皮、半夏等。

本品内服，煎汤 3～10g，入丸散 1～3g。生用能滑泄，故温中止泻宜煨用。因其温中固涩，过量服用可致中毒，产生昏睡、谵妄，乃至死亡，故湿热泻痢者忌服，不宜超大量服。

石榴皮

【歌诀】石榴皮温，止泻杀虫，泻痢效速，止带治崩。

【来源】石榴科植物石榴 *Punica granatum* L. 的干燥果皮。

【药性】酸、涩，温，有小毒。归肝、胃、大肠经。

【性能特点】酸涩收敛，温有小毒，药力较强。内服既入胃大肠经，善涩肠止泻、杀虫；又入肝经，能收敛止血、止带。外用杀虫止痒、收湿敛疮。除善治久泻久痢脱肛外，又善治湿热痢疾与阿米巴原虫痢，以及绦虫病、蛔虫病等。

【功效应用】涩肠止泻，杀虫止痒，止血止带，收湿敛疮。治久泻久痢脱肛，单用或入复方。治湿热痢疾腹痛，常配黄连、木香、黄柏等。治阿米巴原虫痢，单用或配白头翁等。治绦虫、蛔虫，单用或配槟榔、苦楝皮等。治崩漏，常配三七、地榆炭、仙鹤草等。治带下，常配苍术、白术、海螵蛸、芡实等。治顽癣瘙痒，单用或配白矾等研末外用。治水火烫伤，单用研粉掺或煎汤喷撒。治湿疮痒痛，单用煎汤，待冷日日擦涂。

本品内服 3 ～ 9g，煎汤，或入丸散。外用适量，煎水熏洗，或研末调敷。因其所含石榴碱有毒，过量用可导致运动障碍、呼吸麻痹等。故用量不宜过大，泻痢初期者慎服。

石榴根皮

【歌诀】石榴根皮，酸温有毒，善驱绦虫，久泻可服。

【来源】石榴科植物石榴 *Punica granatum* L. 的干燥根皮。

【药性】酸、涩，温。有毒。归脾、胃、大肠经。

【性能特点】酸涩收敛，性温有毒，药力较强，入脾胃大肠经。既善驱杀绦虫、蛔虫，又能涩肠与止带。尤善驱杀绦虫，有毒用时宜慎。

【功效应用】驱虫，涩肠，止带。治绦虫病，单用或配槟榔等。治蛔虫病，可配苦楝皮、槟榔等。治久泻久痢，可配煨诃子、肉豆蔻、赤石脂等。治赤白带下，可配金樱子、芡实等。

本品内服 6 ～ 12g，煎汤。因所含石榴碱毒大，服后可引起呕吐，故内服宜慎，不宜过量。

赤石脂

【歌诀】赤石脂温，止血固下，经多崩带，泻痢肠滑。

【来源】硅酸盐类矿物多水高岭土的一种红色块状体。主含水化硅酸铝［$Al_4(Si_4O_{10})(OH)_8 \cdot 4H_2O$］。

【药性】甘、酸、涩，温。归大肠、胃经。

【性能特点】酸涩收敛，甘温调中，质重下沉，入大肠胃经。属金石类药，生用涩肠止泻、止血止带，善固涩下焦滑脱，阳虚有寒者宜之；煅后收涩性增强，外用善收湿、生肌、敛疮。

【功效应用】涩肠止泻，止血止带，收湿敛疮，生肌。治久泻久痢脱肛，常配禹余粮等。治便血崩漏，常配海螵蛸、侧柏炭、仙鹤草、三七等。治带下清稀，常配海螵蛸、炮姜炭、白术等。治湿疮流水，常煅后配炉甘石、龙骨、冰片、枯矾等。治疮疡不敛，常煅后配海螵蛸、青黛、乳香、儿茶等。治金创出血，常煅后配血竭、龙骨、儿茶、没药等。

本品内服 10～20g，入汤剂应打碎先煎。外用适量，研细末撒或调敷。因其质重性温涩敛，故湿热积滞者忌服，孕妇慎服。畏官桂，故不宜与肉桂类药同用。

禹余粮

【歌诀】余粮平涩，功似石脂，涩肠止血，合用颇宜。

【来源】氧化物类矿物褐铁矿的一种天然粉末状矿石。主含三氧化二铁（$Fe_2O_3 \cdot 3H_2O$）。

【药性】甘、涩，平。归胃、大肠经。

【性能特点】甘平质重，固涩下焦，入胃大肠经。属金石类药，善固涩下焦滑脱，无论偏寒偏热咸宜。

【功效应用】涩肠止泻，止血止带。治久泻久痢脱肛，常配赤石脂等。治便血崩漏，常配海螵蛸、侧柏炭、仙鹤草等。治带下清稀，常配海螵蛸、炮姜炭、炒白术等。

本品内服 10～20g，入汤剂应打碎先煎。外用适量，研细末撒或调敷。因其品功专收涩，故实证忌服。《本草纲目》云其能"催生"，故孕妇慎用。

金樱子

【歌诀】金樱子平，收敛固精，涩肠止泻，缩尿佳品。

【来源】蔷薇科植物金樱子 *Rosa laevigata* Michx. 的干燥成熟果实。

【药性】酸、涩，平。归肾、膀胱、大肠经。

【性能特点】酸涩固敛，性平不偏。既入肾膀胱经，善固精缩尿；又入大肠经，能涩肠止泻。专固涩而无补虚之功，善固涩下焦滑脱，无论偏寒偏热咸宜。

【功效应用】固精缩尿，涩肠止泻。治遗精滑精，单用熬膏或配补骨脂、菟丝子、沙苑子等。治遗尿尿频，单用或配芡实、益智仁、山药等。治崩漏下血，常配海螵蛸、山萸肉、仙鹤草等。治带下清稀，常配桑螵蛸、海螵蛸、芡实等。治久泻久痢，常配乌梅炭、煨肉豆蔻、莲子肉等。此外，治子宫脱垂，单用制成 100% 水煎液，每服 40mL，日 3 次。

本品内服 6～18g，煎汤，熬膏，或制成丸剂。因其酸涩收敛，故内有实火、湿邪者忌服。

刺猬皮

【歌诀】刺猬皮平，善止胃痛，痔漏下血，遗尿滑精。

【来源】刺猬科动物刺猬 *Erinaceus europaeus* L. 等的干

燥皮。

【药性】苦，平。归胃、大肠、肾经。

【性能特点】苦泄降，平不偏，炙炒后兼涩敛，入胃大肠肾经，为收敛行泄之品。既收敛，善固精关、缩小便、止出血；又行泄，善活血化瘀止痛。遗尿滑精宜用，瘀痛痔血可投。

【功效应用】固精缩尿，收敛止血，化瘀止痛。治遗精滑精，单用炙焙为末服，或配补骨脂、桑螵蛸等。治遗尿尿频，单用炙焙为末，黄酒送服 3g，或配桑螵蛸等。治痔漏便血脱肛，常配地榆、槐角、黄芩等。治血瘀气滞脘痛，常配炒九香虫、柴胡、香附、延胡索等。

本品内服，煎汤 3 ~ 10g，散剂一次 1 ~ 3g。因其能行血化瘀，故孕妇忌服。

海螵蛸

【歌诀】海螵蛸温，崩带咸宜，收敛止血，去湿生肌。

【来源】乌贼科动物无针乌贼 *Sepiella maindroni* Rochebrune 等的干燥内壳。

【药性】咸、涩，微温。归肝、肾经。

【性能特点】质燥涩敛，咸能走血，微温和血，入肝肾经。内服善收敛、燥湿、制酸，以止血、止带、止痛；外用善收敛、燥湿，以收湿敛疮、生肌止血，为治崩漏带下与胃痛吐酸之良药。

【功效应用】内服收敛止血，燥湿止带，制酸止痛；外用收湿敛疮，生肌止血。治崩漏经多，常配山茱萸、棕榈炭、黄芪等。治吐血衄血，常配三七、槐花、白茅根等。治白带过多，常配白术、莲子、芡实、鹿角霜等。治胃痛吐酸，常配白及、川贝母、炒枳壳等。治湿疹湿疮，常配青黛、黄柏、蛇床子等。

治金创出血，常配三七粉、白及粉、血竭等。

　　本品内服，煎汤 6 ～ 12g，研末每次 1 ～ 3g。外用适量，研细末敷。因其温燥，能伤阴助热，故阴虚内热者忌服，大便燥结者慎服。

第十九章

涌吐药

凡以促使呕吐为主要功效的药物，称为涌吐药，又称催吐药。

本类药味多苦，性多寒，均有毒或大毒，涌吐力强。主能涌吐毒物、宿食、痰涎，兼能截疟、除湿热、攻毒、退黄、杀虫等。主治误食毒物时短、暴饮暴食宿食不化、痰涎壅塞梗喉及痰浊上泛蒙蔽清窍之癫、狂、痫，兼治疟疾、湿热黄疸、疥癣等。

本类药大多峻烈有毒，每使人呕吐不止或昏厥，故应掌握预防中毒及解救方法，以防中毒及产生不良后果；易伤胃气，脾胃虚弱者不宜服，孕妇、素患血证、高血压患者忌服；多用散剂，便于直接发挥药效；吐后不能马上进食，待胃肠功能恢复正常后再进食。并注意解救方法。

瓜 蒂

【歌诀】瓜蒂苦寒，涌吐功良，宿食热痰，嗜鼻退黄。

【来源】葫芦科植物甜瓜 *Cucumis melo* L. 的干燥果蒂。又名苦丁香。

【药性】苦，寒。有毒。归胃经。

【性能特点】苦泄寒清，毒烈上涌，专入胃经。入口能涌吐宿食痰涎，入鼻能引去阳明经湿热而退黄。为涌吐专药，药力颇强。

【功效应用】内服涌吐，嚏鼻能引去湿热退黄。治痰热壅滞，属郁于胸中、蒙蔽清窍之癫狂、痫，或郁于肺脏、气机受阻之喉痹喘息，或内扰神明、神志失调之烦躁不眠，或宿食停滞胃脘，均可单用。治湿热黄疸，单用研末嚏（嗅）鼻，至黄水流出。

本品内服，煎汤 2 ~ 5g，入丸散 0.3 ~ 1g。服后含咽砂糖可助涌吐。外用小量，研末吹或嚏鼻，待鼻中流出黄水即停药。因其作用强烈，易损伤正气，故孕妇、体虚、失血及上部无实邪者忌服。若呕吐不止，可取麝香 0.01 ~ 0.015g，开水冲服。

藜　芦

【歌诀】藜芦性寒，能吐风痰，治疮杀虫，喉痹癫痫。

【来源】百合科植物黑藜芦 *Veratrum nigrum* L. 的干燥根茎。

【药性】辛、苦，寒。有大毒。归肺经。

【性能特点】辛散苦泄，寒清毒烈，专入肺经。内服上行涌泄，能涌吐风痰或痰涎；外用能毒杀皮肤、黏膜寄生虫、癣菌。毒大而作用强烈，单用即效。

【功效应用】涌吐，杀虫。治中风痰壅，单用或配天南星等。治喉痹不通，单用或配瓜蒂、防风等。治癫痫痰盛，可配郁金等。治疥癣瘙痒，单用研末调涂。治虱虮臭虫，单用研末干掺。此外，杀灭孑孓及蝇蛆，单用即可。

本品内服 0.03 ~ 0.06g，入丸散。外用适量，研末油调涂或干掺。因其毒性峻烈，故体弱、失血患者及孕妇忌服。又反细辛、赤芍、白芍、人参、丹参、南沙参、苦参、玄参、酒，忌同用。

常 山

【歌诀】常山性寒，截疟功善，涌吐痰饮，疟疾可痊。

【来源】虎耳草科植物常山 Dichroa febrifuga Lour. 的干燥根。

【药性】苦、辛，寒。有毒。归肺、心、肝经。

【性能特点】苦泄寒清，辛能开宣，毒烈上涌。入肺心经，上行引吐胸中痰水而涌吐；入肝经，行胁下痰水、抗疟原虫而截疟。无痰不成疟，善开痰结兼清热，为治疟疾之良药。

【功效应用】涌吐，截疟。治胸中痰饮积聚，常配甘草（2∶1）水煎服，或再加蜂蜜适量。治新久疟疾，常配槟榔、柴胡等。

本品内服 5～9g，煎汤或入丸散。涌吐宜生用，截疟宜酒炒用。用治疟疾时，应在疟发前 2～4 小时服。因其毒烈，易伤正气，故用量不宜过大，孕妇及体虚者慎服。

胆 矾

【歌诀】胆矾酸寒，涌吐风痰，癫痫喉痹，烂眼牙疳。

【来源】硫化铜矿氧化分解形成或人工制成的含水硫酸铜。主含含水硫酸铜（$CuSO_4 \cdot 5H_2O$）。

【药性】酸、辛，寒。有毒。归肝、胆、脾经。

【性能特点】辛宣开泄，酸敛寒清，质燥毒烈，入肝胆脾经。内服既涌吐风热痰涎与胃中毒物，又燥湿兼补血。外用于皮肤及黏膜，能解毒收湿、蚀疮去腐。

【功效应用】内服涌吐，兼补血；外用收湿解毒，蚀疮去腐。治中风痰壅，单用，温醋汤调服。治痰热癫狂，单用，温水调服。治喉痹喉风，可配僵蚕共为末，吹入喉中。治服毒不久，单用温水调服。治黄胖病（贫血），配大枣、黄蜡为丸服。治风眼赤烂，单用，千倍凉白开溶解后洗目。治口疮牙疳，可配黄连、玄明粉等。治痔疮肿痛，单用火煅研末，蜜水调敷。治疮毒肿硬不破或恶肉不脱，单用研末外敷。治胬肉疼痛，单用研末外敷。

本品内服 0.1 ～ 0.3g，水化服。外用适量，研细撒或调敷，或水化洗。洗目宜千倍稀释。因其涌吐有毒，故不可过量服，体虚者忌服。

食 盐

【歌诀】咸寒食盐，走肾软坚，凉血解毒，涌吐通便。

【来源】海水或盐井、盐池、盐泉中的盐水经煎晒而成的结晶。主含氯化钠。

【药性】咸，寒。归胃、肾、大肠、小肠经。

【性能特点】咸软入肾，寒能清泄，入胃肾大肠小肠经。既涌吐宿食与胸中痰积，又能清热、凉血、润燥、解毒。价廉易得，使用方便。

【功效应用】涌吐，清热，凉血，润燥，解毒。治宿食停滞、脘腹胀满，或胸中痰积，炒黄后开水冲服。治慢性便秘，淡盐汤饮服。治齿龈出血、风热牙痛，取细末适量刷牙。治虚火上炎之咽痛，淡盐汤内服或含漱。治目赤，淡盐水点或洗眼。治痈疽初起，浓盐水调敷围药。此外，还可治皮肤瘙痒、毒虫螫伤等。

本品内服 0.3 ～ 0.6g，沸汤溶化；催吐须炒黄，9 ～ 18g。外用适量，煎汤洗或水调敷。因其咸寒，故水肿、消渴及咳嗽患者忌服。

第二十章

杀虫燥湿止痒药

凡以攻毒杀虫、燥湿止痒为主要功效的药物，称为杀虫燥湿止痒药。

本类药大多有毒，或寒或温。以外用为主，兼可内服。主能攻毒杀虫、燥湿止痒等，兼能截疟、壮阳等。主治疥癣、湿疹、痈肿疮毒、麻风、梅毒及毒蛇咬伤等，兼治疟疾、肾阳虚弱等。

使用本类药时，若为毒性剧烈者，外用时尤当慎重，既不能过量，也不能大面积涂敷，还不宜在头面及五官使用，以防吸收中毒；还应严格遵守炮制，控制剂量，谨遵使用方法与宜忌，以避免因局部过强刺激而引起严重反应。可内服的有毒之品，更应严格遵守炮制，控制剂量，注意使用方法与宜忌，并宜制成丸剂，以缓解其毒性。同时，还应避免持续服用，以防蓄积中毒。

硫 黄

【歌诀】硫黄酸温，杀虫壮阳，虚冷便秘，疗癣湿疮。

【来源】自然元素类矿物硫族自然硫或含硫矿物的加工品。

【药性】酸，温。有毒。归肾、大肠经。

【性能特点】酸涩温助，有毒力强，入肾与大肠经。既善杀虫、止痒，又善补火、通便，为治疥疮癣痒之要药。

【功效应用】杀虫止痒，补火助阳，通利大便。治疥癣瘙痒，单用或配雄黄等研细末，若创面干燥凡士林调涂；若创面湿烂即研末干掺。治皮肤湿疹，可配枯矾、雄黄等，研末调敷或干掺。治肾阳衰微、下元虚冷，症见畏寒倦怠肢冷者，可与猪大肠合用；症见肾虚喘息者，常配沉香、补骨脂等，如黑锡丹；症见阳痿腰痛者，可配鹿茸、补骨脂等；症见遗尿尿频者，单用内服或外敷肚脐；症见五更泻者，单用或入复方，内服或敷肚脐。治虚冷便秘，常配半夏，即半硫丸；也可配肉苁蓉等。

本品外用适量，研末撒或调敷，或烧烟熏。内服 1 ～ 3g，炮制后入丸散。内服宜与豆腐同煮，以减其毒。因其温燥有毒，故孕妇及阴虚火旺者忌服。

雄　黄

【歌诀】雄黄性温，杀虫解毒，燥湿祛痰，内服外敷。

【来源】硫化物类矿物雄黄族雄黄。主含二硫化二砷（As_2S_2）。

【药性】辛、苦，温。有毒。归肝、胃、肺经。

【性能特点】辛散苦燥，温毒峻烈，入肝胃肺经。既解疮毒、蛇虫毒，以消疮肿疗蛇伤，又燥湿杀虫，以止痒、辟疫，还祛痰截疟、劫痰平喘，以疗疟疾寒热与喘哮。凡疮肿无论初起未脓还是溃后创面湿烂奇痒均宜。

【功效应用】解毒，燥湿杀虫，截疟，劫痰平喘。治痈疽肿毒，单用配枯矾等，干者油调敷，湿者干掺。治蛇虫咬伤，可配五灵脂为末酒调敷并服。治带状疱疹，单用为末，75% 酒精调敷患处。治疥癣瘙痒，可配枯矾、硫黄等研末，湿者干掺，干者油调敷。治虫积腹痛，属蛔虫病，可配牵牛子、大黄等；属钩虫病，可配苦楝皮、槟榔等；属蛲虫病，单用香油调涂肛门，日数次；属血吸虫病，可配芦荟、槟榔、雷丸等；属脑囊

虫病，常配干漆、雷丸、穿山甲各等份研细，装胶囊服。治疟
疾寒热，可配六一散（滑石、生甘草），如验方金玉散。治哮
喘，取500g加白糊精为丸1000粒，成人每次1丸，日3次。
此外，用于药物灸，常与艾叶等，制成雷火神针燃灸。辟疫疠
邪气，与大黄、白芷、苍术、檀香等同用，制成香囊佩戴。用
于空气消毒，与苍术、艾叶、白芷等燃烟。

本品外用适量，研末撒或调敷，或烧烟熏。内服0.05～
0.1g，入丸散，不入汤剂。因其有毒，故外用不可大面积或长期
涂敷，头面部不宜涂敷，体虚者慎服，孕妇忌服，不能过量或
长期服用。煅后毒性剧增，故入药忌火煅。易溶于乙醇，故内
服不可浸酒。要注意选择药材，赤如鸡冠、明彻不臭、质地松
脆、无石性者为佳。中毒后，轻症用绿豆汤解毒，重症者立即
送医院抢救。

白　矾

【歌诀】白矾酸寒，燥湿收敛，解毒杀虫，止泻消痰。

【来源】硫酸盐类矿物明矾石的加工品。煅后名枯矾。主含
碱性硫酸铝钾 $[KAl_3(SO_4)_2(OH)_6]$。

【药性】酸、涩，寒。归肺、大肠、肝经。

【性能特点】酸涩收敛，寒清质燥，入肺大肠肝经。外用
善解毒杀虫、燥湿止痒，内服善止泻止血、清热消痰、祛湿热。
煅后失去结晶水，燥湿收敛性更强。

【功效应用】解毒杀虫，燥湿止痒，止血止泻，清热消痰。
治痈疮肿毒，常配雄黄、铅丹等。治疥癣瘙痒，常配雄黄、硫
黄、蛇床子等。治湿疹瘙痒，常配硫黄、炉甘石、苦参等。治
中耳流脓，常配黄柏、冰片、煅石膏等。治口舌生疮，可配细
辛、黄连、人中白等。治目赤翳障，可配硼砂、炉甘石、冰片

等。治水火烫伤，常配大黄、地榆等。治蚊虫咬伤肿痒不止，单用蘸水涂搽患处。治多种出血，属肺痨咳血者，常配孩儿茶等；属胃出血者，常配海螵蛸、延胡索等；属其他出血，可配五倍子等。治泻痢不止，初起者可用熟鸡蛋蘸白矾粉 3g 吃，久痢者可配五倍子、诃子等。治痰热癫痫发狂，热不明显者，单用为末服；热明显者，常配郁金等；发狂者，可配冰糖各 120g 化水服，令其吐泻。治中风痰盛牙关紧闭，常配皂角等。治痰壅喉闭，可配半夏、皂角、姜汁等。治痰热咳嗽，可配黄芩、浙贝母、竹沥等。此外，还清肝胆湿热，治肝炎、肝硬化、阻塞性黄疸属肝胆湿热（湿热黄疸）者，单用制成胶囊或糖浆，或以枣肉为丸服。

　　本品外用适量，研末撒，或调敷，或化水洗患处。内服 0.6～1.5g，入丸散。清热消痰、祛湿热、解毒宜用白矾，燥湿敛疮止痒宜用枯矾。因其酸寒收敛性强，故体虚胃弱及无湿热痰火者忌服。严重高血压及肾病患者不宜服，过量服用可引起口腔喉头烧伤、呕吐、腹泻，乃至虚脱等，故不宜用过量或久服。服过量中毒，可用牛奶洗胃或服镁盐（$MgSO_4$）抗酸剂等对症疗法。

皂　矾

【歌诀】 皂矾酸凉，燥湿解毒，杀虫补血，外用内服。

【来源】 硫酸盐类矿物水绿矾 Melanterite 的矿石或化学合成品。主含硫酸亚铁（$FeSO_4 \cdot 7H_2O$）。

【药性】 酸，凉。归肝、脾经。

【性能特点】 酸凉质燥，入肝脾经。既善解毒、燥湿、杀虫，又兼补血。治疮肿疥癣可用，治钩虫病兼贫血可服。

【功效应用】 解毒燥湿，杀虫补血。治疮肿，可配雄黄、硼砂等外用。治疥癣，可配硫黄、花椒、冰片等外用。治缺铁性贫血，单用或配胆矾（微量）等服。治钩虫病黄肿贫血，可配苍术、厚朴、大枣、胆矾等为丸服。

本品外用适量，研末撒，或调敷，或为溶液涂洗。内服多煅用，入丸散不入汤剂，每次 0.3 ～ 0.6g，日 2 ～ 3 次。因其内服易引起呕吐、腹痛、泄泻、头晕等不良反应，故孕妇、胃病患者及三个月内有呕血史者不宜服。又为低价铁盐，遇鞣质易生成不溶于水的鞣酸铁，失去疗效，故在服用期间，忌服茶水及含茶的饮品，忌服含鞣质的五倍子等中药煎剂及含此类中药的成药。

石　灰

【歌诀】石灰辛温，敛疮止血，解毒蚀腐，疥癣莫缺。

【来源】石灰岩 Limestone 经加热煅烧而成的石灰。主含氧化钙 CaO。

【药性】辛、苦、涩，温。有毒。归肝、脾经。

【性能特点】辛散苦燥，涩敛而温，有毒力强，入肝脾经。既善解毒蚀疮，治痈疽丹毒、烫伤瘰疬、恶疮赘疣；又燥湿杀虫止痒，治湿疹疥癣；还敛疮止血，治创伤出血。

【功效应用】解毒蚀腐，敛疮止血，杀虫止痒。治肿毒疔疮，常与马齿苋同捣，鸡子白调敷。治痄腮，醋调生石灰外敷。治火焰丹毒，可配青黛调敷。治瘰疬痰核，若未溃者，常配乳香、轻粉、硝石等；若已溃者，单用与菜油制成白玉膏外敷。治多年恶疮，取陈石灰研末，鸡子清和成块，煅过再研，姜汁调敷。治水火烫伤，取陈石灰与等量麻油或桐油调制成混悬液（即乳剂）涂敷患处。治寻常疣，取新配制的石灰粉适量，置于疣部，用食指揉摩 2 ～ 7 分钟。治鸡眼、痣、疣、胼胝，取生石灰与浓碱、糯米制成水晶膏，局部涂敷。治湿热疹痒，常配大黄炒制成桃花散，再以麻油或花椒油调敷。治湿癣白秃，取石灰末炒红，同马齿苋熬膏调匀外涂。治疥疮，以石灰汁淋洗。治风肿及隐疹，可配白矾等份为末，生姜汁调涂。治创伤出血，取陈石灰配大黄同炒，研末外敷；或配白矾同煮取液浸药棉，敷患部。

本品外用适量，研末调敷或水溶化澄清涂搽。做腐蚀剂用生石灰，敛疮止血用熟石灰。因其性温有毒，腐蚀性强，故一般不作内服，疮口红肿者忌用，孕妇慎用，外用腐蚀只局限于病变部位，不得波及周围健康皮肤。

大风子

【歌诀】大风子热，善治麻风，梅毒疥癣，燥湿杀虫。

【来源】大风子科植物泰国大风子 *Hydnocarpus anthelmintica* Pier. 及海南大风子 *Hydnocarpus hainanensis*（Merr.）Sleum 的干燥成熟种子。

【药性】辛，热。有大毒。归脾、肝、肾经。

【性能特点】辛热燥散，毒大峻烈，入脾肝经。善祛风燥湿、攻毒杀虫，为治麻风、梅毒之专药，瘤型麻风最宜。

【功效应用】祛风燥湿，攻毒杀虫。治麻风，常配苦参为末外敷，或防风、露蜂房等为丸服。治梅毒，常配轻粉各等份为末外敷。治疥癣，可配硫黄、雄黄、枯矾等为末外用。

本品外用适量，捣敷或煅存性研末敷，或制成散、膏剂外敷。内服，一次量 0.3～1g，多入丸散。生用作用较强，但刺激性大；炒炭存性外用或制成大风子霜内服，可减轻毒副反应，但其作用亦相应缓慢。因其辛热燥烈，故多作外用，内服宜慎。内服易致恶心、呕吐及胸腹疼痛，甚则出现溶血，损伤肝肾，产生蛋白尿、管型等，必须做内服剂用时，当稀释于复方中，且不能过量或持续服，阴虚血热、胃肠炎及目疾患者忌服。

木槿皮

【歌诀】木槿皮凉，杀虫止痒，清热滑利，疥癣效良。

【来源】锦葵科植物木槿 *Hibiscus syriacus* L. 的干燥根皮或茎皮。

【药性】甘、苦，凉。归肝、脾、大肠经。

【性能特点】甘淡渗利，苦凉清泄，入肝脾大肠经。外用能清热解毒、杀虫以止痒、止血；内服能清热解毒、利湿，以止带、止泻、止血。为治癣疮要药，外用内服皆可。

【功效应用】杀虫止痒，清热解毒，利湿止血。治疥癣瘙痒，单用或配地肤子、蛇床子等。治痔疮脱肛，单用煎汤熏洗。治外伤出血，单用或配儿茶、血竭等研末外敷。治湿热泻痢，可配黄芩、黄连、木香等。治赤白带下，可配芡实、车前子、苍术、黄柏等。治肠风下血，单用或配防风炭、荆芥炭等。

本品外用适量，酒浸涂搽，或煎水熏洗。内服 3～10g，煎汤。因其性凉，故无湿热者不宜服。

土荆皮

【歌诀】土荆皮温，燥湿祛风，杀虫止痒，治癣效灵。

【来源】松科植物金钱松 *Pseudolarix amabilis*（Nelson）Rord. 的干燥树皮或根皮。

【药性】辛、苦，温。有毒。归肺、脾经。

【性能特点】辛散苦燥，温而有毒，入肺脾经。善燥湿祛风、杀虫止痒，为治风湿癣痒之佳品。

【功效应用】燥湿祛风，杀虫止痒。治手足癣，配制成复方土槿皮酊外涂（溃烂处不宜用）。治体癣头癣，单用或配硫黄等，研末醋调敷。治鹅掌风，可配花椒、白矾、大蒜、醋等。

本品外用适量，醋或酒浸涂搽，或研细粉以醋调敷。因其有毒，故一般不作内服。

樟　脑

【歌诀】樟脑辛热，祛湿杀虫，开窍辟恶，温散止痛。

【来源】樟科植物樟 *Cinnamomum camphora*（L.）Presl 的枝、干、根、叶，经提炼制成的颗粒状结晶。

【药性】辛，热。芳香。有毒。归心、脾经。

【性能特点】辛散香窜，燥热有毒，入心脾经。外用善温散、除湿、辟秽、杀虫，以止痒、止痛；内服善开窍、辟秽，以醒神。作用强烈，外用内服皆可。

【功效应用】除湿杀虫，温散止痛，开窍辟秽，醒神。治癣疮瘙痒，可配硫黄、雄黄、花椒等研末外敷。治冻疮肿痛或跌打伤肿，取樟脑3g，溶入30g酒中，搽冻疮处。治痧胀腹痛，单用溶入高粱酒中，或入复方服。治寒闭神昏，可配麝香、苏合香等。

本品外用适量，研末撒或调敷。内服 0.1 ～ 0.2g，入散剂或用酒溶化。因其辛热芳香，温燥有毒，故内服宜慎，不宜过量，孕妇、气虚阴亏及内有热者忌服。又易燃，故忌火煅。切勿与冰片相混。

松　香

【歌诀】松香苦温，燥湿杀虫，拔毒生肌，止痛祛风。

【来源】松科植物马尾松 *Pinus massoniana* Lamb. 或其同属植物树干中取得的油树脂，经蒸馏除去挥发油后的遗留物。

中医白话解读本丛书

【**药性**】苦、辛，温。芳香。归肝、脾、肺经。

【**性能特点**】辛香走散，苦燥温通，入肝脾肺经。外用燥湿杀虫、拔毒生肌，内服祛风散寒而止痛。多外用少内服。

【**功效应用**】温燥杀虫，拔毒生肌，祛风止痛。治疥癣，可配雄黄、轻粉、硫黄等。治湿疮，可配枯矾、炉甘石、煅石膏等。治疮痈，已脓未溃者，常配蓖麻子、轻粉等；脓尽收口者，可配黄蜡、麻油为膏外敷。治风湿痹痛，单用适量，浸酒 7 日后服。此外，治外伤出血，可配白矾或枯矾为末外敷。

本品外用适量，研末敷。内服每次 0.5～1g，入丸散或浸酒。因其辛温香燥易燃，故内热有火者忌服，忌见火与火煅。

第二十一章

攻毒消肿敛疮药

凡以攻毒化腐、消肿敛疮为主要功效的药物，称为攻毒消肿敛疮药。

本类药大多有毒，或寒或温。以外用为主，兼可内服。主能攻毒或拔毒化腐、消肿蚀疮或敛疮等，兼能止痛、开窍、破血等。主治痈疽疮疖肿痛或脓成不溃、腐肉不尽或久溃不敛等，兼治各种疼痛、痧胀吐泻昏厥、经闭、癥瘕、痹痛拘挛等。

使用本类药时，若为毒性剧烈者，外用时尤当慎重，既不能过量，也不能大面积涂敷，还不宜在头面及五官使用，以防吸收中毒；同时，还应严格遵守炮制，控制剂量，谨守使用方法与宜忌，以避免因局部过强刺激而引起严重反应。可内服的有毒之品，更应严格遵守炮制、控制剂量、注意使用方法与宜忌，并宜制成丸剂，以缓解其毒性；同时，还应避免持续服用，以防蓄积中毒。

砒　石

【歌诀】砒石大毒，蚀疮去腐，劫痰平喘，疟痢可除。

【来源】氧化物类矿物砷华或硫化物类矿物毒砂等的加工品。主含三氧化二砷（As_2O_3）。

【药性】辛，大热。有大毒。归肺、肝经。

【性能特点】辛热燥烈，毒剧力猛，入肺肝经。既善攻毒、蚀疮、去腐、杀虫，以疗恶疮腐肉、癌肿、疥癣。又善劫痰、杀疟原虫，以平喘、截疟。沉疴顽疾每用，毒大慎用。

【功效应用】外用攻毒蚀疮，去腐杀虫；内服劫痰平喘，截疟。治疮疡腐肉不脱，单用外掺。治瘰疬痰核，单用，针破塞之或内服。治痔核瘘管，多入复方，如枯痔钉、枯痔散。治癌肿，单用或入复方，多外用。治走马牙疳（坏死性龈口炎），可配人中白、冰片等。治疥癣瘙痒，可配硫黄等，干者油调敷，湿者干掺。治寒痰喘哮，单用，豆面为丸服。治疟疾寒热，单用为丸服，或置膏药中心贴大椎穴。此外，还治复发难治性急性早幼粒细胞白血病、结核病、阿米巴痢等。

本品外用适量，研末撒，调敷，或入药膏、药捻、药饼中用。内服，每次 0.002～0.004g，入丸散，不入汤剂。因其有大毒，故外用不宜过量或长时间大面积涂敷，疮疡腐肉已净者忌用，头面及疮疡见血者忌用；内服不能浸酒，不可超量或持续使用；孕妇忌服。中毒后可用二硫基丙醇（BAL）解。

轻　粉

【歌诀】轻粉有毒，燥烈辛寒，杀虫敛疮，利水通便。

【来源】用水银、白矾、食盐等经升华法制成的氯化亚汞（Hg_2Cl_2）结晶性粉末。

【药性】辛，寒。有毒。归肺、大肠经。

【性能特点】辛寒燥烈，毒大力强，入肺与大肠经。外用攻毒杀虫、收湿敛疮，善治梅毒湿疮。内服能攻毒杀虫、利水通便，可治水肿。

【功效应用】攻毒杀虫，收湿敛疮，利水通便。治梅毒，可单用研末干掺或调涂，或配大风子、土茯苓、苦参等内服。治疮疡兼热者，可配煅石膏、枯矾、黄连粉等。治疥癣，可用10% 轻粉软膏外涂，或配硫黄等研粉调涂。治大腹水肿、二便不利，常配牵牛子等，如舟车丸。

本品外用适量，研末调敷或干掺。内服，每次0.06～0.15g，1日不超过2次，入丸散或装胶囊服。因其有毒，外用不可大面积或长久涂敷；内服宜慎，不可过量或久服，孕妇及肝肾功能不全特别是肾衰性水肿者忌服；服后要及时漱口，以免口腔糜烂；皮肤过敏者忌用。与水共煮，易析出水银，使毒性增强，故禁入煎剂。

升　药

【歌诀】升药有毒，拔毒去腐，多为外用，少作内服。

【来源】由水银、火硝、白矾或由水银与硝酸炼制而成的红色粗制氧化汞。主含氧化汞（HgO）。

【药性】辛，热。有大毒。归肺、脾经。

【性能特点】辛热燥烈，毒大力猛，入肺脾经。外用善拔毒去腐，内服能攻毒。多外用极少内服，为拔毒去腐之猛药。

【功效应用】拔毒去腐。治痈疽溃后、脓出不畅，或腐肉不去、新肉不生，常配煅石膏制成丹药外撒微量单掺；若见疮口坚硬、肉黯紫黑或有脓不尽，也可单用为极细末，取少许干掺。此外，治梅毒，有将其入复方而内服者。

本品外用微量，研为极细末，干掺或调敷，或以药捻蘸药粉用。极少内服，内服须入丸散剂。因其有大毒，故一般不作内服，孕妇及体弱者忌服。其拔毒去腐力强，故外用时，一般不用纯品，多与煅石膏研末同用。撒在疮面以似有似无为佳，腐肉已去或脓水已净者不宜用。升药制备后，应放置一段时间，以去火毒。

铅 丹

【歌诀】铅丹微寒，拔毒生肌，疮痒溃烂，外敷颇宜。

【来源】由纯铅经加工炼制而成的四氧化三铅。主含四氧化三铅（Pb_3O_4）。

【药性】辛、微涩，微寒。有毒。归心、肝经。

【性能特点】辛散涩敛，微寒能清，质重镇坠，有毒力强，入心肝经。外用善拔毒止痒、敛疮生肌，内服能坠痰镇惊、攻毒截疟。多外用，少内服；既入丸散，又入膏药。

【功效应用】外用拔毒止痒，敛疮生肌；内服坠痰镇惊，攻毒截疟。治痈疽疮疡、黄水疮，初起未脓或已脓未溃者，可配黄明胶熔合，外涂能消肿止痛；溃后脓水多者，常配煅石膏，如桃花散；脓净生肌收口，常配乳香等，如八宝生肌散。治疥癣瘙痒，可配硫黄、雄黄、轻粉等。治皮肤湿疹，可配枯矾、苦参等。治惊痫癫狂，可配柴胡、龙骨、牡蛎等。治疟疾寒热，可配常山等。此外，经植物油（火麻油）炸熬合成膏药（油酸铅）后，具有胶黏性，可紧密附着于皮肤，临床常以此做黑膏药的基础剂，随证配入其他解毒、活血、止痛、生肌之品，制成用途不同的膏药，用治多种疾病。

本品外用适量，研末撒、调敷，或熬膏贴敷。内服每次0.3～0.6g，入丸散或研末冲服。因其微寒有毒，故内服宜慎，不可过量或持续内服，孕妇及寒性吐逆者忌服；外用不能大面积或长期涂敷。急慢性中毒者要及时救治。

炉甘石

【歌诀】炉甘石平，去翳明目，生肌敛疮，燥湿解毒。

【来源】碳酸盐类矿物方解石族菱锌矿石。又名甘石。主含碳酸锌（ZnCO$_3$）。

【药性】甘，平。归肝、脾经。

【性能特点】甘能解毒，平和涩敛，入肝脾经。既善解毒明目退翳，又能收湿止痒、生肌敛疮。为疮疡目疾之要药，疮面湿烂瘙痒及目赤烂弦、流泪用之为宜。煅后主含氧化锌，能防腐、收敛、保护炎症皮肤或黏膜的创面等。

【功效应用】解毒明目退翳，收湿止痒敛疮。治目赤翳障，可配玄明粉等点眼。治眼缘赤烂，可配冰片、硇砂、麝香等。治胬肉攀睛，常配乌梅炭等。治疮疡不敛、脓水淋漓，单用或配铅丹等，如八宝生肌散。治湿疹瘙痒，单用或配枯矾等。治皮肤湿痒，单用或配甘油等，如炉甘石洗剂。

本品外用适量，研末撒或调敷，点眼水飞。多作外用，火煅醋淬或三黄水（黄连、大黄、黄柏）淬后入药。

硼　砂

【歌诀】硼砂咸凉，能去痰热，善治喉痹，又消肿结。

【来源】天然硼酸盐类硼砂族矿物硼砂经提炼精制而成的结晶体。主含四硼酸钠（Na$_2$B$_4$O$_7$·10H$_2$O）。

【药性】甘、咸，凉。归肺、胃经。

【性能特点】甘能解毒，咸能软坚，凉可清热，入肺胃经。外用善清热解毒、防腐消肿，内服能清肺化痰止咳。力较平和，为眼、口腔、外科之良药。

【功效应用】清热解毒，防腐消肿，清热化痰。治痈肿疮毒，单用水溶冲洗，或入复方，如平安散。治咽喉肿痛、口舌生疮，常配朱砂、冰片、玄明粉，如冰硼散。治鹅口疮，可配雄黄、甘草、冰片，即四宝丹。治目赤翳障，可配炉甘石、玄明粉、莘荠粉等。治痰热咳嗽，可配黄芩、浙贝母、桑白皮等。此外，治霉菌性阴道炎，取硼砂 97g，冰片 3g，温开水溶，坐浴。

本品外用适量，研极细末，干撒或调涂；或沸水溶解，待温，冲洗创面。内服 1～3g，入丸散。多作外用，内服宜慎。

毛 茛

【歌诀】毛茛外用，辛温有毒，发疱天灸，病痛可逐。

【来源】毛茛科植物毛茛 *Ranunculus japonicus* Thunb. 等的新鲜或干燥全草。

【药性】辛，温。有毒。

【性能特点】辛散燥烈，毒大温灼，外用引赤发疱，善止痛、定喘、攻毒、杀虫、截疟，多外用，少内服，为天灸常用药。

【功效应用】发疱止痛，攻毒截疟，定喘杀虫。治风湿痹痛、头痛、胃脘痛、牙痛、伤痛，单用敷灸。治疮毒、瘰疬、疟疾、黄疸，单用敷灸。治喘咳、癣癞，单用鲜品捣烂或干品研末调后敷灸。此外，杀灭蝇蛆、孑孓，单用鲜品捣烂撒布。

本品外用适量，鲜品捣敷，煎水洗，或晒干研末调敷。直接敷患处，或按特定部位、辨证循经取穴敷。贴灸穴位时，在贴药前须垫衬铜钱或带孔胶布（孔眼对准穴位），以保护正常皮肤。发疱后，小者不必刺破，大者刺破放水。刺破时又当注意无菌操作，或涂以龙胆紫等。因其有毒，一般只作外用。外用能刺激皮肤，故不宜久敷，有皮肤过敏史者慎用，孕妇、小儿及体弱者不宜用。敷于面部时，以不起疱为原则，用时宜慎。

大 蒜

【歌诀】大蒜辛温，解毒消肿，药食两可，亦善杀虫。

【来源】百合科植物大蒜 *Allium sativum* L. 的鳞茎。

【性能特点】辛、甘，温。归脾、胃、肺、大肠经。

【性能特点】生辛熟甘，辛温行散，甘能补虚，入脾胃肺大肠经。生用味多辛主行散，温中行滞、解毒杀虫消肿；熟用味甘专温补，温中补脾而健体。药食兼用，使用方便，天灸常用。

【功效应用】解毒消肿，杀虫止泻，温中行滞，补虚健体。治痈肿疮毒、癣痒，单用捣烂外涂、切片外擦。治瘰嗽（肺结核），与粳米煮粥，送服白及粉。治顿咳（百日咳），蒜汁和白糖服。治痢疾、泄泻，单用或配马齿苋等内服，也可灌肠。治钩虫病，若预防常在下田时用蒜汁涂抹四肢，若治疗常配槟榔、雷丸等。治蛲虫病，捣烂取汁，加菜油少许涂于肛门周围，日数次。治脘腹冷痛，单用醋浸服，或配乳香等。治体虚，常配肉品等食物炖吃。此外，抗癌（含硒、锗），防治癌症，单用或配其他食物。降血脂，防治高脂血症与动脉粥样硬化，单用或配其他食物。防治流感、流脑，单用生吃。天灸常用药，捣烂或切片，辨证循经取穴敷，防治多种疾病。

本品外用适量，捣敷，切片擦或隔蒜灸。内服 3～5 瓣，生食、煮食、煎汤或制成糖浆服。亦可取汁制成大蒜液灌肠。因其辛辣性温，外敷能引赤发疱，故不可久敷，阴虚火旺及有目、口、齿疾者不宜服。又能兴奋子宫，故孕妇忌用其汁灌肠。吃后口有蒜臭味者，可口嚼茶叶或当归饮片。

木鳖子

【歌诀】木鳖子温，消肿止痛，散结解毒，肿结堪用。

【来源】葫芦科植物木鳖子 *Momordica cochinchinensis*（Lour.）Spreng. 的成熟种子。

【药性】苦、微甘，温。有毒。归肝、脾经。

中医白话解读本丛书

【性能特点】苦温泄散，微甘有毒，入肝胃经。善解毒散结、消肿止痛，治疮肿瘰疬宜用。与番木鳖非为一类，切勿相混。

【功效应用】解毒散结，消肿止痛。治疮痈肿痛，可配草乌、半夏等，如乌龙膏。治瘰疬结肿，可配蓖麻子、乳香等，如千锤神效膏。治无名肿毒，可配全瓜蒌等。治咽喉肿痛，可配山豆根等。治痔疮肿痛，可配芒硝等。治顽癣秃癞，单用或配他药。治跌打损伤，可配肉桂、丁香等。

本品外用适量，研末调敷、磨汁涂或煎水熏洗。内服0.5～1g，多入丸散。因其有毒，故内服宜慎，孕妇及体虚者忌服。

木芙蓉叶

【歌诀】木芙蓉叶，苦凉凉血，消肿解毒，止痛效确。

【来源】锦葵科植物木芙蓉 *Hibiscus mutabilis* L. 的干燥或新鲜叶。

【药性】辛、苦，凉。归肺、肝经。

【性能特点】辛能行散，苦凉清泄，入肺肝经。善凉血解毒、消肿止痛，多外用，疮疡已溃未溃均可。未脓可消肿止痛，已脓可拔毒聚脓。

【功效应用】凉血解毒，消肿止痛。治痈疮红肿热痛或脓成未溃，单用鲜品捣敷，或干品研末调敷，干则换。治丹毒，单用或配赤芍、牡丹皮、大青叶、大黄等为末调敷。治水火烫伤，单用或配虎杖、大黄、四季青等为末调敷。治跌打肿痛，单用或配丹参、血竭、苏木等研末调敷。

本品外用适量，研末调敷，或鲜品捣敷。因其苦凉清泄，故阴疽不红不肿者忌用。

皂角刺

【歌诀】皂角刺温，消肿排脓，活血通乳，杀虫散风。

【来源】豆科植物皂荚 Gleditsia sinensis Lam. 树干的干燥棘刺。

【药性】辛，温。归肝、胃经。

【性能特点】辛温走窜，气锐力猛，入肝胃经，直达病所。既消肿透脓，又搜风杀虫。治疮肿初起或脓成不溃，以及瘰疬、麻风均宜。

【功效应用】消肿透脓，搜风杀虫，通乳。治痈疽肿毒，属初起红肿者，常配金银花、蒲公英、连翘、赤芍等；属体虚脓成难溃者，常配黄芪、当归、甘草等。治瘰疬，常配夏枯草、乳香、猫爪草等。治产后乳汁停滞之乳房胀欲成痈者，常配柴胡、漏芦、白芷等。治产后缺乳，可配猪蹄、王不留行、通草等。治麻风，常配大风子、白花蛇等。治疥疮，取本品研粉，配硫黄研匀调涂。治顽癣，单取本品，米醋浓煎涂患处。治癌瘰恶疮，以其烧存性，配血余炭、白及各少许，研细末，外敷。此外，治胎衣不下，可单用烧灰服，或配益母草、牛膝等。

本品内服 3～10g，煎汤或入丸散；外用适量，研末掺或调涂，醋蒸取汁涂患处。因其辛温走窜，故孕妇及痈疽已溃者忌服。

儿 茶

【歌诀】儿茶微寒，清热化痰，止血止泻，积消疮敛。

【来源】豆科植物儿茶 Acacia catechu（L. f.）Willd. 的去皮枝、干的干燥煎膏。

【药性】苦、涩，微寒。归肺、大肠经。

中医白话解读本丛书

【**性能特点**】苦寒清泄，涩能收敛，入肺大肠经。既善收湿敛疮、生肌止血、解热毒，又善清热化痰、生津止泻，并兼消食，内服外用两相宜。凡湿热、热毒、痰热、暑热所致病证皆宜，兼食积者尤佳。

【**功效应用**】收湿敛疮，生肌止血，清热化痰，生津止泻，兼消食积。治湿疮流水，常配冰片、轻粉、龙骨等。治溃疡不敛，常配乳香、没药、血竭等。治咽喉肿烂，可配硼砂、冰片等。治牙疳口疮，常配人中白、青黛、薄荷等，如人中白散。治下疳阴疮，可配珍珠粉、冰片为末外敷。治痔疮肿痛，可配麝香、冰片为末外敷。治血热出血，常配白及、黄芩、栀子等。治外伤出血，可配血竭、煅龙骨等研末外敷。治水火烫伤，可配黄芩、黄柏、冰片等研末调敷。治痰热，症见咳嗽者，常配黄芩、桑白皮、浙贝母等；症见喘咳者，常配麻黄、杏仁、甘草、石膏等。治暑热烦渴，可配滑石、生甘草、荷叶等。治湿热泻痢，单用或配生葛根、黄芩、黄连等。治小儿消化不良，单用为末服或入复方，如荆门上清丸。

本品内服，入丸散 0.1～1g，入汤剂 1～3g，包煎。外用适量，研末撒或调敷。陈久者效佳。

藤 黄

【**歌诀**】酸凉藤黄，大毒力强，攻毒消肿，止血敛疮。

【**来源**】藤黄科植物藤黄 *Garcinia hanburyi* Hook. f. 树干渗出的干燥树脂。

【**药性**】酸、涩，凉。有大毒。归心、脾、大肠经。

【**性能特点**】酸涩收敛，凉清大毒，峻烈力猛。入心脾大肠经，既攻毒消肿，又敛疮止血，并善杀虫。善治痈疽、肿毒、顽癣、绦虫。毒大内服宜慎。

【功效应用】攻毒消肿，敛疮止血，杀虫。治痈疽肿毒，单用或配硼砂、雄黄、胆矾等，研末外敷。治黄水疮，可配川椒、白蜡等制膏外用。治无名肿毒、外伤肿痛，取藤黄 100g 研细，兑 75% 乙醇或白酒 500mL，摇匀，用时涂搽患处。治顽癣，可配大黄、硫黄、雄黄、姜黄各等份，研细末，菜油调涂患处。治带状疱疹，单用研细，95% 乙醇调涂患处。治刀斧木石伤，可配麻油、白蜡制膏外敷，如《纲目拾遗》神效膏。此外，还治皮肤癌、乳腺癌、阴茎癌等。

本品外用适量，研末掺或调涂，磨汁或熬膏涂。内服 0.03～0.06g，入丸散。因其有大毒，内服少量即能致泻，过量易引起头昏、呕吐、腹痛、泄泻，甚至死亡，故体弱者忌服，内服宜慎，切忌过量。

蟾 酥

【歌诀】蟾酥辛温，消肿攻毒，开窍止痛，不可入目。

【来源】蟾蜍科动物中华大蟾蜍 *Bufo bufo* gargarizans Cantor 等耳后腺分泌的白色浆汁的加工品。

【药性】辛，温。有毒。芳香。归心、胃经。

【性能特点】辛散温通，香开辟秽，峻烈有毒，入心胃经。既善攻毒消肿、局麻止痛，又善开窍辟秽醒神，善治疮肿、瘰疬、癌肿，内服外用皆效。

【功效应用】攻毒消肿，局麻止痛，开窍醒神。治痈肿疔疮，可单用外敷，或配雄黄、枯矾、麝香等内服。治咽喉肿痛，常配牛黄、麝香、朱砂、百草霜等。治瘰疬痰核，常入复方，内服或外用。治癌肿恶疮，单用或配他药，内服外用均可。治龋齿牙痛，单用少许或用六神丸塞入龋齿的孔中。治痧胀腹痛吐泻神昏，常配丁香、麝香等，如蟾酥丸。此外，能强心利尿，

中医白话解读本丛书

治心衰性水肿，每次 4 ～ 8mg，装胶囊，饭后冷开水冲服，每日 2 ～ 3 次。

本品内服 0.015 ～ 0.03g，入丸散。外用适量，研末调敷或入膏药。因其毒大，发疱腐蚀性强，故内服不可过量，孕妇忌服；外用不可入目，过敏体质及皮肤溃烂处禁敷。

斑 蝥

【歌诀】斑蝥热辛，攻毒消癥，蚀疮疗癣，内服宜慎。

【来源】芫青科动物南方大斑蝥 *Mylabris phalerata* Pall. 或黄黑小斑蝥 *Mylabris cichorii* L. 的干燥体。

【药性】辛，热。有大毒。归肝、脾、肾经。

【性能特点】辛热散泄，毒剧力猛，入肝脾肾经。外用引赤发疱、攻毒蚀疮，内服攻毒、破血散结。多外用少内服，因毒剧，内服须米拌炒，以缓其毒烈之性。

【功效应用】引赤发疱，攻毒蚀疮，破血散结。治痈疽脓成不破，单用为末，和蒜捣敷患处。治咽喉肿痛，单用少许末，置膏药中，贴人迎穴，起疱即去。治顽癣，单用研末，蜜或醋调敷。治斑秃，可配闹羊花、补骨脂，浸于95%酒精5天后外涂。治疟疾，与芥子为末，置膏药上，疟发前3小时贴第3胸椎。治面瘫，单用为末，水调贴敷患侧颊部，起疱即去。治头痛，单用为末，布包，贴痛处，起疱即去。治经闭，可配桃仁、大黄为丸服。治癥瘕，可配三棱、桃仁等。治瘰疬，可去头足，米炒后，配发芽黑豆为丸服。此外，外用还治风湿痹痛、神经性皮炎，内服治狂犬咬伤，口服斑蝥素治肝癌等。

本品内服 0.03 ～ 0.06g，米炒制研末，或入丸散，或提取斑蝥素用。外用适量，研末敷贴，发疱，或酒、醋浸涂。因其有大毒，外涂皮肤能引赤发疱或引发中毒，故只宜小面积暂用，不可大面积或长时间敷，皮肤有灼热感即除去，切忌入目。内服宜慎，不可超量，孕妇及体弱、肾病患者忌服。因肾脏对斑蝥素有很高的敏感性，故肾病患者亦当忌服。

斑蝥毒剧，正常人服 0.6g 可产生严重中毒反应，致死量约为 3g。斑蝥素的毒更大，致死量为 30mg。口服斑蝥急性中毒表现为消化道、泌尿系统及中枢神经系统症状，可引发口腔黏膜起水疱或溃疡、恶心、呕吐、腹绞痛、便血、血尿、尿频、尿道灼热感、排尿困难、头痛、头晕、视物不清，甚至高热、休克等。

露蜂房

【歌诀】露蜂房平，攻毒疗疮，消肿止痛，祛风止痒。

【来源】胡蜂科动物大黄蜂 *Polistes mandarinus* Saussure 或同属近缘昆虫的巢。

【药性】苦，平。有小毒。归胃、肝经。

【性能特点】苦泄质轻，平而小毒，入胃肝经。既攻毒消肿，又祛风杀虫，以止痛、止痒。治顽癣癌肿等沉疴顽疾均宜，内服外用均可。

【功效应用】攻毒消肿，祛风杀虫，止痛止痒。治痈疽疮毒，多入复方，无问新久均宜。治瘰疬结肿，单用或夏枯草、猫爪草等。治喉痹牙痛，单用或配白僵蚕等。治风疹瘙痒，可配蝉蜕、荆芥穗、地肤子等。治癣疮瘙痒，可单用或配枯矾、蛇床子等。治风湿痹痛，可配羌活、独活、秦艽等。治癌肿，常配全蝎、僵蚕、守宫等内服，如验方消瘤丸。

本品内服煎汤 2 ~ 5g，研末每次 0.5 ~ 1g。外用适量，煎汤漱口或熏洗，或研末调敷，或烧灰研末调敷。因其有小毒，故气血虚弱者不宜服。

守 宫

【歌诀】咸寒守宫，祛风定惊，攻毒散结，通络止痛。

【来源】壁虎科动物无蹼壁虎 *Gekko suinhouna* Guenther 或其他几种壁虎的干燥全体。

【药性】咸，寒。有小毒。归肝经。

【性能特点】咸软毒寒，搜剔走窜，透筋达络，专入肝经，药力较强。既善攻毒散结消肿，又善祛风通络止痛，还能息风凉肝定惊。治瘰疬、疮肿、癌肿、顽痹、肝风皆宜。

【功效应用】攻毒散结，通络止痛，祛风定惊。治瘰疬痰核，未溃者，单用或入复方内服；已溃者创面浅而大即单用研细末外掺，创面深而小即可用尾焙干捋直插入。治疮疡肿毒，症见溃烂疼痛者，单用研末，油调敷；症见久不收口成瘘者，单用尾直插瘘管底部。治癌肿，常配龙葵、山豆根、肿节风等。治风湿顽痹，常配地龙、草乌、威灵仙、蕲蛇等。治中风瘫痪，可配地龙、川芎、丹参、黄芪等。治破伤风，常配天南星、白附子、防风等。治惊风癫痫，可配朱砂、珍珠等。此外，治食管癌，民间用活壁虎泡酒服。

本品内服，煎汤 2～5g，研末每次 1～2g，或入丸散、浸酒。外用适量，研末调敷，或量瘘管或窦道大小深浅，剪尾插入至底部。因其性寒有小毒，故血虚气弱者慎服。

象 皮

【歌诀】象皮性寒，外敷效良，生肌收口，金疮溃疡。

【来源】象科动物亚洲象 *Elephas maximus* L. 等的干燥皮。

【药性】甘、咸，温。归脾、胃经。

【性能特点】甘温生化，咸能入血，入脾胃经。专于收敛生化，善止血、生肌、敛疮，善治一切创伤及溃疡久不收口。

【功效应用】止血，生肌，敛疮。治外伤出血，单用烧灰油调敷，或以其制炭与猪前蹄扁骨炭共研细粉外敷。治溃疡久不收口、脓毒已净者，单用烧灰，油调敷，或配乳香、没药、儿茶、冰片等为末，用时先以浓茶水洗疮口，再用少许药粉掺之。

本品外用适量，研末调敷或熬膏敷。因其收敛，疮疡脓毒未尽者不宜用，金疮已化脓者忌用。

附录

药名索引

中医白话解读本丛书

中医白话解读本丛书